東醫壽世保元

동의수세보원

東醫壽世保元
동의수세보원

1판 1쇄 발행 2023년 1월 13일

원저 이제마
역자 이응철·박승록

교정 윤혜원   편집 유별리
마케팅 박가영   총괄 신선미

펴낸곳 (주)하움출판사   펴낸이 문현광

이메일 haum1000@naver.com   홈페이지 haum.kr
블로그 blog.naver.com/haum1007   인스타 @haum1007

ISBN 979-11-6440-261-8 (03510)

東醫壽世保元

이제마 원저 │ 이응철·박승록 교정 번역

동의수세보원 정오표

페이지(쪽)	줄(행)上下	틀림(誤)	옳음(正)
7	下 6	타액본초(湯液本草)	탕액본초(湯液本草)
9	上 2	파정도,사세한	판정도, 상세한
17	下 10	엉덩이 아래에	엉덩이에는
26	上 10	어지	어찌
49	上 9	친시의 청력	천시의 청력
92	上 8	물음(問日)	물음(問日)
92	上 12	答日	答曰
105	上 7	證	證을 삭제
112	下 7	傷寒	傷寒은 삭제
132	下 9	成無己日	成無己曰
132	下 6, 7	髒厥	藏厥
141	上 3	藏	藏은 삭제
141	上 6	何爲髒結？	何爲藏結？
141	上 4, 7	名日藏结	名曰藏结
150	上 11, 12	증세[證勢]은	증세[證勢]는

페이지(쪽)	줄(행)上下	틀림(誤)	옳음(正)
156	下 2	眼力倍常真氣湧出少陽人虛勞病服獐肝常見少陰人浮腫 獐肝一部切片作膾一服盡連用五部其病即効又有少陰人 服獐肝一部其人吐血而死	嘗見少陰人浮腫獐肝一部切片作膾一服盡 連用五部其病即効 又有少陰人服獐肝一部 眼力倍常真氣湧出 少陽人虛勞病服獐肝一部 其人吐血而死
162	下 3	치구학설	침구학설
163	下 4		咬咀
163	下 3	歇熱	啜熱
163	下 2	遍身늘늘	遍身漐漐
271	上8	白術	白朮
290	上 3	다음을 보하는 약	다 음을 보하는 약
296	上 4	두통@이 나고	두통이 나고
296	下 8	[病]자 세개와	[痛]자 세개와
296	下 2	骨節俱痛	骨節疼痛
296	下 1	傷寒	傷寒을 삭제
327	下 5	浮腫輪	浮腫論
340	下 14	분쇄하여 초한다. 황색가	분쇄하여 노랗게 초한다.
340	下 13	황색가【黄色歌】에 노래하되	노래하되
351	上 7	解砼	解你
344	上8	전자	전자를

머리말

　《東醫壽世保元》은 근대(조선조 말) 이제마 선생이 창안한 사상의학에 대한 이론과 임상 치료 방법, 약물 선택, 사상인 처방 등을 기술한 전대미문의 한의학 책이다. 1901년 목활자본으로 출판된 뒤에 여러 차려 각종의 판본으로 출판되어 오늘에 이르렀다.

　이제마 선생은 기초 이론 부분인 성명론(性命論), 사단론(四端論), 확충론(擴充論), 장부론(臟腑論) 성리학의 이론에 근거하여 집필하였다고 보는데 대체로 한석지(韓錫地)의 명선록(明善錄)을 많이 참고로 한것은 사실이다. 그리고 한의학 이론에 관련된 문제는 허준 선생의 東醫寶鑑을 주로 참고하였으며 동의수세보원에 인용한 고전 의서의 원문들은 대부분 이 동의보감에서 가져왔으므로 동의보감의 오류나 오자(誤字)가 그대로 이제마 선생의 동의수세보원에 전달되어 있다. 그리하여 필자는 많은 고전 한의학 서적들을 참고하고 이 교정 번역본을 쓰게 되었다. 예컨대 이제마 선생의《보원(保元)》의원론(醫源論)에 "은(殷)나라 때에 탕액본초(湯液本草)가 있었다"고 쓰여 있는데 사실이 아니고, 이윤(伊尹)의 탕액경법(湯液經法)이다. 탕액본초는 元나라 때 왕호고(王好古)의 저작인데 醫學入門의 저자 이천(李梴)의 오기(誤記)가 이제마의《보감》에까지 전해진 것이다.

　그리고 의원론에서 "6가지 병증 중에 三陰病證은 모두 少陰人의 병증이고 少陽病證은 바로 少陽人의 병증이다. 太陽病證과 陽明病證에는 少

陽人, 少陰人, 太陰人 病證이 고루 들어 있으나 그중에 少陰人 病證이 다수를 점하고 있다."라고 말했으나 素問의 熱論篇의 글을 본 다음 이제마 선생은 "岐伯이 논한 거양(巨陽卽太陽), 少陽, 少陰經病은 모두 소양인병이고 陽明, 太陰經病은 모두 태음인병이며 厥陰經病은 소음인병이다"라고 말하였는데 서로 충돌된다. 어떻게 태양, 소음병이 모두 소양인병으로 둔갑하며 양명병, 태음병이 어떻게 모두 태음인병으로 궐음경병만 소음인의 병으로 둔갑할 수 있는가? 이렇다면 이제마 자신이 창안한 사상이론과 모순되는 이론이라는 것을 지적하지 않을 수 없다. 이제마 선생은 "진(秦)나라와 한(漢)나라 때 의방치법(醫方治法)에 대변이 건조하거나 막히는 데 대황을 써서 치료하는 방법은 있었지만 파두(巴豆)로 치료하는 방법은 없었다"라고 말했지만, 진한 시대 이전부터 파두로 대변비조(大便秘燥)를 치료해 왔고 장중경의 《傷寒論》에도 파두가 들어간 《三物白散》이 기록되어 있다. 이것은 이조(李朝) 말에 의서의 부족으로 이제마 선생이 〈상한론〉을 보지 못하였기 때문이라고 사료된다.

또한 《少陰人胃受寒裏寒病論》에서 열결(熱結)이 아닌 것을 반대로 열결이라고 하였으니 교정하여 바로잡지 않으면 사상의학을 배우는 후생에게 혼란을 조성할까 염려되어 교정하였다. 그리고 이제마 선생은 태양인 단방에 방합(蚌蛤)을 기록해 넣었는데 동의보감에서 인용한 것이나 세상에는 이런 동물이 없으며 바로 방해(螃蟹) 즉 게을 허준 선생이 잘못 기록한 탓이 분명하다. 이외에도 많은 오류와 오자(誤字)를 교정하였는데 일일이 다 거론하지 않고 독자들이 이 책을 본 뒤에 많은 지도 편달을 주시기를 바랄 뿐이다. 현재 《동의수세보원》에 수록된 사상인 약의 종류는 모두 186종에 불과하고 사상인 처방이 68방에 불과하지만 앞으로 더욱 많은 사상인 약물과 사상인 처방이 개발되어야 할 것이며 사상인에 대한 파정도 더욱 사세한 객관적인 지표를 발굴해야 할 것이다.

　그리고 이제마 선생도 일찍 소양인 처방에 태음인 약인 맥문동을 가미하여 소양인의 소갈병(당뇨병)을 치료하면서 타상약이지만 너무 까다롭게 꺼릴 필요는 없다고 말씀하셨는데도 타상(他象)약을 쓰는 것은 절대 금지로 생각하니 참으로 통탄할 일이다. 필자는 일찍 태음인의 소갈병에 열다한소탕에 금은화와 천화분을 가미하여 큰 효험을 본 병례도 있고 태음인의 장옹(腸癰)에도 금은화를 대제량으로 가미하여 수술을 면하게 한 병례도 있었다. 그러니 학자들은 이제마의 사상의학 연구에 박차를 가하여 더욱 훌륭한 이론과 처방을 개발하여 국민의 건강과 더불어 전 인류의 건강에 기여하길 바란다.

이응철
李應哲

第一卷

성명론
性命論

【註解】性命: 성명이란 유가학설에서 오랫동안 전하여 내려온 명제인데 이제마 선생은 상의학을 창안하기 위하여 이용하였지 유가(儒家)의 성리학(性理學)을 논하기 위함이 아니었다는 것을 명기하고 이 글을 읽어야 마땅할 것이다.

【參考】① 자사(子思)는 "하늘이 사람에게 부여(賦予)한 것을 성이라 하고 성(性)을 따르면 도(道)라고 하며 도를 따라 자신을 수양하는 것을 교육이라고 한다(天命之謂性, 率性之謂道, 修道之謂教). ② 주희(朱熹)는 성(性)이 바로 리(理)이다. 하늘은 음양오행으로 만물을 화생시켰으니 기(氣)로써 형체를 이루게 하고 이(理)도 역시 부여한 것이다(性即理也, 天以陰陽五行化生萬物, 氣以成形, 而理亦賦焉).

> 천기에 네 가지가 있는데 첫째는 지방이고 둘째는 인륜이요 셋째는 세회이고 넷째는 천시이다.

天機有四 一曰地方 二曰人倫 三曰世會 四曰天時

【註解】天機: 통상적으로 자연의 비밀을 이르는 말 또는 누설해서는 절대 안되는 중요한 비밀. 이제마 선생은 사상의학의 4가지 구조를 확립하기 위하여 창안한 글이다. 지방에는 동, 서, 남, 북이 있고 인륜에는 인(仁), 의(義), 예(禮), 지(智)가 있고 세회에는 공(公), 사(私), 선(善), 악(惡)이 있으며 천시에는 춘, 하, 추, 동 사시가 있다는 것을 시사한 말이다. 세회를 소옹(邵康節)의 황극형세(皇極經世)의 시간적인 개념으로 이해하는 것은 그릇된 사고방식이다.

인사에 네 가지가 있는데 첫째는 거처이고 둘째는 당여이요, 셋째는 교우이고 넷째는 사무이다.

人事有四 一日居處 二日黨與 三日交遇 四日事務

귀로 천시를 들으며 눈으로 세회를 보며 코로 인륜을 냄새 맡으며 입으로 지방을 맛본다.

耳聽天時 目視世會 鼻嗅人倫 口味地方

천시는 매우 광원한 것이고 세회는 매우 큰 것이고 인륜은 매우 넓은 것이고 지방은 매우 아득한 것이다.

天時 極蕩也 世會 極大也 人倫 極廣也 地方 極邈也

【註解】① 蕩: 넓고 멂을 의미함 ② 廣: 넓음을 의미함 ③ 邈: 넓고 아득함을 의미함

폐는 사무를 달통하며 비는 교우에 합당하며 간은 당여를 수립하고 신은 거처를 결정시킨다.

肺達事務 脾合交遇 肝立黨與 腎定居處

사무는 수련되어야 하고 교우는 완성되어야 하고 당여는 정돈되어야 하고 거처는 다스려져야 한다.

事務 克修也 交遇 克成也 黨與 克整也 居處 克治也

턱에는 주책이 있고 가슴에는 경륜이 있으며 배꼽에는 행검이 있고 배에는 도량이 있다.

頷有籌策 臆有經綸 臍有行檢 腹有度量

【註解】 ① 籌策: 주책이란 옛날 계산할 때에 쓰던 대나무로 만든 계산공구인데 오늘날에 와서는 모략 혹은 계획으로 이해하고 쓴다. 노자(老子)에는 "계산을 잘 하는 사람은 주책을 쓰지 않는다(善數不用籌策)고 쓰여 있다. ② 經綸: 정치적인 재능을 말함. ③ 行檢: 조행(操行) 또는 품행(品行)을 이르는 말 ④度量: 남을 용인하고 관용(寬容)하는 한도를 말함

주책은 교만하지 말 것이며 경륜은 자긍하지 말 것이고 행검은 자벌하지 말 것이며 도량은 자랑하지 말 것이다.

籌策不可驕也 經綸不可矜也 行檢不可伐也 度量不可夸也

머리에는 식견이 있고 어깨에는 위의가 있으며 허리에는 재간이 있고 엉덩이에는 방략이 있다.

頭有識見 肩有威儀 腰有材幹 臀有方略

【註解】 威仪: 위의란 위엄이 있는 태도 또는 의용을 말한다.

식견은 반드시 탈취함이 없어야 하고 위의는 반드시 사치함이 없어야 하며 재간은 반드시 나태함이 없어야 하고 방략은 반드시 절취함이 없어야 한다.

識見必無奪也 威儀必無侈也 材幹必無懶也 方略必無竊也

귀, 눈, 코, 입은 천기를 관찰하며 폐, 비, 간, 신은 인사를 성립하고
턱, 가슴, 배꼽, 배는 그 지(知)를 실행하며 머리, 어깨, 허리, 엉덩이
는 그 행(行)을 실행한다.

耳目鼻口 觀於天也 肺脾肝腎 立於人也 頷臆臍腹 行其知也 頭肩
腰臀 行其行也

천시는 대동한 것이나 사무는 각자가 수립하는 것이요. 세회는 대
동한 것이나 교우는 각자가 수립하는 것이요. 인륜은 대동한 것이
나 당여는 각자가 수립하는 것이요. 지방은 대동한 것이나 거처는
각자가 수립는 것이다.

天時 大同也 事務 各立也 世會 大同也 交遇 各立也 人倫 大同也
黨與 各立也 地方大同也 居處 各立也

주책은 널리 통해야 하는 것이고 식견은 홀로 행하는 것이며 경륜
은 널리 통해야 하는 것이고 위의는 홀로 행하는 것이며 행검은 널
리 통해야 하는 것이고 재간은 홀로 행하는 것이며 도량은 널리 통
해야 하는 것이고 방략은 홀로 행하는 것이다.

籌策 博通也 識見 獨行也 經綸 博通也 威儀 獨行也 行檢 博通也
材幹 獨行也 度量 博通也 方略 獨行也

대동이란 천(天)이고 각립이란 인(人)이며 박통이란 성(性)이고 독
행이란 명(命)이다.

大同者 天也 各立者 人也 博通者 性也 獨行者 命也

귀는 선한 소리를 좋아하고 눈은 선한 색을 좋아하고 코는 선한 냄
새를 좋아하고 입은 선한 맛을 좋아한다.

耳好善聲 目好善色 鼻好善臭 口好善味

선한 소리는 귀에 순하고 선한 색은 눈에 순하고 선한 냄새는 코에
순하고 선한 맛은 입에 순한다.

善聲 順耳也 善色 順目也 善臭 順鼻也 善味 順口也

폐는 악한 소리를 싫어하고 비는 악한 색을 싫어하고 간은 악한 냄
새를 싫어하고 신은 악한 맛을 싫어한다.

肺惡惡聲 脾惡惡色 肝惡惡臭 腎惡惡味

악한 소리는 폐에 거슬리고 악한 색은 비에 거슬리고 악한 냄새는
간에 거슬리고 악한 맛은 신에 거슬린다.

惡聲 逆肺也 惡色 逆脾也 惡臭 逆肝也 惡味 逆腎也

턱에는 교만한 마음이 있고 가슴에는 자긍하는 마음이 있고 배꼽
에는 자벌하는 마음이 있고 배에는 과장하는 마음이 있다.

頷有驕心 臆有矜心 臍有伐心 腹有誇心

교심은 뜻이 교만한 것이고 긍심은 자랑하는 마음이며 벌심은 조행을 치는 것이고 과심은 과장하는 마음이다.

驕心 驕意也 矜心 矜慮也 伐心 伐操也 誇心 誇志也

머리에는 제멋대로 하는 마음이 있고 어깨에는 사치한 마음이 있으며 허리에는 나태한 마음이 있고 엉덩이에는 욕심이 있다.

頭有擅心 肩有侈心 腰有懶心 臀有慾心

제멋대로 하는 마음은 이익을 빼앗게 되고 사치한 마음은 자신를 높게 여기고 게으른 마음은 자신를 절로 낮추고 욕심은 재물을 도적질 한다.

擅心 奪利也 侈心 自尊也 懶心 自卑也 慾心 竊物也

【註解】 천심(擅心): 함부로 하는 마음 또는 독단적으로 하는 마음을 이르는 말이다.

사람의 귀, 눈, 코, 입은 선을 좋아함이 비할 데 없고 사람의 폐, 비, 간, 신은 악을 싫어함이 비할 데 없고 사람의 턱, 가슴, 배꼽, 배는 사특한 마음이 비할 데 없고 사람의 머리, 어깨, 허리, 엉덩이는 태만한 마음이 비할 데 없다.

人之耳目鼻口 好善 無雙也 人之肺脾肝腎 惡惡 無雙也
人之頷臆臍腹 邪心 無雙也 人之頭肩腰臀 怠心 無雙也

요와순이 인정을 실행한 것이 5,000년 전의 일인데 지금에 이르기까지도 세상 사람들이 선을 말할 때는 모두 요와 순을 말하니 사람들이 선을 좋아함이 과연 비할 데 없는 것이다. 걸과 주가 폭정을 자행한 것이 4,000년 전의 일인데 지금도 세상에서 악한 것을 말할 때는 모두 걸과 주를 말하니 사람들이 악을 싫어함이 과연 비할 데 없는 것이다. 공자 같은 성인도 3,000명의 제자가 그 가르침을 받았지만, 그중에서 오직 안자만이 석 달 동안 인(仁)에 어긋남이 없었을 뿐이고, 그 나머지는 겨우 하루나 한 달 동안 어기지 않았으며, 인을 진심으로 좋아하고 성실하게 따른 사람은 오직 72명뿐이라고 하니 사람들의 사특한 마음이 과연 비할 데가 없는 것이다.

堯舜之行仁 在於五千年前而 至於今 天下之稱善者 皆曰堯舜則 人之好善 果無雙也
桀紂之行暴 在於四千年前而 至於今 天下之稱惡者 皆曰桀紂則 人之惡惡 果無雙也
以孔子之聖 三千之徒受教而 惟顏子 三月不違仁 其餘 日月至焉而 心悅誠服者 只有七十二人則 人之邪心 果無雙也

문왕이 덕으로 100년을 다스리고 죽었으나 그의 덕이 천하에 미흡했고 무왕과 주공이 그것을 계승한 후에 크게 다스려졌지만, 관숙과 채숙은 지친이면서도 오히려 난을 일으켰으니 사람들의 태만한 행실이 과연 비할 데 없는 것이다.

以文王之德 百年而後崩 未治於天下 武王周公 繼之然後 大行而
管叔蔡叔 猶以至親 作亂則 人之怠行 果無雙也

귀, 눈, 코, 입은 사람마다 다 요순과 같이 될 수 있겠지만 턱, 가슴, 배꼽, 배는 사람마다 다 스스로 요순이 될 수 없는 것이다, 폐, 비, 간, 신은 사람마다 다 요순이 될 수 있는 것이나 머리, 어깨, 허리, 엉덩이는 사람마다 다 스스로 요순이 될 수가 없는 것이다.

耳目鼻口 人皆可以為堯舜 頷臆臍腹 人皆自不為堯舜 肺脾肝腎 人皆可以為堯舜 頭肩腰臀 人皆自不為堯舜

사람의 귀, 눈, 코, 입이 선을 좋아하는 마음은 뭇사람의 귀, 눈, 코, 입을 가지고 말하여도 요순이 조금도 더 나은 것이고 없고, 사람의 폐, 비, 간, 신이 악을 싫어하는 마음은 요순의 폐, 비, 간, 신을 가지고 말하여도 뭇사람이 조금도 못 할 것이 없으니 사람마다 다 요순이 될 수 있다는 것이 이 때문이다. 사람의 턱과 가슴과 배꼽과 배 가운데 세상을 속이는 마음이 항상 숨어 있으니 그 본마음을 보존하고 인성을 길러야 사람마다 다 요순처럼 알게 될 것이고, 사람의 머리와 어깨와 허리와 엉덩이 아래에 백성을 속이는 마음이 종종 암장되어 있으니 그 자신을 수양하고 자기의 사명을 바로 세운 뒤에야 사람마다 다 요순처럼 행할수 있으니 사람마다 다 요순이 되지 못하는 것이 이 때문이다.

人之耳目鼻口好善之心 以眾人耳目鼻口論之而堯舜 未為可一鞭也 人之肺脾肝腎惡惡之心 以堯舜肺脾肝腎論之而眾人 未為少一鞭也 人皆可以為堯舜者 以此 人之頷臆臍腹之中 誣世之心 每每隱伏也 存其心養其性然後 人皆可以為堯舜之知也 人之頭肩腰臀之下 罔民之心 種種暗藏也 修其身立其命然後 人皆可以為堯舜之行也 人皆自不為堯舜者 以此

귀, 눈, 코, 입의 정은 길 가던 사람들도 의로운 일에 협심하는 것
은 다 같은 까닭에 선을 좋아하는 것이다. 선을 좋아하는 실정은 지
극히 공정한 것이요. 지극히 공정하면 또 사심이 전혀 없을 것이며
폐, 비, 간, 신의 정은 한집안 사람이라도 각기 이익을 독차지 하려
고 하는 까닭에 악한 것을 싫어하는 것이다. 악을 싫어하는 실정은
지극히 사심이 없는 것이요. 지극히 사심이 없으면 또한 지극히 공
정한 것이다. 턱과 가슴과 배꼽과 배 속에는 본래 쉬지 않는 지가
있어서 다듬고 갈듯이 해야 하는데 교만하며 자긍하며 자벌하며
자과하는 사심이 갑자기 이것을 허물어 버려서 그 지를 스스로 포
기하게 만들어 박통하지 못하는 것이다. 머리와 어깨와 허리와 엉
덩이에는 본래 쉬지 않는 행이 있어서 위용이 당당해야 하지만 빼
앗고 사치하고 게으르고 도적질하는 욕심에 갑자기 빠져서 그 행
을 버림으로써 바른 행을 하지 못하게 된다.

耳目鼻口之情 行路之人 大同於協義故 好善也 好善之實 極公也
極公則亦極無私也 肺脾肝腎之情 同室之人 各立於擅利故 惡惡也
惡惡之實 極無私也 極無私則亦極公也 頷臆臍腹之中 自有不息之
知 如切如磋而驕矜伐誇之私心 卒然敗之則 自棄其知 而不能博通
也頭肩腰臀之下 自有不息之行 赫兮喧兮 而奪侈懶竊之欲心 卒然
陷之則 自棄其行而 不能正行也

귀, 눈, 코, 입은 사람마다 다 지적인 것이고 턱, 가슴, 배꼽, 배는
사람마다 다 어리석은 것이요, 폐, 비, 간, 신은 사람마다 다 현명한
것이고 머리, 어깨, 허리, 엉덩이는 사람마다 다 불초하다.

耳目鼻口 人皆知也 頷臆臍腹 人皆愚也 肺脾肝腎 人皆賢也 頭肩
腰臀 人皆不肖也

사람의 귀, 눈, 코, 입은 천(天)니 천은 지(知)이고, 사람의 폐, 비, 간, 신은 인(人)이니 사람은 현명한 것이다. 나의 턱과 가슴과 배꼽과 배는 나 자신의 마음만을 위하니 어리석음을 면치 못하는 것이니 내가 어리석음을 면하려는 것도 나에게 있는 것이고, 나의 머리와 어깨와 허리와 엉덩이는 나 자신의 몸만 위하는 것이므로 불초함을 면치 못하는 것이니 나의 불초함을 면하려는 것도 나에게 있는 것이다.

人之耳目鼻口天也 天知也 人之肺脾肝腎人也 人賢也 我之頷臆臍腹 我自為心而未免愚也 我之免愚 在我也 我之頭肩腰臀 我自為身而未免不肖也 我之免不肖在我也

하늘이 만민을 나게 할 때에 성은 혜각으로 주었으니 만민이 사는 데 혜각이 있으면 살고 혜각이 없으면 죽는다. 혜각은 덕으로 말미암아 나오는 것이다.

天生萬民 性以慧覺 萬民之生也 有慧覺則生 無慧覺則死 慧覺者 德之所由生也

【註解】혜각(慧覺): 불교적인 용어로서 스스로 사람의 큰 지혜를 깨달음을 이르는 말이지만 이 글에서는 지혜로운 생각 또는 지혜로운 사유로 보는 것이 마땅하다.

하늘이 만민을 나게 할 때에 명은 자업으로 주었으니 만민은 사는 데 자업이 있으면 살고 자업이 없으면 죽는다. 자업은 도로 말미암아 나오는 것이다.

天生萬民 命以資業 萬民之生也 有資業則生 無資業則死 資業者
道之所由生也

【註解】《資業》은 생업 또는 직업으로 볼 수 있는데 사회적으로 정치, 경제,
문화 등 활동을 총체적으로 이르는 말이다. 조선조 때는 직업을 사, 농, 공,
상으로 나누었다.

> 인의예지 충효우제 등 모든 선이 다 혜각에서 나오는 것이고 사,
> 농, 공, 상 전택방국 등 모든 활용이 다 자업에서 나오는 것이다.

仁義禮智 忠孝友悌 諸般百善 皆出於慧覺 士農工商 田宅邦國 諸
般百用 皆出於資業

【註解】충효우제는 사람들의 충성, 효도, 우애, 공경 등 도덕 품성을 이르는 말
이고 전택은 전답과 주택을 이르는 말이다. 방국(邦國)은 국가 건립의 초기 상
태를 이르던 말인데 조선조 때까지 가끔 써왔지만 오늘날에 와서는 한개 나라
안에 자치단체 정도로 이해하는 것이 합당하지 않을까 생각된다. 동양의 역사
는 방국(邦國)→왕국(王國→제국(帝國)으로 발전되어 온 역사이므로 이제마 선생
의 이른바 방국은 조선때 하나의 지방 또는 단체를 말한 것으로 사료된다.

【參考】"士農工商"《管子-小匡》："士農工商四民者, 國之石(柱石)民也。"
《皇極經世-觀物內篇十二》："邵白溫曰: 由道之謂士, 務本之謂農, 興作之
謂工, 趨利之謂商。"

> 혜각은 남의 갑절이 되어야 가르침이 있게 되는 것이고 자업은 자
> 기가 청렴해야 공적이 있으니 혜각이 사사롭고 작은 사람은 비록
> 그가 남보다 뛰어나다고 하더라도 간교하기가 조조와 같아서 가르

침이 될 수 없으며 자업을 마구 범람하게 하면 비록 그가 웅심이 있다고 하더라도 진시황같이 사나워서 공적을 이루지 못할 것이다.

慧覺欲其兼人 而有教也 資業欲其廉己 而有功也 慧覺私小者 雖有其傑 巧如曹操 而不可爲教也 資業橫濫者 雖有其雄 猛如秦王 而不可爲功也

남의 선을 좋아하고 나 역시 선할 줄 아는 것이 지성의 덕이며 남의 악을 싫어하고 내가 반드시 악을 행하지 않는 것이 정명의 도이다. 지행(知行)이 쌓이면 도덕이며 도덕이 이루어지면 인성이니 도덕이 다른 것이 아니라 지행이요, 성명이 다른 것이 아니라 지행인 것이다.

好人之善而 我亦知善者 至性之德也 惡人之惡 而我必不行惡者 正命之道也 知行積 則道德也 道德成 則仁聖也 道德非他 知行也 性命非他 知行也

【註解】 이 구절은 지행합일(知行合一)을 숭상했던 한지석(韓錫地)의 명선록(明善錄)과 그 사상 맥락을 같이 하고 있는 것으로 보아 사상의학을 창안하는데 한석지의 명선록이 많은 참고가 되었을 것으로 사료된다. 한석지(韓錫地)는 1709(숙종35)년에 태어나서 1803(정조26)년에 별세하였는데 그의 저서 명선록은 중국의 송나라 때의 장재(張載)와 명나라 때의 왕양명(王陽明)의 학설을 받아들인 조선조 때의 가장 진보적인 성리학자로서 이제마 선생이 동의수세원과 격치고를 저작하는 데 막대한 영향을 미친 일인자라고 할 수 있는 인물이다.

어떤 사람이 말하기를 아는 것을 가지고 성을 논하는 것은 가하나 행하는 것을 가지고 명을 논하는 것은 무슨 뜻인가? 대답하기를 명이란 것은 명수이니 착한 행동을 하면 명수가 스스로 좋아지는 것이고 악한 행동을 하면 명수가 스스로 나빠지는 것은 점을 치지 않아도 알 수가 있는 것이다. 시전(詩傳)에 말하기를 길이 명을 짝하는 것이 스스로 많은 복을 구한다고 한 것은 바로 이런 뜻을 말한 것이다.

或曰 擧知而論性可也 而擧行論命何義耶 曰 命者 命數也 善行 則命數自美也 惡行 則命數自惡也 不待卜筮 而可知也 詩云 永言配命 自求多福 即此義也

어떤 사람이 말하기를 당신이 귀로 천시를 들으며 눈으로 세회를 보며 코로 인륜을 냄새 맡으며 입으로 지방을 맛본다고 말하는데, 귀가 천시를 듣는다는 것과 눈이 세회를 본다는 것은 가능하나 코가 어떻게 인륜을 냄새 맡으며 입이 어떻게 지방을 맛보겠는가?

或曰吾子之言曰 耳聽天時 目視世會 鼻嗅人倫 口味地方 耳之聽天時 目之視世會則可也 而 鼻何以嗅人倫 口何以味地方乎?

나는 말하기를 인륜에 처하여 사람이 밖에 나타난 것을 살펴서 말 없이 매 사람의 재능과 행실이 현명함과 불초함을 탐색하는 것이 냄새 맡는 것이 아니겠는가! 지방에 처하여 각처의 인민 생활의 유리한 지리 조건을 고루 경험하여 보는 것이 맛보는 것이 아니겠는가!

曰 處於人倫 察人外表 默探各人才行之 賢不肖者 此非嗅耶 處於地方均嘗各處人民生活之 地利者 此非味耶

그 본마음을 보존한다는 것은 그 마음을 책하는 것이다. 마음이 밝고 어두움이 비록 자연히 그런 것 같으나 자책하는 자는 맑고 자책하지 않는 자는 탁하니 말의 마음 깨닫는 것이 소보다 영리한 것은 말의 마음을 자책하는 것이 말이 소보다 영리하기 때문이고 매의 기세가 소리개보다 사나운 것은 매의 기운을 자책하는 것이 소리개보다 사납기 때문이다. 마음의 맑고 탁한 것과 기세가 강하고 약한 것이 소와 말, 매와 소리개에 있어서도 이치로 미루어보아 오히려 그러하거늘 하물며 사람이야 더 이를 데 있겠는가! 혹은 2배, 5배로 다르고 혹은 천 배, 만 배로 다른 것이 어찌 나면서 얻은 것이며 막연히 생각하지도 않고 저절로 그렇게 된 것이겠는가!

存其心者 責其心也 心體之明暗 雖若自然而責之者淸 不責者濁 馬之心覺 黠於牛者 馬之責心 黠於牛也 鷹之氣勢 猛於鴟者 鷹之責氣 猛於鴟也 心體之淸濁 氣宇之強弱 在於牛馬鴟鷹者 以理推之而猶然 況於人乎 或相倍蓰 或相千萬者 豈其生而輒得 茫然不思 居然自至而然哉

사단론
四端論

사람이 타고난 장부의 이치에 네 가지 같지 않은 것이 있으니, 폐가 크고 간이 작은 사람을 태양인이라 하고, 간이 크고 폐가 작은 사람을 태음인이라 하고, 비가 크고 신이 작은 사람을 소양인이라 하고, 신이 크고 비가 작은 사람을 소음인이라고 한다.

人稟臟理 有四不同 肺大而肝小者 名曰太陽人 肝大而肺小者 名曰太陰人 脾大而腎小者 名曰少陽人 腎大而脾小者 名曰少陰人

사람의 욕심을 따르는 데 네 가지 같지 않은 것이 있으니, 예를 버리고 방종하는 사람을 비루한 사람이라 하고, 의를 버리고 안일한 것만 추구하는 사람을 나약한 사람이라 하고, 지(智)를 버리고 사사로움을 감추려고 하는 사람을 천박한 사람이라 하고, 인을 버리고 욕심만 채우려고 하는 사람을 탐욕스러운 사람이라고 한다.

人趨心欲 有四不同 棄禮而放縱者 名曰鄙人 棄義而偸逸者 名曰懦人 棄智而飾私者 名曰薄人 棄仁而極慾者 名曰貪人

오장의 심은 중앙의 택극이니 오장의 폐, 비, 간, 신은 사유의 사상이니 중앙의 태극은 성인의 태극이 중인의 태극보다 높이 나온 것이고, 사유의 사상은 성인의 사상이 중인의 사상에 널리 통한 것이다.

五臟之心 中央之太極也 五臟之肺脾肝腎 四維之四象也 中央之太

極 聖人之太極 高出於眾人之太極也 四維之四象 聖人之四象 旁通
於眾人之四象也

> 태음, 소음, 태양, 소양의 장국이 짧고 긴 것은 네 가지 같지 않은
> 가운데 한 가지 대동한 것이 있으니 이것이 천리의 변화인데 이 점
> 은 성인과 중인이 같은 것이고, 비루하고 천박하고 탐욕하고 나약
> 한 마음의 본바탕이 맑고 탁한 것은 네 가지 같지 않은 가운데 만
> 가지로 같지 않은 것이 있으니 이것이 사람의 욕심이 넓고 좁은 것
> 인데 이 점이 성인과 중인의 만 가지로 다른 것이다.

太少陰陽之臟局短長 四不同中有一大同 天理之變化也 聖人與眾
人 一同也 鄙薄貪懦之心地清濁 四不同中有萬不同 人慾之闊狹也
聖人與眾人萬殊也

> 태음, 소음, 태양, 소양의 짧고 긴 변화는 한 가지로 같은 가운데 네
> 가지 치우친 것이 있으니 이것이 성인이 천을 우러러보는 까닭이
> 고, 비루하고 천박하고 탐욕하고 나약함이 맑고 탁하고, 넓고 좁은
> 것이 만 가지로 다른 가운데 한 가지 같은 것이 있으니, 이것이 중
> 인이 성인을 우러러보는 까닭이다.

太少陰陽之短長變化 一同之中有四偏 聖人所以希天也 鄙薄貪懦
之清濁闊狹 萬殊之中有一同 眾人所以希聖也

> 성인의 장(臟)도 사단이고 중인의 장(臟)도 역시 사단인데 성인은
> 하나의 사단의 장으로 중인의 만 사단의 장 가운데 처하여 있으니
> 성인이란 중인이 바라는 바이요. 성인의 마음에는 욕심이 없고 중
> 인의 마음에는 욕심이 있으니 성인의 욕심이 없는 마음 하나로 중

인의 욕심이 있는 마음만 가운데 처하여 있으니 중인이란 성인이
근심하는 바이다.

聖人之臟四端也 眾人之臟亦四端也 以聖人之一四端之臟 處於眾
人萬四端之中 聖人者 眾人之所樂也 聖人之心無欲也 眾人之心有
欲也 以聖人之一無欲之心 處於眾人萬有欲之中 眾人者 聖人之所
憂也

그런즉 천하의 모든 사람들의 장리도 또한 다 성인의 장리와 같아
서 재능도 또한 다 성인의 재능과 같다. 폐, 비, 간, 신에 다 성인의
재능을 가지고서도 스스로 자기는 재능이 없다고 말하는 것이 어
지 재능의 허물이겠는가? 그것은 마음의 허물이다.

然則天下眾人之臟理 亦皆聖人之臟理 而才能亦皆聖人之才能也
以肺脾肝腎 聖人之才能 而自言曰我無才能云者 豈才能之罪哉 心
之罪也

호연지기는 폐, 비, 간, 신에서 나오고 호연지리는 마음에서 나온
다. 인, 의, 예, 지 등 4장의 기를 확충하면 호연지기가 여기에서 나
오고, 비루하고 천박하고 탐욕하고 나약한 마음의 욕심을 밝혀 구
별하면 호연지리가 여기에서 나온다.

浩然之氣 出於肺脾肝腎也 浩然之理 出於心也 仁義禮智四臟之氣
擴而充之 則浩然之氣出於此也 鄙薄貪懦一心之慾明而辨之 則浩
然之理出於此也

성인의 마음에 욕심이 없다는 것은 청정적멸을 주장한 노자나 불교

의 욕심 없는 것과 같은 것이 아니다. 성인의 마음은 천하가 다스려지지 않는 것을 깊이 우려하였기 때문에 다만 욕심이 없을 뿐만 아니라 자기 한 몸의 욕심을 생각할 겨를도 없는 것이니 천하가 다스려지지 못하는 것을 깊이 근심하여 자기 한 몸의 욕심을 생각할 겨를이 없는 사람은 반드시 배우기를 싫어하지 않고 가르치기를 게을리하지 않는다. 배우기를 싫어하지 않고 가르치기를 게을리하지 않는 것이 곧 성인에게 사욕이 없다는 것이다. 추호라도 자기 한 몸에 대한 욕심이 있었다면 요순의 마음이 아니요, 잠시라도 천하를 근심하는 마음이 없었다면 공자나 맹자의 마음이 아니었을 것이다.

聖人之心 無慾云者 非淸淨寂滅 如老佛之無慾也 聖人之心 深憂天下之不治 故非但無慾也 亦未暇及於一己之慾 深憂天下之不治而未暇及於一己之慾者 必學不厭 而敎不倦也 學不厭而敎不倦者 卽聖人之無慾也 毫有一己之慾 則非堯舜之心也 暫無天下之憂 則非孔孟之心也

태양인은 애성이 멀리 흩어지고 노정이 촉급하니 애성이 멀리 흩어지면 기운이 폐에 주입되어서 폐가 더욱 왕성하여지고, 노정이 촉급하면 기운이 간을 충격하여 간이 더욱 손상되므로 태양의 장국은 형성된 바가 폐가 크고 간이 작다.
소양인은 노성이 넓고 크며 애정이 촉급하다. 노성이 넓고 크면 기운이 비에 주입되어 비가 더욱 왕성하여지고, 애정이 촉급하면 기운이 신에 충격을 주어 신이 더욱 손상되므로 소양의 장국은 형성된 바가 비가 크고 신이 작다.
태음인은 희성이 널리 퍼지고 낙정이 촉급하니 희성이 널리 퍼지면 기운이 간에 주입되어서 간이 더욱 왕성하여지고, 낙정이 촉급하면 기운이 폐를 충격주어서 폐가 더욱 손상되므로 태음의 장국은 형성된 바가 간이 크고 폐가 작다.

소음인은 낙성이 깊숙하고 희정이 촉급하니 낙성이 깊숙하면 기운
이 신에 주입되어 신이 더욱 왕성하여지고, 희정이 촉급하면 기운
이 비에 충격을 주어서 비가 더욱 손상되므로 소음의 장국은 그 형
성된 바가 신이 크고 비가 작다.

太陽人哀性遠散而怒情促急 哀性遠散 則氣注肺而肺益盛 怒情促
急 則氣激肝而肝益削 太陽之臟局 所以成形於肺大肝小也 少陽人
怒性宏抱而哀情促急 怒性宏抱 則氣注脾而脾益盛 哀情促急 則氣
激腎而腎益削 少陽之臟局 所以成形於脾大腎小也
太陰人喜性廣張而樂情促急 喜性廣張 則氣注肝而肝益盛 樂情促
急 則氣激肺而肺益削 太陰之臟局 所以成形於肝大肺小也 少陰人
樂性深確而喜情促急 樂性深確 則氣注腎而腎益盛 喜情促急 則氣
激脾而脾益削 少陰之臟局 所以成形於腎大脾小也

폐의 기운은 곧으면서 펴지고 비의 기운은 단단하면서 감싸는 것
이고 간의 기운은 관대하면서 완만하고 신의 기운은 따뜻하면서
축적하는 것이다.

肺氣直而伸 脾氣栗而包 肝氣寬而緩 腎氣溫而蓄

폐로써 숨을 내쉬고 간으로 숨을 들이쉬니 간과 폐는 공기와 액체
를 호흡하는 문호이며, 비장으로 받아들이고 신으로 내보내니 신
과 비는 음식을 출납하는 창고이다.

肺以呼 肝以吸 肝肺者 呼吸氣液之門戶也 脾以納 腎以出 腎脾者
出納水穀之府庫也

슬퍼하는 기운은 곧게 올라가고 노하는 기운은 횡으로 올라가고 기뻐하는 기운은 펴지면서 내려가고 즐거워하는 기운은 처지면서 내려간다. 상초가 상한다.

哀怒之氣上升 喜樂之氣下降 上升之氣過多 則下焦傷 下降之氣過 多 則上焦傷

슬퍼하고 노하는 기운이 순하게 동하면 발월하여 위로 올라가고 기뻐하고 즐거워하는 기운이 순하게 동하면 완안하여 아래로 처진 다. 슬퍼하고 노하는 기운은 양이니 순하게 동하면 순하게 상승하 고 기뻐하고 즐거워하는 기운은 음이니 순하게 동하면 순하게 하 강한다.

哀怒之氣順動 則發越而上騰 喜樂之氣順動 則緩安而下墜 哀怒之 氣 陽也 順動則順而上升 喜樂之氣 陰也 順動則順而下降

슬퍼하고 노하는 기운이 역동하면 폭발하여 위에 가서 합치고 기뻐 하고 즐거워하는 기운이 역동하면 낭발하여 아래에 가서 합친다. 위 로 상승하는 기운이 역동하여서 위에 가 합치면 간과 신이 상하고 하 강하는 기운이 역동하여 아래에 가 합치면 비와 폐가 상한다.

哀怒之氣逆動 則暴發而並於上也 喜樂之氣逆動 則浪發而並於下 也 上升之氣逆動而並於上 則肝腎傷 下降之氣逆動而並於下 則脾 肺傷

자주 노하고 자주 노함을 극복하면 허리와 옆구리가 자주 핍박되고 자주 흔들리게 된다. 허리와 옆구리는 간이 붙어 있는 곳인데 허리와 옆구리가 핍박되고 흔들려 불안정하면 간이 상하지 않겠는가! 잠깐 기뻐했다 잠깐 기쁨을 거두었다 하면 가슴과 겨드랑이가 넓어졌다가 좁아졌다 한다. 가슴과 겨드랑이는 비가 붙어 있는 곳인데 가슴과 겨드랑이가 넓어졌다가 좁아졌다 하여 안정되지 못하면 비가 상하지 않겠는가! 갑자기 슬퍼했다가 갑자기 슬픔을 그치면 허리가 갑자기 구부러졌다 퍼졌다 한다. 허리는 신이 붙어 있는 곳인데 허리가 구부러졌다가 퍼졌다 해서 안정되지 못하면 신이 상하지 않겠는가! 여러 번 즐거움을 얻고 여러 번 즐거움을 잃으면 등이 갑자기 올라갔다 갑자기 눌렸다 한다. 등은 폐가 붙어 있는 곳이므로 등이 눌리고 올라가서 안정되지 못하면 폐가 상하지 않겠는가!

頻起怒而頻伏怒 則腰脇頻迫而頻蕩也 腰脇者 肝之所住著處也 腰脇迫蕩不定 則肝其不傷乎 乍發喜而乍收喜 則胸腋乍闊而乍狹也 胸腋者 脾之所住著處也 胸腋闊狹不定 則脾其不傷乎 忽動哀而忽止哀 則脊曲忽屈而忽伸也 脊曲者 腎之所住著處也 脊曲屈伸不定 則腎其不傷乎 屢得樂而屢失樂 則背顀暴揚而暴抑也 背顀者 肺之所住著處也 背顀抑揚不定 則肺其不傷乎

태양인은 사납게 노하고 몹시 슬퍼하는 일이 있으니 경계하지 않을 수 없으며, 소양인은 몹시 슬퍼하고 사납게 노하는 일이 있으니 경계하지 않을 수 없으며, 태음인은 지나치게 즐거워하고 몹시 기뻐하는 일이 있으니 경계하지 않을 수 없으며, 소음인은 지나치게 기뻐하고 몹시 즐거워하는 일이 있으니 경계하지 않을 수 없는 것이다.

太陽人 有暴怒深哀 不可不戒 少陽人 有暴哀深怒 不可不戒 太陰人 有浪樂深喜 不可不戒 少陰人 有浪喜深樂 不可不戒

고요가 말하기를 모두가 사람을 아는 데 있으며 백성을 편안하게 하는 데 있다. 대우가 말하기를 참 그렇다! 다 그렇게 해야 한다. 그것은 요순도 어렵게 여겼던 것이다. 사람을 아는 것은 명철한 것이니 명철하면 능히 벼슬도 할 수 있으며 백성을 편안하게 하면 은혜로운 것이니 백성들이 깊이 그를 그리게 된다. 능히 명찰하고 은혜롭게 하면 환두를 근심할 것이 무엇이며 유묘에 어찌 좌천될 것이며 어찌 감언이설과 미색을 좋아하던 공임을 두려워할 것인가?

皇陶曰 都在知人在安民 禹曰 咸若時 惟帝其難之 知人則哲能官人 安民則惠 黎民懷之 能哲而惠 何憂乎驩兜 何遷乎有苗 何畏乎巧言令色孔壬

대우의 가르침을 재삼 반복하고 흠모하여 말하건대 요 임금의 희로애락은 항상 절도에 맞은 것은 사람을 아는 것이 어려웠기 때문이고, 대우의 희로애락이 항상 절도에 맞은 것은 사람을 아는 것을 경솔하게 여기지 않았기 때문이다. 천하에 희로애락이 갑자기 동하고 함부로 동하는 것은 모두 행실이 성실치 못하고 사람을 아는 것이 밝지 못하기 때문이다. 사람을 아는 것을 요 임금도 어렵게 생각했고 대우도 탄식한 바인데 그 누가 스스로 만족하다고 기뻐할 수 있겠는가? 그러므로 더욱 그 정성을 반성해야 하며 반드시 경솔하게 사람을 취하거나 버리지 말아야 한다.

三復大禹之訓 而欽仰之曰 帝堯之喜怒哀樂 每每中節者 以其難於知人也 大禹之喜
怒哀樂 每每中節者 以其不敢輕易於知人也 天下喜怒哀樂之暴動浪動者 都出於行身不誠 而知人不明也 知人帝堯之所難 而大禹之所籲也 則其誰沾沾自喜乎 蓋亦益反其誠 而必不可輕易取捨人也

비록 선을 좋아하는 마음이라도 편급하게 선을 좋아하면 선을 좋아하는 것이 반드시 밝지 못할 것이다. 비록 악을 미워하는 마음이라도 편급하게 악을 미워하면 악을 미워하는 것이 반드시 주도하지 못할 것이다. 천하의 일을 마땅히 좋은 사람과 더불어 해야 할 것이니 좋은 사람과 더불어 하지 않으면 기쁨과 즐거움이 반드시 번거로울 것이고, 천하의 일을 마땅히 나쁜 사람과 같이하지 말 것이니 나쁜 사람과 같이하면 슬퍼하고 성내는 일이 더욱 빈번하게 될 것이다.

雖好善之心 偏急而好善 則好善必不明也 雖惡惡之心 偏急而惡惡
則惡惡必不周也 天下事宜與好人做也 不與好人做 則喜樂必煩也
天下事不宜與不好人做也 與不好人做 則哀怒益煩也

슬픔과 성냄이 서로 이루어지고 기쁨과 즐거움이 서로 돕는다. 애성이 극도에 이르면 노하는 정이 동하고, 노성이 극도에 이르면 슬픈 정이 동하고, 낙성이 극도에 이르면 기뻐하는 정이 동하고, 희성이 극도에 이르면 즐거워하는 정이 동하니, 태양인의 슬픔이 극도에 이르러 물리치지 못하면 분노가 밖으로 격동하고, 소양인이 노여움이 극도에 이르러 이기지 못하면 비애가 속에서 일어나고, 소음인의 즐거움이 극도에 이르러 이루지 못하면 기뻐하고 좋아하는 것이 일정하지 못하고, 태음인의 기쁨이 극도에 이르러 누리지 못하면 사치와 행락이 끝이 없을 것이다. 이렇게 동하는 것은 칼로 장을 베는 것과 다름이 없으니 한차례 크게 동하면 10년을 가도 회복하기 어렵다. 이것이 죽고 사는 것과 단명하고 장수하는 것이 관계되는 일이니 몰라서는 안 된다.

哀怒相成 喜樂相資 哀性極則怒情動 怒性極則哀情動 樂性極則喜

情動 喜性極則樂情動 太陽人 哀極不濟 則忿怒激外 少陽人 怒極
不勝 則悲哀動中 少陰人 樂極不成 則喜好不定 太陰人 喜極不服
則侈樂無厭 如此而動者 無異於以刀割臟 一次大動 十年難復 此死
生壽夭之機關也 不可不知也

태음, 소음, 태양, 소양의 장국이 짧고 긴 것은 음양의 변화이다. 천
품이 이미 정해진 것은 논할 것이 없으나 천품이 이미 정해진 외에
또 짧고 긴 것이 있어서 그 천품을 온전하게 하지 못하게 하는 것이
있는데 그것은 사람이 수양을 하고 못하는 데 따라서 명이 기울어
지는 것이니 삼가지 않아서는 안 된다.

太少陰陽之臟局短長 陰陽之變化也 天稟之已定 固無可論 天稟之
已定之外又有短長 而不全其天稟者 則人事之修不修 而命之傾也
不可不慎也

태양인의 노함은 한 사람의 노함으로써 천만 사람을 노하게 하니
그 노함이 천만 사람에 대하여 따르게 하는 술책이 없으면 반드시
천만 사람에게 난감하게 된다.
소양인의 슬픔은 한 사람의 슬픔으로써 천만 사람을 슬프게 하니
그 슬픔이 천만 사람에 대하여 감동하게 하는 술책이 없으면 반드
시 천만 사람에게 난감하게 된다.
태음인의 즐거움은 한 사람의 즐거움으로써 천만 사람을 즐겁게
하니 그 즐거움이 천만 사람에 대하여 감동시키는 술책이 없으면
반드시 천만 사람에게 난감하게 된다.

太陽人怒以一人之怒而怒千萬人 其怒無術於千萬人 則必難堪千萬人也
少陰人喜以一人之喜而喜千萬人 其喜無術於千萬人 則必難堪千萬人也

少陽人哀以一人之哀而哀千萬人 其哀無術於千萬人 則必難堪千萬人也
太陰人樂以一人之樂而樂千萬人 其樂無術於千萬人 則必難堪千萬人也

태양인과 소양인은 다만 항상 슬픔과 노여움이 과도한 것을 경계하고 억지로 기쁨과 즐거움을 헛되게 동하게 하여 미치지 못하게 하지 말아야 할 것이니, 만약 억지로 기뻐하고 즐거워함을 빈번하게 한다면 기쁨과 즐거움이 진정에서 나오지 못하고 도리어 슬픔과 노여움에 더욱 치우칠 것이며, 태음인과 소음인은 다만 항상 기쁨과 즐거움이 과도한 것을 경계하고 억지로 슬퍼하고 노하는 것은 헛되게 동하게 하여 미치지 못하게 하지 말아야 할 것이니, 만약 억지로 슬퍼하고 노여워하면 슬픔과 노여움이 진정에서 나오지 못하고 기쁨과 즐거움에 더욱 치우칠 것이다.

太陽少陽人 但恒戒哀怒之過度 而不可強做喜樂 虛動不及也 若強做喜樂 而煩數之 則喜樂不出於真情 而哀怒益偏也 太陰少陰人 但恒戒喜樂之過度 而不可強做哀怒 虛動不及也 若強做哀怒 而煩數之 則哀怒不出於真情 而喜樂益偏也

희로애락이 아직 발동되지 않은 것을 중이라고 하고 발동되어서 다 절도에 맞는 것을 화라고 한다. 희로애락이 아직 발동되기 전에 항상 경계하는 것은 이것이 점차 중에 가까워지는 것이 아닌가. 희로애락이 이미 발동되어서 스스로 반성하는 이것이 점차 화에 가까워지는 것이 아니겠는가?

喜怒哀樂之未發 謂之中 發而皆中節 謂之和 喜怒哀樂未發 而恒戒者 此非漸近於中者乎 喜怒哀樂已發而自反者 此非漸近於節者乎

【註解】 이 구절은 이제마 선생이 《중용》에서 인용하여 사람들은 항상 희로애락이 발동되지 않게 경계하며 이미 발동된 경우 스스로 반성하여 정도(正道)를 지키라는 권고로 사료된다.

【參考】《中庸》: 희로애락이 발동되지 아니한 것을 중(中)이라 하고 발동되었지만 절도에 맞는 것을 화(화)라고 한다. 중이란 천하의 대본(大本)이요 화(和)란 천하의 도에 도달한 것이다. 중과 화에 이르면 천지와 자리를 같이하여 만물을 육성한다.

"喜怒哀樂之未發, 謂之中 ; 發而皆中節, 謂之和。 中也者, 天下之大本也;和也者, 天下之达道也。 致中和, 天地位焉, 万物育焉。"

확충론
擴充論

태양인은 애성(愛性)이 멀리 흩어지고 노정(怒情)이 촉급(促急)하다. 슬퍼하는 성이 멀리 흩어지는 것은 태양의 귀가 천시를 통찰해서 뭇사람들이 서로 속이는 것을 슬퍼하는 것이니 애성이 다른 것이 아니라 듣는 것이고, 노정이 촉급한 것은 태양의 비가 교우를 행할 때 다른 사람들이 자기를 업신여기는 것을 노하는 것이니 노정이 다른 것이 아니라 노하는 것이다.

소양인은 노성을 넓게 포용하고 애정은 촉급하니 노성이 넓게 포용하는 것은 소양의 눈이 세회에 통찰해서 뭇사람들이 서로 업신여기는 것을 노하는 것이니 노성이 다른 것이 아니라 보는 것이고, 애정이 촉급한 것은 소양의 폐가 사무를 행할 때 다른 사람들이 자기를 속이는 것을 슬퍼하는 것이니 애정이 다른 것이 아니라 슬퍼하는 것이다.

태음인은 희성이 넓게 퍼지고 낙정이 촉급하니 희성이 넓게 퍼지는 것은 태음의 코가 인륜을 통찰해서 뭇사람들이 서로 도와주는 것을 기뻐하는 것이니 희성이 다른 것이 아니라 냄새 맡는 것이고, 낙정이 촉급한 것은 태음의 신이 거처를 행할 때 다른 사람들이 자기를 보호하는 것을 즐거워하는 것이니 낙정이 다른 것이 아니라 즐거워하는 것이다.

소음인은 낙정이 깊고 단단하며 희정이 촉급하니 낙성이 깊고 단단한 것은 소음의 입이 지방을 통찰해서 뭇사람들이 서로 보호하는 것을 즐거워하는 것이다. 그러니 낙성이 다름이 아니라 맛보는 것이며 낙정이 촉급한 것은 소음의 간이 당여를 행함에 다른 사람들이 자기를 돕는 것을 기뻐하는 것이니 희정이 다른 것이 아니라 기뻐하는 것이다.

太陽人哀性遠散 而怒情促急 哀性遠散者 太陽之耳察於天時 而哀
衆人之相欺也 哀性非他 聽也 怒情促急者 太陽之脾行於交遇 而怒
別人之侮己也 怒情非他 怒也
少陽人 怒性宏抱 而哀情促急 怒性宏抱者 少陽之目察於世會 而怒
衆人之相侮也 怒性非他 視也 哀情促急者 少陽之肺行於事務 而哀
別人之欺己也 哀情非他 哀也 太陰人喜性廣張 而樂情促急 喜性廣
張者 太陰之鼻察於人倫而喜衆人之相助也 喜性非他 嗅也 樂情促
急者 太陰之腎行於居處 而樂別人之保己也 樂情非他樂也
少陰人樂性深確 而喜情促急 樂性深確者 少陰之口察於地方而樂
衆人之相保也 樂性非他味也 喜情促急者 少陰之肝行於黨與 而喜
別人之助己也 喜情非他喜也

태양의 귀는 천시에 널리 박통하나 태양의 코는 인륜에 널리 박통
하지 못하고, 태음의 코는 인륜에 널리 박통하나 태음의 귀는 천시
에 널리 박통하지 못하고, 소양의 눈은 세회에 널리 박통하나 소양
의 입은 지방에 널리 박통하지 못하고, 소음의 입은 지방에 널리 박
통하나 소음의 눈은 세회에 널리 박통하지 못한다.

太陽之耳 能廣博於天時 而太陽之鼻 不能廣博於人倫
太陰之鼻 能廣博於人倫 而太陰之耳 不能廣博於天時
少陽之目 能廣博於世會 而少陽之口 不能廣博於地方
少陰之口 能廣博於地方 而少陰之目 不能廣博於世會

태양의 비는 교우를 힘있게 통솔하나 태양의 간은 당여를 바로 세

우지 못하고, 소음의 간은 당여를 바로 세우나 소음의 비는 교우을 힘있게 통솔하지 못한다. 소양의 폐는 사무는 민첩하게 통달하나 소양의 신은 거처에 항상 안정하지 못하고, 태음의 신은 거처에 항상 안정하나 태음의 폐는 사무를 민첩하게 통달하지 못한다.

太陽之脾 能勇統於交遇 而太陽之肝 不能雅立於黨與
少陰之肝 能雅立於黨與 而少陰之脾 不能勇統於交遇
少陽之肺 能敏達於事務 而少陽之腎 不能恒定於居處
太陰之腎 能恒定於居處 而太陰之肺 不能敏達於事務

태양이 듣는 것은 천시에 널리 박통하므로 태양의 정신이 두뇌에 충족하여 폐에 돌아가는 것이 크고, 태양의 냄새 맡는 것이 인륜에 널리 박통하지 못하므로 태양의 피가 요척에 충족하지 못하여 간으로 돌아가는 것이 작다.
태음이 냄새를 맡는 것은 인륜에 널리 박통하므로 태음의 피가 요척에 충족하여 간에 돌아가는 것이 크고, 태음이 듣는 것은 천시에 널리 박통하지 못하므로 태음의 신(神)이 두뇌에 충족하지 못하여 폐에 돌아가는 것이 작다. 소양이 보는 것은 세회에 널리 박통하므로 소양의 기가 등골에 충족하여 비에 돌아가는 것이 크고, 소양이 맛보는 것은 지방에 널리 박통하지 못하므로 소양의 정(精)이 방광에 충족하지 못하여 신에 돌아가는 것이 작다. 소음이 맛보는 것은 지방에 널리 박통하므로 소음의 정이 방광에 충족하여 신에 돌아가는 것이 크고, 소음이 보는 것은 세회에 널리 박통하지 못하므로 소음의 기가 등골에 충족하지 못하여 비에 돌아가는 것이 작다.

太陽之聽 能廣博於天時 故太陽之神 充足於頭腦 而歸肺者大也 太陽之嗅 不能廣博於人倫 故太陽之血 不充足於腰脊 而 歸肝者小也

太陰之嗅 能廣博於人倫 故太陰之血 充足於腰脊 而歸肝者大也 太
陰之聽 不能廣博於天時 故太陰之神 不充足於頭腦 而 歸肺者小也
少陽之視 能廣博於世會 故少陽之氣 充足於背膂 而歸脾者大也
少陽之味 不能廣博於地方 故少陽之精 不充足於膀胱 而歸腎者小也
少陰之味 能廣博於地方 故少陰之精 充足於膀胱 而歸腎者大也 少
陰之視 不能廣博於世會 故少陰之氣 不充足於背膂 而歸脾者小也

태양이 노함은 교우를 힘있게 통솔하므로 교우가 업신여기지 않고
태양이 기뻐함은 당여를 바르게 세우지 못하므로 당여가 업신여기
는 것이다. 그러므로 태양의 몹시 성나는 것이 교우에 있는 것이 아
니라 반드시 당여에 있는 것이다.

소음이 기뻐함은 당여를 바로 세우는 것이므로 당여가 돕는 것이
고 소음의 노함은 교우를 힘있게 통솔하지 못하므로 교우가 돕지
않은 것이다. 그러므로 소음의 허망하게 기뻐하는 것은 당여에 있
는 것이 아니라 반드시 교우에 있는 것이다. 소양의 슬퍼함은 사무
에 민첩하고 통달하여 사무를 속이지 않는 것이고 소양의 즐거워
함은 거처에 항상 안정하지 못하므로 거처를 속이는 것이다. 그러
므로 소양의 심한 슬픔이 사무에 있는 것이 아니라 반드시 거처에
있는 것이다. 태음의 즐거워함이 항상 거처에 안정하므로 거처를
보전하는 것이고 태음의 슬픔이 사무에 민첩하고 통달하지 못하므
로 사무를 보전하지 못하는 것이다. 그러므로 태음의 허망하게 즐
거워함이 거처에 있는 것이 아니라 반드시 사무에 있는 것이다.

太陽之怒 能勇統於交遇 故交遇不侮也 太陽之喜 不能雅立於黨與
故黨與侮也 是故太陽之暴怒 不在於交遇 而必在於黨與也
少陰之喜 能雅立於黨與 故黨與助也 少陰之怒 不能勇統於交遇 故
交遇不助也 是故少陰之浪喜 不在於黨與 而必在於交遇也

少陽之哀 能敏達於事務故 事務不欺也 少陽之樂 不能恒定於居處
故居處欺也 是故少陽之暴哀 不在於事務 而必在於居處也
太陰之樂 能恒定於居處 故居處保也 太陰之哀 不能敏達於事務 故
事務不保也 是 故太陰之浪樂 不在於居處 而必在於事務也

태양의 교우는 노함으로써 다스릴 수 있으나 당여는 노함으로써
다스릴 수 없으니 만약 노함을 당여에 옮기면 당여에 유익함이 없
고 간이 상할 것이다.
소음의 당여는 기쁨으로써 다스릴 수 있으나 교우는 기쁨으로써
다스릴 수 없으니 만약 기쁨을 교우에 옮기면 교우에 유익함이 없
고 비가 상할 것이다.
소양의 사무는 슬픔으로써 다스릴 수 있으나 거처는 슬픔으로써
다스릴 수 없으니 만약 슬픔을 거처에 옮기면 거처에 유익함이 없
고 신이 상할 것이다. 태음의 거처는 즐거워함으로써 다스릴 수 있
으나 사무는 즐거워함으로써 다스릴 수 없으니 만약 즐거움을 사
무에 옮기면 사무에 유익함이 없고 폐가 상할 것이다.

太陽之交遇 可以怒治之 而黨與不可以怒治之也 若遷怒於黨與則
無益於黨與 而肝傷也 少陰之黨與 可以喜治之 而交遇不可以喜治
之也 若遷喜於交遇則無益於交遇 而脾傷也 少陽之事務 可以哀治
之 而居處不可以哀治之也 若遷哀於居處則無益於居處 而腎傷也
太陰之居處 可以樂治之 而事務不可以樂治之也 若遷樂於事務則
無益於事務 而肺傷也

태양의 성질은 항상 나아가려고 하고 물러서려고 하지 않으며, 소
양의 성질은 항상 들려고 하고 놓으려고 하지 않으며, 태음의 성질
은 항상 고요하려고 하고 움직이려고 하지 않으며, 소음의 성질은

항상 안주하려고 하고 나가려고 하지 않는다.

太陽之性氣 恒欲進 而不欲退 少陽之性氣 恒欲擧 而不欲措太陰之
性氣 恒欲靜 而不欲動 少陰之性氣 恒欲處 而不欲出

태양이 나가는 것은 나갈 만한가를 헤아려 나가는 거이니 스스로
그 재능을 판단하여 보아서 충분하지 못하면 나가지 못하는 것이
다. 소양이 드는 것은 들 만한가를 헤아리려 드는 것이니 스스로 그
힘을 판단해 보아서 든든하지 못하면 들지 못하는 것이다. 태음이
안정은 안정할 만한가를 헤아려 스스로 그 지식을 판단하여 보아
서 주밀하지 못하면 안정하지 못하는 것이다. 소음의 안주는 안주
할 만한가를 헤아려 안주하는 것이니 스스로 그 모략을 판단하여
보아서 크지 못하면 안주하지 못할 것이다.

太陽之進 量可而進也 自反其材而不莊 不能進也
少陽之擧 量可而擧也 自反其力而不固 不能擧也
太陰之靜 量可而靜也 自反其知而不周 不能靜也
少陰之處 量可而處也 自反其謀而不弘 不能處也

태양의 정기(情氣)는 항상 이기고자 하고 지고자 하지 않으며 소음
의 정기는 항상 지고자 하고, 이기고자 하지 않으며 소양의 정기는
항상 바깥을 이기고자 하고 안을 지키고자 하지 않으며 태음의 정
기는 항상 안을 지키고자 하고 바깥을 이기고자 하지 않는다.

太陽之情氣 恒欲爲雄 而不欲爲雌
少陰之情氣 恒欲爲雌 而不欲爲雄
少陽之情氣 恒欲外勝 而不欲內守

太陰之情氣 恒欲內守 而不欲外勝

태양인이 비록 이기기를 좋아하나 어떤 때는 지는 것이 좋을 때도 있으니 만일 전혀 이기기만 좋아한다면 방종하는 마음이 반드시 과할 것이다. 소음인이 비록 지는 것을 좋아하나 어떤 때는 이기는 것을 좋을 때도 있으니 만일 전혀 지기만 좋아한다면 안일만을 탐하는 마음이 반드시 과할 것이다.

소양인이 비록 바깥을 이기는 것을 좋아하나 어떤 때는 안을 지키는 것이 좋을 때도 있으니 만일 전혀 바깥을 이기는 것만 좋아하면 사사로움에 치우치는 마음이 반드시 과할 것이다.

태음인이 비록 안을 지키는 것을 좋아하나 어떤 때는 바깥을 이기는 것이 좋을 때도 있으니 만일 전혀 안을 지키기만 좋아하면 물질을 욕심내는 마음이 반드시 과할 것이다.

太陽之人 雖好為雄 亦或宜雌 若全好為雄 則放縱之心 必過也
少陰之人 雖好為雌 亦或宜雄 若全好為雌 則偷逸之心 必過也
少陽之人 雖好外勝 亦宜內守 若全好外勝 則偏私之心 必過也
太陰之人 雖好內守 亦宜外勝 若全好內守 則物欲之心 必過也

태양인이 비록 어리석더라도 그 성정이 명석하여 오히려 포용성이 있을 것이고 비록 불초하더라도 사람의 선악을 또한 알 것이다.

소양인이 비록 어리석더라도 그 성정이 너그러워서 오히려 법도를 지킬 것이요 비록 불초하더라도 사람의 지혜롭고 어리석은 것을 또한 알 것이다.

태음인이 비록 어리석더라도 그 성정이 고상하여 오히려 가르칠 수 있을 것이고 비록 불초하더라도 사람의 부지런한지 게으른지를 또한 알 것이다.

소음인이 비록 어리석더라도 그 성정이 평탄하여 오히려 무마해서 따르게 할 것이고 비록 불초하더라도 사람의 능함과 무능함을 또한 알 것이다.

太陽人 雖至愚 其性便便然 猶延納也 雖至不肖 人之善惡 亦知之也
少陽人 雖至愚 其性恢恢然 猶式度也 雖至不肖 人之知愚 亦知之也
太陰人 雖至愚 其性卓卓然 猶教誘也 雖至不肖 人之勤惰 亦知之也
少陰人 雖至愚 其性坦坦然 猶撫循也 雖至不肖 人之能否 亦知之也

태양인은 교우에 삼가므로 항상 생소한 사람과 교우할 때 우환을 염려하는 노한 마음이 있으니 이 마음은 선천적인 공경심에서 나오는 것이다. 지극한 선이 아닌 것이 아니나 당여를 경솔하므로 매양 친숙한 당여의 사람으로부터 모함을 당하면 치우친 노함에 치우쳐서 장을 상한다. 그것은 교우를 선택하는 마음이 넓지 못한 까닭이다.

太陽人謹於交遇 故恒有交遇生疎人 慮患之怒心 此心出於秉彝之
敬心也 莫非至善 而輕於黨與 故每為親熟黨與人所陷 而偏怒傷臟
以其擇交之心不廣故也

소음인은 당여에 삼가므로 항상 당여의 친숙한 사람과 교우할 때 즐거운 마음이 있으니 이 마음은 선천적인 공경심에서 나오는 것이다. 지극한 선이 아닌 것이 아니나 교우를 경솔히 하므로 매양 생소한 교우자의 무함을 받으면 기쁨에 치우쳐서 장을 상한다. 그것은 우환을 염려하는 마음이 주도하지 못한 까닭이다.

少陰人謹於黨與 故恒有黨與親熟人 擇交之喜心 此心出於秉彝之
敬心也 莫非至善 而輕於交遇 故每為生疎交遇人所誣 而偏喜傷臟

以其慮患之心 不周故也

소양인은 사무를 중하게 여기므로 항상 밖에 나가서 사무를 일으킬 슬픈 마음이 있으니 이 마음은 선천적인 공경심에서 나오는 것이다. 지극한 선이 아닌 것이 아니나 거처에 삼가지 않으므로 매양 주로 안으로 거처하는 사람에게 모함을 당하면 슬픔에 치우쳐서 장을 상한다. 그것은 밖을 중하게 여기고 안을 경솔하게 여기는 까닭이다.

少陽人重於事務 故恒有出外興事務之哀心 此心出於秉彝之敬心也 莫非至善 而不謹於居處 故每為主內做居處人所陷 而偏哀傷臟 以其重外 而輕內故也

태음인은 거처를 중하게 여기므로 항상 안으로 거처하는 것을 주로 하는 즐거운 마음이 있으니 이 마음은 선천적인 공경심에서 나오는 것이다. 지극한 선이 아닌 것이 아니나 사무에 삼가지 않으므로 매양 밖에 나가 사무를 일으키는 사람들의 무함을 당하면서 즐거움에 치우쳐서 장을 상한다. 그것은 안을 중하게 여기고 밖을 경솔하게 여기는 까닭이다.

太陰人重於居處 故恒有主內做居處之樂心 此心出於秉彝之敬心也 莫非至善 而不謹於事務 故每為出外興事務人所誣 而偏樂傷臟 以其重內 而輕外故也

태음의 턱은 마땅히 교만한 마음을 경계하여야 할 것이며 태음의 턱에 만일 교만한 마음이 없으면 절세의 주책이 반드시 여기에 있을 것이다.
소음의 가슴은 마땅히 자긍하는 마음을 경계하여야 할 것이며 소음의 가슴에 만일 자긍하는 마음이 없다면 절세의 경륜이 반드시 여기에 있을 것이다.

태양의 배꼽은 마땅히 자벌하는 마음을 경계하여야 할 것이며 태양의 배꼽에 만일 자벌하는 마음이 없다면 절세상의 행검이 반드시 여기에 있을 것이.

소양의 배는 마땅히 자과하는 마음을 경계하여야 할 것이며 소양의 배에 만일 자과하는 마음이 없다면 절세의 도량이 반드시 여기에 있을 것이다.

太陰之頷 宜戒驕心 太陰之頷 若無驕心 絕世之籌策 必在此也
少陰之臆 宜戒矜心 少陰之臆 若無矜心 絕世之經綸 必在此也
太陽之臍 宜戒伐心 太陽之臍 若無伐心 絕世之行檢 必在此也
少陽之腹 宜戒誇心 少陽之腹 若無誇心 絕世之度量 必在此也

소음의 머리는 마땅히 탈취심을 경계하여야 할 것이며 소음의 머리에 만일 탈취심이 없다면 대인의 식견이 반드시 여기에 있을 것이다.

태음의 어깨는 마땅히 사치심을 경계하여야 할 것이며 태음의 어깨에 만일 사치심이 없다면 대인의 위의가 반드시 여기에 있을 것이다.

소양의 허리에는 마땅히 나태심을 경계하여야 할 것이며 소양의 허리에 만일 나태심이 없다면 대인의 재간이 반드시 여기에 있을 것이다.

태양의 엉덩이는 마땅히 절취심을 경계하여야 할 것이며 태양의 엉덩이에 만일 절취심이 없다면 대인의 방략이 반드시 여기에 있을 것이다.

少陰之頭 宜戒奪心 少陰之頭 若無奪心 大人之識見 必在此也
太陰之肩 宜戒侈心 太陰之肩 若無侈心 大人之威儀 必在此也
少陽之腰 宜戒懶心 少陽之腰 若無懶心 大人之材幹 必在此也
太陽之臀 宜戒竊心 太陽之臀 若無竊心 大人之方略 必在此也

장부론
臟腑論

폐의 부위는 목덜미 아래, 등 위에 있고 위완의 부위는 턱 아래, 가슴 위에 있으므로 등과 가슴 위 이상을 상초라 하고, 비의 부위는 등심에 있고 위의 부위는 흉격에 있으므로 등심과 흉격의 사이를 중상초라 하고, 간의 부위는 허리에 있고 소장의 부위는 배꼽에 있으므로 허리와 배꼽 사이를 중하초라 하고, 신의 무위는 등 아래에 있고 대장의 부위는 배꼽 아래에 있으므로 허리 아래와 배꼽 아래이하를 하초라 한다.

肺部位 在顀下背上 胃脘部位在頷下胸上 故背上胸上以上謂之上焦
脾部位 在膂 胃部位 在膈 故膂膈之間謂之中上焦
肝部位 在腰 小腸部位 在臍 故腰臍之間謂之中下焦
腎部位 在腰脊下 大腸部位 在臍腹下 故脊下臍下以下謂之下焦

수곡이 위완으로부터 위에 들어가고 위로부터 소장에 들어가고 소장으로부터 대장으로 들어가고 대장으로부터 항문으로 나가는데 수곡(水穀)이 모두 다 위에 머물러 쌓여서 훈증(薰蒸)되어 열기가 되고 소장에서 소화되어 평담하게 되어서 서늘한 기운이 된다. 열기의 가볍고 맑은 것은 위로 위완에 올라가 온기가 되고 서늘한 기운의 질이 무거운 것은 아래로 대장에 내려가 한기가 된다.

水穀自胃脘而入於胃 自胃而入於小腸 自小腸而入於大腸 自大腸而出於肛門者 水穀之都數停畜於胃 而薰蒸為熱氣 消導於小腸 而

平淡為涼氣 熱氣之輕淸者 上升於胃脘 而爲溫氣 涼氣之質重者 下
降於大腸 而爲寒氣

위완은 입과 코에 통하므로 수곡의 기운이 상승하고, 대장은 홍문
에 통하므로 수곡의 기운이 하강하고 위의 형체는 넓고 커서 포용
하므로 수곡의 기운이 쌓여 있고, 소장의 형체는 좁고 구불구불하
므로 수곡의 기운이 소도(消導)된다.

胃脘通於口鼻 故水穀之氣上升也
大腸通於肛門 故水穀之氣下降也
胃之體 廣大而包容 故水穀之氣停畜也
小腸之體 狹窄而屈曲 故水穀之氣消導也

수곡의 온기가 위완으로부터 진액으로 전화하여 혀의 밑으로 들어
가 진해(津海)가 되니 진해라 것은 진액이 있는 곳이다.
진해의 맑은 기운이 귀로 나와 신이 되고 두뇌에 들어가 니해(膩海)
가 되니 니해는 신이 있는 곳이다.
니해의 니즙(膩汁)이 맑은 것은 안으로 폐에 들어가고 탁한 찌끼는
밖으로 피부와 털에 들어가므로 위완과 혀와 귀와 두뇌와 피부와
털은 모두 폐의 무리(黨)이다.

水穀溫氣 自胃脘而化津 入於舌下 爲津海 津海者 津之所舍也
津海之淸氣 出於耳而爲神 入於頭腦而爲膩海 膩海者 神之所舍也
膩海之 膩汁淸者 內歸於肺 濁滓外歸於皮毛 故胃脘與 舌 耳 頭腦
皮毛 皆肺之黨也

수곡의 열기가 위(胃)로부터 고(膏)로 전화하여 단중 사이 젖가슴으

로 들어가서 고해(膏海)가 되니 고해란 고(膏)가 있는 곳이다.

고해의 맑은 기운이 눈으로 나와 기가 되고 등심에 들어가 막해(膜海)가 되니 막해는 기가 있는 곳이다.

막해의 막즙의 맑은 것은 안으로 비에 들어가고 탁한 찌끼는 밖으로 근에 들어가므로 위와 두 젖과 눈과 등심과 근은 모두 비의 무리(黨)인 것이다.

水穀熱氣 自胃而化膏 入於膻間兩乳為膏海 膏海者 膏之所舍也 膏海之淸 出於目而為氣 入於背臂而為膜海 膜海者 氣之所舍也 膜海之膜汁淸者 內歸於脾 濁滓外歸於筋 故胃與兩乳 目 背臂 筋 皆脾之黨也

수곡의 서늘한 기운이 소장으로부터 유(油)로 화하여 배꼽에 들어가 유해(油海)가 되니 유해는 유(油)가 있는 곳이다.

유해의 맑은 기운이 코로 나와 피가 되고 등심에 들어가 혈해(血海)가 되니 혈해는 피가 있는 곳이다.

혈해의 혈즙이 맑은 것은 안으로 간에 들어가고 탁한 찌끼는 밖으로 돌아가므로 소장과 배꼽과 코와 허리와 살은 다 간의 무리(黨)다.

水穀涼氣 自小腸而化油 入於臍為油海 油海者 油之所舍也 油海之淸氣 出於鼻而為血 入於腰脊而為血海 血海者 血之所舍也 血海之血汁淸者 內歸於肝 濁滓 外歸於肉 故小腸與 臍 鼻 腰脊 肉 皆肝之黨也

수곡의 한기가 대장으로부터 액(液)으로 전화되어 전음의 털이 난 데서 속으로 들어가서 액해(液海)가 되니 액해는 액(液)이 있는 곳이다.

액해의 맑은 기운이 입으로 나와 정(精)이 되고 방광에 들어가 정해

(精海)가 되니 정해는 정이 있는 곳이다.

정해의 정즙(精汁)의 맑은 것은 안으로 신(腎)에 들어가고 탁한 찌끼는 밖으로 뼈에 가므로 대장과 전음과 입과 방광과 뼈는 모두 신의 무리(黨)인 것이다.

水穀寒氣 自大腸而化液 入於前陰毛際之內 爲液海 液海者 液之所舍也 液海之淸氣 出於口而爲精 入於膀胱 而爲精海 精海者 精之所舍也 精海之精汁淸者內歸於腎 濁滓外歸於骨 故 大腸與 前陰 口 膀胱 骨 皆腎之黨也

귀는 친시의 청력을 널리는 것으로서 진해의 맑은 기운을 나오게 해서 상초에 충만되게 하여 신(神)이 되고 두뇌에 주입되어 니(膩)가 되고 니가 쌓여서 니해(膩海)가 된다.

눈은 세회의 시력을 널리는 것으로서 고해(膏海)의 맑은 기운을 나오게 해서 중상초에 충만하여 기가 되고 등심에 들어가서 막이 되고 막(膜)이 쌓여서 막해(膜海)가 된다. 코는 인륜을 냄새 맡는 후각의 힘을 널리는 것으로서 유해(油海)의 맑은 기운을 나오게 해서 중하초에 충만되어 피가 되고 등에 주입되어 혈이 뭉치게 되고 그것이 쌓여서 혈해(血海)가 된다. 입은 지방을 맛보는 미각의 힘을 널리는 것으로 액해(液海)의 맑은 기운을 나오게 해서 하초에 충만하여 정(精)이 되고 방광에 주입되어서 정이 뭉치 되고 그것이 쌓여서 정해(精海)가 된다.

耳 以廣博天時之聽力 提出津海之淸氣 充滿於上焦 爲神而注之頭腦爲膩 積累爲膩海 目 以廣博世會之視力 提出膏海之淸氣 充滿於中上焦 爲氣而注之背脊爲膜 積累爲膜海 鼻 以廣博人倫之嗅力 提出油海之淸氣 充滿於中下焦 爲血而注之腰脊 爲凝血 積累爲血海

口 以廣博地方之味力 提出液海之清氣 充滿於下焦 爲精而注之膀
胱爲凝精 積累爲精海

폐는 사무에 연달(鍊達)하는 슬픔의 힘으로써 니해(膩海)의 맑은 즙
을 흡입해서 폐에 들어가 폐의 원기를 더해 주고 안으로 진해(津海)
를 옹호하면서 그 기운을 고동시키고 그 진(津)을 뭉치게 한다.
비는 교우에 연달하는 노함의 힘으로 막해의 맑은 즙을 흡입해서
비에 들어가 비의 원기를 더해 주고 안으로 고해(膏海)를 옹호하면
서 그 기운을 고동시키고 그 고(膏)를 뭉치게 한다. 간은 당여에 연
달하는 기쁨의 힘으로 혈해의 맑은 즙을 흡입해서 간에 들어가 간
의 원기를 더해 주고 안으로 유해(油海)를 옹호하면서 그 기운을 고
동시키고 그 유(油)를 뭉치게 한다.
신은 거처에 연달하는 즐거움의 힘으로 정해(精海)의 맑은 즙을 흡
입해서 신에 들어가 신의 원기를 더해 주고 안으로 액해(液海)를 옹
호하면서 그 기운을 고동시키고 그 액(液)을 뭉치게 한다.

凝聚其津 脾 以鍊達交遇之怒力 吸得膜海之清汁入於脾 以滋脾元
而內以擁護膏海 鼓動其氣 凝聚其膏 肝以鍊達黨與之喜力 吸得血
海之清汁 入於肝 以滋肝元 而 內肺以鍊達事務之哀力 吸得膩海之
清汁入於肺 以滋肺元 而內以擁護津海 鼓動其氣 以擁護油海 鼓動
其氣 凝聚其油 腎以鍊達居處之樂力 吸得精海之清汁 入於腎以滋
腎元 而內以擁護液海 鼓動其氣 凝聚其液

진해(津海)의 탁한 찌끼는 위완(胃脘)이 상승하는 힘으로 그 탁한 찌
끼를 취하여서 위완을 보익(補益)해 주고, 고해(膏海)의 탁한 찌끼는
위가 축적하는 힘으로 그 탁한 찌끼를 취하여서 위(胃)를 보익해 주
고, 유해(油海)의 탁한 찌끼는 소장이 소도하는 힘으로 그 탁한 찌

끼를 취하여서 소장을 보익해 주고, 액해(液海)의 탁한 찌끼는 대장이 하강하는 힘으로 그 탁한 찌끼를 취하여서 대장을 보익해 준다.

津海之濁滓 則胃脘以上升之力 取其濁滓而以補益胃脘 膏海之濁滓 則胃以停畜之力 取其濁滓 而以補益胃 油海之濁滓 則 小腸以消導之力 取其濁滓 而以補益小腸 液海之濁滓 則大腸 以下降之力 取其濁滓 而以補益大腸

니해(膩海)의 탁한 찌끼는 머리의 곧게 펴는 힘으로 단련하여 피모가 되게 하고, 막해(膜海)의 탁한 찌끼는 손의 거두는 힘으로 단련하여 근(筋)이 되게 하고, 혈해의 탁한 찌끼는 허리가 쭉 펴는 힘으로 단련하여 살이 되게 하고 정해(精海)의 탁한 찌끼는 발의 굽히며 굳센 힘으로 단련하여 뼈를 되게 한다.

膩海之濁滓 則頭以直伸之力 鍛鍊之而成皮毛
膜海之濁滓 則手以能收之力 鍛鍊之而成筋
血海之濁滓 則腰以寬放之力 鍛鍊之而成肉
精海之濁滓 則足以屈强之力 鍛鍊之而成骨

그러므로 귀는 반드시 멀리 들을 것이고 눈은 반드시 크게 볼 것이고 코는 널리 냄새를 맡을 것이고 입은 반드시 깊이 맛볼 것이니 귀와 눈과 코와 입을 쓰는 것이 깊고 멀고 넓고 크면 정(精), 신(神), 기(氣), 혈(血)이 생겨나고 옅고 가깝고 좁고 적으면 정, 신, 기, 혈이 소모될 것이다. 폐는 반드시 잘 배워야 하고 비는 반드시 잘 물어야 하고 간은 반드시 잘 생각해야 하고 신은 반드시 잘 분별해야 한다. 폐, 비, 간, 신의 작용이 정직하게 조화되면 진, 액, 고, 유가 충만할 것이고 치우치거나 과하거나 부족하면 진, 액, 고, 유가 줄어들 것이다.

是故 耳必遠聽 目必大視 鼻必廣嗅 口必深味 耳目鼻口之用 深遠
廣大 則精神氣血生也 淺近狹小 則精神氣血耗也 肺必善學 脾必善
問 肝必善思 腎必善辨 肺脾肝腎之用正直中和 則 津液膏油充也
偏倚過不及 則津液膏油爍也

니해에 신(神)을 간직하며 막해에 영(靈)을 간직하며 혈해에 혼(魂)
을 간직하며 정해에 백(魄)을 간직한다.

膩海藏神 膜海藏靈 血海藏魂 精海藏魄

진해에는 의(意)를 간직하고 고해에는 려(慮)를 간직하고 유해에는
조(操)을 간직하고 액해에는 지(志)를 간직한다.

津海藏意 膏海藏慮 油海藏操 液海藏志

두뇌의 니해는 폐의 근본이며 등심의 막해는 비의 근본이며 요척
의 혈해는 간의 근본이며 방광의 정해는 신의 근본이다.

頭腦之膩海 肺之根本也 背膂之膜海 脾之根本也 腰脊之血海 肝之
根本也 膀胱之精海 腎之根本也

혀의 진해는 귀의 근본이며 젖의 고해는 눈의 근본이며 배꼽의 유
해는 코의 근본이며 전음의 액해는 입의 근본이다.

舌之津海 耳之根本也 乳之膏海 目之根本也 臍之油海 鼻之根本也
前陰之液海 口之根本也

심은 온몸을 주재하는데 등 안쪽 한가운데 있어서 바로 젖가슴을 향하여 있기에 옥처럼 맑고 밝아서 귀와 눈과 코와 입을 살피지 못하는 것이 없으며 폐, 비, 간, 신을 헤아리지 못하는 것이 없고 턱, 가슴, 배꼽, 배가 성실하지 않은 것이 없고 머리, 손, 허리, 발이 공경하지 않는 것이 없다.

心爲一身之主宰 負隅背心 正向膻中 光明瑩徹 耳目鼻口無所不察
肺脾肝腎無所不忖 頷臆臍腹無所不誠 頭手腰足無所不敬

第二卷

의원론
醫源論

서전(書傳)에 쓰여 있기는 만일 약이 명현(瞑眩)하지 아니하면 그 질병이 낫지 않는다고 하였으니 상나라 고종 때에 벌써 약의 명현반응을 경험한 바 있어서 고종이 감탄하기에까지 이르렀다고 한다. 그러니 의약의 경험이 그 유래가 이미 신농 황제 때보다도 더 오래 되었다는 말은 진실하다고 믿을 수 있다. 그러나 《神農本草》와 《黃帝內經素問》이 신농, 황제의 손에서 나왔다는 그 말에 대하여서는 진실하다고 믿을 수 없다. 왜냐하면 신농, 황제 시대에 문자가 없었음은 물론 그 후세의 문자도 매우 서툴렀다는 것으로 짐작할 수가 있다.

주나라 말엽부터 진한(秦漢) 이래로 편작이 유명하였고, 장중경이 이를 모두 습득하여 비로소 의학설을 이루어 저서를 내놓음으로써 의학이 흥성하기 시작하였다. 장중경 이후에 남북조와 수·당의 의학자들이 이것을 계승하였으며 송나라에 이르러 주굉이 이것을 상세히 습득하여 《활인서》를 저술하니 의학이 더 흥성하게 되었다. 주굉 이후에는 원나라의 의학자 이고(李杲), 왕호고, 주진형, 위역림 등이 이것을 계승하였다. 명나라에 와서는 이천과 공신이 상세히 이것을 습득하였고 허준이 이것을 상세히 전수하여 《동의보감》을 저술하니 의학이 부흥하게 되었다.

대체로 신농 황제 이후 진나라 및 한나라 이전의 병증과 약리는 장중경이 전하였고, 위나라 및 진나라 이후 수나라 및 당나라 이전의 병증과 약리는 주굉이 전하였고, 송나라 및 원나라 이후 명나라 이전의 병증과 약리는 이천, 공신, 허준 등이 전하였다. 만일 의학가의 근로한 공적을 두고 논한다면 장중경, 주굉, 허준 등을 으뜸이라 하여야 할 것이며 이천과 공신은 그다음이라고 하여야 할 것이다.

書曰 若藥不瞑眩 厥疾不瘳 商高宗時 已有瞑眩藥驗 而高宗 至於稱歎 則醫藥經驗 其來已久 於神農 黃帝之時 其說可信於眞也 而本草 素問出於神農 黃帝之手 其說不可信於眞也 何以言之 神農黃帝時 文字應無 後世文字 澆漓例法故也衰周 秦 漢以來 扁鵲有名 而張仲景具備得之 始爲成家著書 醫道始興 張仲景以後 南北朝隋 唐醫繼之 而至於宋 朱肱具備得之 著活人書 醫道中興 朱肱以後 元醫李杲 王好古 朱震亨 危亦林繼之 而至於明 李梴 龔信 具備得之 許浚具備傳之 著東醫寶鑑 醫道復興 蓋自神農 黃帝以後 秦漢以前 病證藥理張仲景傳之 魏晉以後 隋唐以前 病證藥理 朱肱傳之 宋元以後 明以前 病證藥理 李梴 龔信 許浚傳之 若以醫家勤勞功業論之 則 當以張仲景 朱肱 許浚爲首 而李梴 龔信次之

【校正】 이제마 선생이 李朝 말엽에 의학 공구서 부족으로 "위(魏), 진(晉) 이후 수나라 및 당나라 이전의 병증과 약리를 주굉(朱肱)이 전하였다."고 적고 있으며 또 "송나라때에 이르러서 모든것을 완비하게 습득한 다음 활인서(活人書)를 저술하여 의학의 중흥(中興)을 열었다"고 하지만 사실이 아니다. 주굉은 장중경의 《상한론》에 심취하여 《유증활인서(類證活人書)》를 저술하였지만 상한6병학설을 상한6경학설로 뒤집은 사람이다. 독자들이 심사숙고해야 할 대목이다.

【註解】 ① 명현(瞑眩)반응: "명현이란 원래의 뜻은 머리가 어지럽고 눈이 아찔하여 눈을 뜰 수 없는 증상을 말하는데 그 출처는 서전(書傳-說命上)에 "만일 약이 명현하지 아니하면 그 질병이 낫지 않는다(若藥弗瞑眩 厥疾弗瘳)에서 인용한 것이다."

② 황제(黃帝), 신농씨 시대에는 문자가 없었으므로 신농본초(神農本草)와 황제
내경(黃帝內經)이 나올 수 없었다. 많은 학자의 연구에 따르면 전국(戰國)시대
말기에서 동한(東漢) 시대에 신농, 황제의 이름을 빌려서 명명하여 세상에 나왔
다고 하며 또한 한 사람의 이론이나 한 사람의 손에 의해 쓰여진 것이 아니라
여러 조대(朝代)를 거치며 여러 의학자의 의론을 종합하여 이루어진 것이다.

【參考】《書傳-說命上》: "若藥弗瞑眩 厥疾弗瘳"

본초는 신농, 황제로부터 수천 년 동안 세상에 전하여 내려온 경험
을 보면 신농 때에 《본초》가 있었고 은나라 때에는 《탕액경법》이
있었고 당나라 때에는 맹선의 《식료본초》와 진장기의 《본초습유》
가 있었고 송나라 때에 방안상의 《본초보유》와 《일화자본초》가 있
었고 원나라 때에 왕호고의 《탕액본초》가 있었다.

本草 自神農黃帝以來 數千年 世間流來經驗 而神農時有本草 殷時
有湯液(經法)本草 唐時有孟詵食療本草 陳藏器本草拾遺 宋時有龐
安常本草補遺 日華子本草元時有王好古 湯液本草

【校正】이 구절은 허준이 《醫學入門》의 글을 인용하여 《寶鑑》의 《歷代醫方》
에 수록해 넣은 글을 이제마 선생이 그대로 《保元》에 기록해 넣어 생긴 오류
인데 원래 《입문》부터 잘못된 글이므로 《湯液本草》를 《湯液經法》으로 교정
한다. 班固가 저술한 漢書藝文志에는 伊尹의 《湯液經法》으로 되어 있다. 湯
液本草는 元나라 때 王好古가 저술한 의서이다. 일화자본초(日華子本草)는 송
나라 때 나온 의서가 아니고 당나라 때 본초학가 대명(大明)이 저술한 책이다.

【參考】《漢書藝文志》에는 "伊尹湯液經法"으로 기록된 것을 《醫學入門》은
"湯液本草"로 잘못 기록하였다.

【註解】① 진장기(陳藏器 687-757): 당나라 때 지금의 절강성 영파 사람인데 유명한 本草學家로서 기원 739년에 본초습유(本草拾遺)를 저술하였으며 이시진(李時珍)은 陳藏器를 아주 높게 평가하여 "神農本草經 이래 일인자"라고 하였다. 나중에 이 책이 실전되었다. 지금은 《證類本草》《本草綱目》등 서적에 산재적으로 전재되어 있다.

② 일화자(日華子)는 당대(唐代)의 유명한 본초학가로서 원명은 대명(大明)인데 지금의 절강성녕파 은현(鄞縣) 사람으로 《日華子諸家本草》20권을 저술했다고 전하는데 이 책은 이미 실전되어 지금은 그의 저술이 《證類本草》《本草綱目》등 서적에 산재적으로 기록되어 있다.

③ 방안상(龐安常)(서기 1042~1100년) 북송 때 사람으로 이름은 방안시(龐安時)요, 자(字)는 안상(安常)이며 일찍 부친을 따라 의학을 배웠는데 나중에 병으로 귀가 먹었지만 더욱 의학에 정진하여 《傷寒總病論》《本草補遺》《難經解義》《經驗方》등을 저술하였지만 《본초보유》《난경해의》《경험방》등 서적은 이미 실전되었다. 일찍 소식(蘇軾), 황정견(黃庭堅)과 친분이 두터웠다고 한다.

④ 맹선(孟詵, 서기 621~713년) 唐代의 汝州梁縣 사람으로서 유명한 학자이며 의학가이며 미식가로서 《食療本草》를 저술한 사람이다.

소음인의 병증과 약리는 장중경이 거의 소상하게 발명하였으나 송나라, 원나라 및 명나라의 모든 의학자가 남김없이 소상하게 발명하였다.

소양인의 병증과 약리는 장중경이 절반이나 소상하게 발명하였고 송나라, 원나라 및 명나라의 모든 의학자도 거의 소상하게 발명하였다.

태음인의 병증과 약리는 장중경이 대략 희미하게 알았으나 송나라, 원나라 및 명나라의 모든 의학자는 태반이나 더 소상하게 발명하였다.

태양인의 병증과 약리는 주진형이 대략 희미하게 알았으며 《본초》에 대략 약리가 기록되어 있다.

少陰人病證藥理 張仲景庶幾乎昭詳發明 而宋元明諸醫 盡乎昭詳發明
少陽人病證藥理 張仲景半乎昭詳發明 而宋元明諸醫庶幾乎昭詳發明
太陰人病證藥理 張仲景略得影子 而宋元明諸醫 太半乎昭詳發明
太陽人病證藥理 朱震亨略得影子 而本草略有藥理

나는 의약 경험이 있은 지 5,000~6,000년 뒤에 태어나 옛사람들의
저서에 의하여 요행으로 사상인의 장부와 성리를 깨닫고 하나의 의
서(醫書)를 저술하여 그 이름을 《수세보원(壽世保元)》이라고 하였다.
저서 중에서 장중경이 논한바 태양병, 소양병, 양명병, 태음병, 소
음병, 궐음병은 병증으로서 이름을 지어 논한 것이고, 내가 논한 태
양인, 소양인, 태음인, 소음인은 인물로서 이름을 지어 논한 것이
다. 이 두 가지를 혼돈하여 보지 말아야 할 것이며 또 성가시다고
여기지 말고 꾸준하게 탐구해야 가히 그 뿌리와 줄기를 찾아내고
그 가지와 잎을 채취할 수 있을 것이다.
이어서 맥법이란 증상을 가려내는 한 가지 수단이다. 그러므로 그
이치가 부(浮)하고 침(沈)하고 지(遲)하고 삭(數)한 데 있는 것이니
반드시 그 기묘한 이치까지 탐구할 필요는 없는 것이며, 삼음삼양
이란 것은 변증하는 데 다른 것과 같은 것을 감별하는 방법이다. 그
러므로 그 이치가 배, 등, 표, 리에 있으니 반드시 그 경락의 변화까
지는 연구할 필요가 없는 것이다.

餘生於醫藥經驗五六千載後 因前人之述偶得四象人臟腑性理 著得
一書 名曰壽世保元 原書中張仲景所論太陽病 少陽病 陽明病 太陰
病 少陰病 厥陰病 以病證名目而論之也 餘所論 太陽人 少陽人 太
陰人 少陰人 以人物名目而論之也 二者不可混看 又不可厭煩 然後
可以探其根株 而采其枝葉也 若夫脈法者 執證之一端也 其理在於
浮沈遲數 而不必究其奇妙之致也 三陰三陽者 辨證之同異也 其理

在於腹背表裏 而不必究其經絡之變也

【註解】脈法은 한의학의 4가지 진단법 중 하나의 중요한 방법이므로 반드시 깊이 연구하여야 할 대상이지 대충 浮, 沈, 遲, 數만 알고 넘어가도 될 사안이 절대 아니다. 장중경은 《傷寒論》과 《金匱要略》에서 맥과 증상을 매우 중요시하였을 뿐만 아니라 모든 맥을 거의 다 진단에 활용하였다. 맥법이 어떤 경우에는 흔히 질병을 진단할 때 결정적인 역할을 하기도 한다. 예로부터 병을 진단할 때 맥과 증상을 관찰하는 것이 첫째로 중요한 과제였다.

옛사람들이 육경, 음양으로써 병을 논하였으므로 장중경이 《상한론》을 저술할 때에도 역시 육경(六經), 음양(陰陽)으로써 병증을 밝혔다. 머리와 몸이 아프고 열이 나며 오한이 나고 맥이 부한 것을 가리켜 태양병증이라 하고, 입이 쓰고 목구멍이 마르며 눈이 어지럽고 귀가 먹으며 가슴과 옆구리가 그득하고 한열이 왕래하며 머리가 아프고 열이 나며 맥이 현세한 것을 소양병증이라 하고, 오한이 나지 않고 도리어 열한 것을 싫어하며 땀이 저절로 나고 대변이 막히는 것을 양명병증이라 하고, 배가 그득하고 때로 아프며 입이 마르지 않고 가슴이 답답하지 않으며 저절로 설하는 것을 태음병증이라 하고 맥이 미세하고 잠만 자려고 하며 입이 마르고 가슴이 답답하고 저절로 설사하는 것을 소음병증이라 하고, 처음부터 복통과 저절로 설사하는 등의 증이 없고 상한한 6~7일에 맥이 미완하고 손과 발이 싸늘하며 혀가 말려 들어가고 음낭이 수축되는 것을 궐음병증이라고 하였다.
여섯 가지 병증 속에서 삼음병증은 모두 소음인의 병증이고 소양병증은 바로 소양인의 병증이고 태양병증과 양명병중에는 소양인, 소음인, 태음인 병증이 고루 들어 있는데 소음인 병증이 많은 편이다.
예로부터 의약법방이 세상에 유행하여 여러 차려 경험이 누적된 것을 중경이 수집하여 저술하였다. 대개 옛날 의사들은 사람이 사랑하고 미워하고 탐하며 희로애락에 지나치게 집착하는 것이 병이 됨을 알지 못하고 비위의 음식과 풍, 한, 서, 습이 침범된 것만 병이 되는 줄 알았다. 그러므로 그 병론과 약론이 모두 다 소음인이 비위 음식 중에서부터 나왔고 소양인의 위열증에 약이 간혹 있었지만 태음인, 태양인의 병정에 대하여서는 전혀 알지 못하였던 것이다.

古人以六經陰陽論病 故張仲景著傷寒論 亦以六經陰陽該病證而以 頭痛 身疼 發熱惡寒 脈浮者 謂之太陽病證 以口苦 咽乾 目眩 耳聾 胸脇滿 寒熱往來 頭痛發熱 脈弦細者 謂之少陽病證 以不惡寒 反 惡熱汗自出 大便秘者 謂之陽明病證 以腹滿時痛 口不燥 心不煩而 自利者 謂之太陰病證 以脈微細 但欲寐 口燥心煩 而自利者 謂之 少陰病證 以初無腹痛自利等證 而傷寒六七日 脈微緩 手足厥冷 舌 卷囊縮者 謂之厥陰病證 六條病證中 三陰病證皆少陰人病證也 少 陽病證 卽少陽人病證也 太陽病證 陽明病證 則少陽人 少陰人 太 陰人病證均有之 而少陰人病證居多也 古昔以來 醫藥法方 流行世 間 經歷累驗者 仲景采摭而著述之 蓋古之醫師不知心之愛惡所欲 喜怒哀樂偏著者爲病 而但知脾胃水穀 風寒暑濕觸犯者爲病 故其 論病論藥 全域都自少陰人脾胃水穀中出來 而少陽人胃熱證藥 間 或有焉 至於太陰人 太陽人病情 則全昧也

【註解】장중경의 《상한론》에 육병(六病)을 육경(六經)으로 둔갑킨 역사는 이미 오랜 세월이 흘렀다. 宋나라 때 주굉(朱肱)의 《類證活人書》에서 직접 "太陽經, 陽明經"이라고 칭한 뒤에 淸나라 때 왕호(汪琥)가 주굉을 따라서 《傷寒論辨證廣注》에서 "중경의 의서는 육경으로 나누었을 뿐이다(仲景書止分六經)"라고 하여 六經說이 지금까지 이어져 그 영향이 매우 크다. 상한론에 대한 여러 가지 그릇된 논조와 곡해가 모두 이 경(經) 자 한 글자를 가첨한 것

과 관련된다. 상한론에는 오직 "太陽病", "陽明病", "少陽病", "太陰病", "太陰病", "少陰病", "厥陰病" 이 여섯 가지 병(六病) 을 논하였을 뿐 육경병 (六經病)을 논한 바가 전혀 없다. 경(經)은 생리적인 명사이고 병(病)은 병리적인 명사이다. 그러므로 태양경과 태양병은 완전히 다른 개념이다. 이 두 가지를 혼동하여 한 가지로 본다면 이것은 육경설(六經說)을 억지로 장중경에게 붙이는 격이 되니《傷寒論》의 실제와 부합되지 않는 허망한 이론이 된다. 이제마 선생은 앞에서 "장중경이 상한론을 저술할 때에도 역시 六經陰陽으로서 병증을 밝혔다(張仲景著傷寒論, 亦以六經陰陽該病證)."고 말하였는데 이 구절 역시 傷寒論을 보지못했다는 증거이며《活人書》의 육경병(六經病)과《傷寒論》의 六病을 같은 개념으로 잘못 이해한 것으로 보인다. 이 문제는《傷寒論》을 학습하고 연구하데

하나의 중요한 이론문제로 대두되고 있다. 이제마 선생은 앞에서 논하기를 "6가지 병증 중에 三陰病證은 모두 少陰人 병증이고 少陽病證은 바로 少陽人 病證이다. 太陽病證과 陽明病證에는 少陽人, 少陰人, 太陰人 病證이 고루 들어있는데 그러나 少陰人 病證이 다수를 점하고 있다."라고 하였다. 그런데 이제마 선생은《소문-열론편》에 기록된 기백의 논설을 본 뒤에는 또 이제마 선생은 "기백이 논한 바 巨陽(즉 태양, 少陽, 少陰經病은 모두 少陽人의 病이고 陽明, 太陰經病은 모두 太陰人의 病이며 厥陰經病은 少陰人의 病이다."라고 하였다. 상한론의 6조 病證을 보고서는 "三陰病證은 모두 少陰人의 病證이다."라고 논하고는《素問-熱論篇》에 岐伯이 논한 바를 보고는 "厥陰經病은 少陰人의 病이다."라고 논하였는데 이렇게 체질을 논한다면 이제마 이론 자체가 모순에 빠지는 결과가 된다. 그리고 또 "소양병증은 바로 소양병이다(少陽病證卽少陽人病證也)."라고 말하였지만, 기백의 논한 바를 본 뒤에는 "巨陽, 少陽, 少陰經病은 모두 少陽人病이다(巨陽, 少陽, 少陰經病皆少陽人病也)."라고 말하였는데 어떻게 소음병까지 소양인의 병으로 둔갑하는지? 이론적으로 서로 모순된다. 상한론을 보고 이제마의 자신이 한 말을 기백이 논한 바를 보고서는 부정해 버리는 셈이 된다. 또한 "양명, 태음경병은 모두 태음인의 병이다(陽明, 太陰經病皆太陰人病也)." 이 구

절도 앞에서 논할 때는 "太陽病證과 陽明病證에는 少陽人, 少陰人, 太陰人 病證이 고루 들어있는데 그러나 少陰人의 病證이 다수를 점한다."라고 했던 말과는 서로 어긋나는 말이다.

기백이 말하기를 상한 1일에 巨陽(태양)이 받는다. 그러므로 머리와 목이 아프며 허리와 등이 뻣뻣하고 2일에는 陽明이 받으니 양명은 살을 주관하니 그 맥이 코를 품고 눈에 가서 얽었다. 그러므로 몸이 열하고 눈이 아프고 코가 마르고 잠을 자지 못한다. 3일에는 少陽이 받으니 소양은 담을 주관 하니 그 맥이 옆구리를 따라서 귀에 가서 얽히었다. 그러므로 가슴과 옆구리가 아프고 귀가 먹는다. 삼양경락(三陽經絡)이 모두 그 병을 받았지만 장(臟)에까지 들어가지 않았으므로 땀을 낼수 있는 것이다. 4일에는 太陰이 받으니 태음맥은 위(胃)속에 분포되어 목구멍에 가서 얽히었으므로 배가 부르며 목이 마른다. 5일에는 少陰이 받으니 소음맥은 신장을 관통하여 폐장에 얽힌 뒤에 혀의 뿌리에 연계되었다. 그러므로 입과 혀가 마르고 갈증이 난다. 6일에는 厥陰이 받으니 궐음맥은 음기(陰器)를 돌아서 간장에 가서 얽히었다. 그러므로 답답하고 그득하며 음낭이 수축된다. 3음, 3양, 5장6부가 다 병을 받아서 영위(榮衛)가 운행하지 못하고 5장이 통하지 못하면 바로 죽는다.

岐伯曰 傷寒一日 巨陽受之 故頭項痛腰脊强 二日陽明受之 陽明主 肉 其脈挾鼻絡於目 故身熱 目疼而鼻乾 不得臥也 三日 少陽受之 少陽主膽 其脈循脇絡於耳 故胸脇痛而耳聾 三陽經絡 皆受病 而 未入於臟 故可汗而已 四日太陰受之 太陰脈布胃中 絡於嗌 故腹滿 而嗌乾 五日少陰受之 少陰脈貫腎 絡於肺 繫舌本 故口燥舌乾而渴 六日厥陰受之 厥陰脈循陰器而絡於肝 故 煩滿而囊縮 三陰三陽 五 臟六腑皆受病 榮衛不行 五臟不通 則 死矣

【校正】 이 구절은 허준 선생이 《素問-熱論篇》의 글을 한 자도 빠짐없이 정확하게 인용하여 《寶鑑-傷寒傳經》에 올린 글이나 경락학설적으로 상한의 생리적인 개념을 논한 것이다. 《傷寒論》의 六病학설을 六經학설로 둔갑시킨 주굉이 바로 《素問-熱論篇》에 나온 이 글을 빌미로 장중경의 육병(六病)학설을 육경병(六經病)으로 만든 것이지 장중경의 《傷寒論》은 처음부터 끝까지 六經으로 병을 논한 바가 없다. 바로 태양병, 양명병, 소양병, 태음병, 소음병, 궐음병 이 6가지 병에 대한 맥과 증상, 치료를 논하였을 뿐이다. 이 구절은 전문적으로 열병에 관련된 문제를 논한 것이지 《상한론》의 6가지 병(六病)을 논한 것이 아니므로 제목 자체를 《熱論篇》으로 칭한 것이다. 《傷寒雜病論》은 모든 질병의 진단과 치료 그리고 처방을 논한 임상 치료를 다룬 경전이며 《內經》은 주로 한의학의 이론 문제를 논술한 경전이다.

【參考】 《素問-熱論篇》: "岐伯曰: 傷寒一日, 巨陽受之, 故頭項痛, 腰脊強;。二日陽明受之, 陽明主肉, 其脈挾鼻, 絡於目, 故身熱, 目疼而鼻幹, 不得臥也;三日少陽受之, 少陽主膽, 其脈循脅絡於耳, 故胸脅痛而耳聾。三陽經絡皆受其病, 而未入於藏者, 故可汗而已。四日太陰受之, 太陰脈布胃中, 絡於嗌, 故腹滿而嗌幹;五日少陰受之, 少陰脈貫腎, 絡於肺, 系舌本, 故口燥舌幹而渴;六日厥陰受之, 厥陰脈循陰器而絡於肝, 故煩滿而囊縮。三陰三陽, 五臟六腑皆受病, 榮衛不行, 五臟不通, 則死矣。"

양감상한은 반드시 죽음을 면하지 못한다. 양감상한이란 1일에 곧 거양과 소음이 함께 병든 것이니 바로 머리가 아프고 입이 마르고 가슴이 답답하고 2일에는 바로 양명과 태음이 함께 병든 것이니 바로 배가 부르고 몸이 열하고 음식을 먹지 못하며 헛소리를 하고 3일에는 곧 소양과 궐음이 함께 병들어 귀가 먹고 음낭이 수축되면서 손발이 차고 물과 미음을 넘기지 못하고 의식이 없다가 6일 만에 죽는다. 그 죽는 것이 모두 6~7일간이고 그 병이 낫는 것이 모두 10일

이상이 걸린다.

兩感於寒(而病)者 必不免於死 兩感於寒者(病)一日(則)巨陽(與)少陰
俱病 則頭痛 口乾而煩滿 二日(則)陽明(與)太陰俱病(則)腹滿 身熱 不
(欲)飮食 譫語(言)三日(則)少陽(與)厥陰俱病(則)耳聾 囊縮而厥 水漿不
入口 不知人 六日 死 其死 皆以六七日之間 其愈皆以十日已(以)上

【校正】 이 구절은 허준 선생이 《寶鑑-寒門》에 《素問-熱論篇》의 글을 인용하
여 수록한 것인데 이제마 선생이 편집하는 과정에 누락된 글자와 오기(誤記)된
글자가 있어 교정한다. 괄호 안에 써넣은 漢字는 보충해 넣고 밑줄을 그은 語
자, 口 자, 已 자는 삭제함이 마땅하다. 아래의 참고문과 대조하여 보라.

【註解】 이 구절은 이제마 선생이 허준 선생의 《寶鑑》을 보고 짜 맞추고 수정
하여 여기에 올린 글이다. 아래 참고문과 대조해 본다면 알 수 있을 것이다.

【參考】《素問-熱論篇》: "人之傷於寒也, 則爲病熱, 熱雖甚不死 ; 其兩感於
寒而病者, 必不免於死。" "岐伯曰: 兩感於寒者, 病一日則巨陽與少陰俱病,
則頭痛口幹而煩滿 ; 二日則陽明與太陰俱病, 則腹滿身熱, 不欲食譫言 ; 三
日則少陽與厥陰俱病, 則耳聾囊縮而厥, 水漿不入, 不知人, 六日死。" "其死
皆以六七日之間, 其愈皆以十日以上者何也 ? "

나는 말하기를 《靈樞素問》은 황제를 가탁하였으나 괴상하고 황당
하여 도리에 맞는다고 말할 수가 없다. 그러나 방술을 좋아하는 자
들의 말이 혹 이와 같을 수도 있는 것이니 필히 깊이 질책할 것도
아니다. 그러나 이 글이 역시 옛사람들의 경험이고 5장6부, 경락,
침법, 병증, 수양 등에 대하여 많은 계발을 준 바가 있으니 실로 이
것은 의학 이론의 종주이며 의학이 나온 시점이니 그것이 전부 허

망하다고 허물할 수 없으며 계발을 준 공로까지 폐기할 수는 없다. 대체로 이 글도 역시 옛적에 총명하고 지혜로운 박식한 자의 말이며 또 방사(方士) 들이 수양을 근원으로 하여 저술한 것이니 그 도리는 상고(詳考)할 만한 것도 있으나 그 학설을 다 믿을 수도 없는 것이다.

論曰 靈樞素問 假託黃帝 異怪幻惑 無足稱道 方術好事者之言 容或如是 不必深責也 然 此書 亦是古人之經驗 而五臟六腑 經絡 鍼法 病證 修養之辨 多有所啟發 則實是醫家格致 之宗主 而苗脈之所自出也 不可全數其虛誕之罪 而廢其啟發之功也 蓋此書亦古之聰慧博物之言 方士淵源修養之述也 其理有可考 而其說不可盡信

기백이 말한 바 거양, 소양, 소음경병은 모두 소양인의 병이고 양명, 태음경병은 모두 태음인의 병이고 궐음경병은 소음인의 병이다.

岐伯所論 巨陽 少陽 少陰經病 皆少陽人病也 陽明太陰經病 皆太陰人病也 厥陰經病 少陰人病也

소음인이 신장에 열을 받아서 표가 열한 병을 논함

少陰人 腎受熱 表熱病論

> 장중경의 《상한론》에는 태양병에 맥이 부하고 머리와 목덜미가 뻣뻣하며 아프고 오한이 난다고 쓰여 있다.

張仲景傷寒論曰(太陽之為病 脈浮 頭項強痛而發熱惡寒) 脈浮者 屬表
即太陽證也

【校正】 이 구절에서 밑줄을 그은 부분의 문자들은 다 빼고 괄호 안에 써넣은
글로 바꾸어 원문대로 교정해야 마땅하다. 위의 글은 허준이 《綱目》에서 따
온 것인데 이제마 선생도 그대로 따라서 기입하다 보니 이렇게 된 것으로 사
료되며 허준과 이제마 두 선생이 《상한론》과 《금궤요략》의 원문을 통독하지
못한 것으로 의심한다.

【參考】《醫學綱目─卷之三十》 "發熱惡寒, 脈浮者, 屬表, 即太陽症也。"
《傷寒論》原文: "太陽之為病, 脈浮, 頭項強痛而惡寒。"

> 태양 중풍맥은 양맥이 부하고 음맥이 약하니 양맥이 부한 자는 열
> 이 저절로 나고 음맥이 약한 자는 땀이 저절로 난다. 오싹오싹 오한
> 이 나고 으쓱으쓱한 싫어하다가 후끈후끈 열이 나며 코에서 찍찍
> 소리가 나고 헛구역질이 나는 데는 계지탕을 주로 쓸 것이다.

太陽傷(中)風 脈陽浮而陰弱 陽浮者 熱自發 陰弱者 汗自出 嗇嗇惡

寒 淅淅惡風 翕翕發熱 鼻鳴乾嘔 桂枝湯主之

【校正】이 구절도 역시 《보감》을 따라서 기록하다 보니 《상한론》원문에는
中風으로 되어 있는 것을 상풍(傷風)으로 만들었으니 반드시 원문에 따라 교
정하여야 한다. 송, 원, 명, 청나라 때의 의서들에 태양중풍에 대하여 상풍으
로 기록된 것이 적지 않다. 그러나 원문대로 기록하는 것이 학자들의 바른
자세라고 본다.

【參考】《傷寒論》: "太陽中風, 陽浮而陰弱。陽浮者熱自發, 陰弱者汗自出。
嗇嗇惡寒, 淅淅惡風, 翕翕發熱, 鼻鳴幹嘔者, 桂枝湯主之。"

《局方》에 쓰여 있기를 사철 온역과 상한에 마땅히 향소산을 쓸 것
이다.

危亦林 得效方(局方)曰 四時瘟疫(傷寒) 當用香蘇散

【校正】이 구절은 송나라 때의 《太平惠民和劑局方》에서 나온 글이지 원나
라 때의 危亦林이 《世醫得效方》에서 나온 글이 아니다. 《득효방》에는 "향
소산은 사시절의 상한(傷寒)과 상풍(傷風), 상습(傷濕)과 상식(傷食)을 치료하
는데 어른이나 아이들도 다 복용할 수 있다."라고 쓰여 있다. 이 오류도 역
시 허준의 《寶鑑》에서 비롯된 것이다. 국방의 원문에 근거하여 四時瘟疫 뒤
에 《傷寒》을 넣어 교정하였다.

【參考】宋《太平惠民和劑局方》: "香蘇散 治四時瘟疫, 傷寒。"元《世醫得
效方》: "香蘇散, 治四時傷寒傷風, 傷濕傷食, 大人小兒皆可服。"

【註解】이 구절의 출처는 송나라 때《太平惠民和劑局方》으로 알아야 할 것

이며 원문에 근거하여 "傷寒"이란 두 글자를 보충해 넣어야 할 것이다.

> 공신의 《醫鑑》에 쓰여 있기를 상한에 머리가 아프고 몸이 아픈데
> 표리를 구분할 것 없이 마땅히 곽향정기산을 써야 한다.

龔信醫鑑曰 傷寒 頭痛身疼 不分表裏證 當用藿香正氣散

【校正】공신의 《古今醫鑑》에는 위의 구절이 없다. 참고문을 참작하기 바란다.

【參考】《醫鑑》에는 "霍亂之疾, 未有不由內傷生冷, 外感風寒而致也。余用
藿香正氣散治之, 百發百中。"이라는 이 구절만 있다.

【註解】《고금의감》에 이상과 같은 구절은 없다. 이제마 선생은 《동의보감》
의 글대로 기입한 것이다. 유사한 내용은 있으니 위의 교정을 참고하라.

> 나는 말하기를 장중경이 논한바 태양중풍에 열이 나고 오한이 나
> 는 것은 즉 소음인의 신장이 열을 받은 표열(表熱)이니 이 증상에
> 열이 나며 오한이 나고 땀이 없다면 마땅히 계지탕, 천궁계지탕, 향
> 소산, 궁귀향소산, 곽향정기산을 쓸 것이며, 열이 나며 오한이 나고
> 땀이 있는 것은 망양의 초기 증상이니 반드시 가볍게 보지 말고 먼
> 저 황기계지탕, 보중익기탕, 승양익기탕을 쓰되 3일간 연속 복용해
> 도 땀이 멎지 않고 병이 낫지 않으면 마땅히 계지부자탕, 인삼계지
> 부자탕, 승양익기부자탕을 써야 한다.

論曰 張仲景所論 太陽傷(中)風 發熱惡寒者 即少陰人 腎受熱表熱
病也 此證 發熱惡寒 而無汗者 當用桂枝湯 川芎桂枝湯 香蘇散 芎
歸香蘇散 藿香正氣散 發熱惡寒 而有汗者 此亡陽初證也 必不可輕

易視之 先用黃芪桂枝湯 補中益氣湯 升陽益氣湯 三日連服而汗不
止病不愈 則當用桂枝附子湯 人參桂枝附子湯 升陽益氣附子湯

【校正】 이 구절은 논란이 적지 않은 구절이다. 이제마의 "此證 發熱惡寒 而
無汗者 當用桂枝湯" 이 문구는 사상의학의 견지에서 소음인병을 밝히고자
쓴 글이지《상한론》의 입장에서 태양중풍을 논하기 위하여 쓴 글이 아니다.
그러나 이 글에서《發熱惡寒而無汗者》가 문제시되는 부분인데《상한론》에
도 태양중풍에는 땀이 나는 증후와 땀이 나지 않는 증후가 있다는 것을 명시
하고 있다. 그런데 계지탕은 땀을 나게 하는 발표약으로서 영위(榮衛)를 조화
시키는 효능이 있다. 태양중풍의 증상은 열이 나며 땀이 나고 바람을 싫어하
며 맥이 부하지만 느슨하다. 왜서 땀이 나는데 발표약인 계지탕을 써서 땀을
촉촉하게 나게 하는가? 그것은 병이 나을 수 있도록 충분하게 땀이 난 것이
아니라 약간 땀이 났거나 혹은 땀이 나지 않았기 때문에 계지탕을 쓰는 것이
다. 만일 태양중풍에 맥이 부하고 긴하며 발열과 오한이 나고 몸이 아프며
땀이 나지 않고 번조(煩躁)하다면 대청용탕을 주로 쓰라고 하였다. 소음인은
본래 냉한 체질이므로 태양중풍에 땀이 안 나는 경우가 간혹 있는데 필자도
여러 번 경험한바 계지탕이나 향소산을 쓰고 병이 나았다.

【參考】《傷寒論-12條》: "太陽中風, 陽浮而陰弱. 陽浮者, 熱自發, 陰弱者,
汗自出. 嗇嗇惡寒, 淅淅惡風, 翕翕發熱, 鼻鳴乾嘔者, 桂枝湯主之."《傷寒
論-38條》: "太陽中風, 脈浮緊, 發熱惡寒, 身疼痛, 不汗出而煩躁者, 大青
龍湯主之. 若脈微弱, 汗出惡風者, 不可服."《傷寒論-2條》: "太陽病, 發
熱, 汗出, 惡風, 脈緩者, 名為中風"

> 장중경이 말하기를 태양병에 맥이 부하고 긴하며 열이 나고 몸에
> 는 땀이 없이 코피가 저절로 나면 병이 낫는 것이다.

張仲景曰 太陽病 脈浮緊 發熱 (身)無汗而(自)衄者 自愈也

【校正】 상한론의 원문에 근거하여 而 자와 也 자는 빼고 身 자와 自 자를 넣어 교정해야 마땅하다. 이 구절 역시 허준의《寶鑑》을 따라 그대로 기입(記入)하였기 때문이라고 생각된다. 이 구절은 허준의《보감》傷寒血證에 인용된 글이다.

【參考】《傷寒論-47條》: "太陽病, 脈浮緊, 發熱, 身無汗, 自衄者, 愈。"

【註解】 이 구절도 허준과 이제마 선생이《傷寒論》원문을 보지 못하였기 때문에 생긴 오류라고 사료된다.

> 태양병 6~7일에 표증이 여전히 있고 맥이 미하고 침하나 도리어 결흉이 되지 않고 그 사람이 광증이 발작되면 열이 하초에 있으므로 아랫배가 마땅히 뜬뜬하고 그득 할 것이고 오줌이 잘 나온다면 하혈시키면 나을 것이니 저당탕을 주로 써야 한다.

太陽病 六七日 表證因(仍)在 脈微而沉 反不結胸 其人如(發)狂者 以熱在下焦 小(少)腹當(鞭)滿 小便自利者 下血乃愈 抵當湯主之

【校正】 이 구절도《傷寒論》원문에 근거하여 밑줄을 그은 因 자와 如 자는 빼고 괄호 안에 넣은 仍 자와 發 자, 少 자를 넣어 교정함이 마땅하다.

【參考】《傷寒論-124條》: 太陽病六七日, 表證仍在, 脈微而沉, 反不結胸, 其人發狂者, 以熱在下焦, 少腹當鞭滿, 小便自利者, 下血乃愈。所以然者, 以太陽隨經, 瘀熱在裏故也。抵當湯主之。

【註解】 이 구절은 《활인서》《의학강목》《상한론》 세 책의 글이 모두 같다.

> 태양병에 몸이 누렇고 맥이 침결(沈結)하고 아랫배가 뜬뜬하며 오줌이 잘 나오지 않는 것은 혈증이 없는 것이다. 오줌이 잘 나오며 그 사람이 미친 것 같으면 혈증이므로 마땅히 저당탕을 주로 쓸 것이다. 상한에 열이 나며 아랫배가 그득하면 응당 오줌이 잘 나오지 아니할 것인데 지금 반대로 잘 나오는 것은 혈증이 있는 것이다.

太陽證(病) 身黃 (脈沈結)發狂 小(少)腹(鞕)滿 小便不利者 為無血也 小便自利者(其人如狂者) 血證諦也 宜抵當湯(主之) 傷寒(有熱) 小(少) 腹滿 應小便不利 今反利者 以(爲)有血也

【校正】 이 구절은 허준이 《보감》에 편집하여 넣은 글인데 《상한론》과 다르므로 상한론 원문에 근거하여 교정한다. 밑줄을 그은 부분의 한자는 모두 삭제하고 괄호 안의 한자를 보충해 넣어야 한다. 참고문과 상세히 대조하여 보라.

【參考】《傷寒論125條》: "太陽病, 身黃脈沉結, 少腹鞕, 小便不利者, 為無血也。小便自利, 其人如狂者, 血證諦也, 抵當湯主之。"《傷寒論126條》: "傷寒有熱, 少腹滿, 應小便不利, 今反利者, 爲有血也。當下之, 不可餘藥, 宜抵當丸。"

> 태양병이 풀리지 않고 열이 방광에 맺혀 그 사람이 미친 것 같은데 저절로 하혈이 되면 그 병이 낫고 다만 아랫배가 단단히 뭉치면 공하법(攻下法)을 쓸 수가 있으니 도인승기탕이 좋다.

太陽病不解 熱結膀胱 其人如狂 血自下 (下)者 自愈 但小(少)腹急 結者 宜(乃可)攻之 宜桃仁承氣湯

【校正】 이 구절도 허준 선생이《보감》상한혈증에 편집하여 넣은 글인데
《상한론》원문과 다르므로 원문에 근거하여 밑줄을 그은 自 자, 小 자, 宜 자
를 빼고 下 자, 少 자, 乃可 자를 넣어 교정함이 마땅하다.

【參考】《傷寒論106條》:"太陽病不解, 熱結膀胱, 其人如狂, 血自下, 下者
愈。 其外不解者, 尚未可攻, 當先解其外, 外解已, 但少腹急結者, 乃可攻之,
宜桃核承氣湯。"

> 태양병의 외증이 아직 풀리지 않았는데 여러 번 설사를 시키면 나
> 중에 열과 합하여 설사가 멎지 않으며 명치끝이 틱직하고 뜬뜬해
> 져서 표증과 이증이 풀리지 않는데 계지인삼탕을 주로 쓸 것이다.

太陽病 外證未除 而數下之 逐(協熱而利)下 利(下)不止 心下痞硬 表
裏不解(者) 人蔘桂枝(人蔘)湯主之

【校正】 이 구절도 허준이《보감》에 편집하여 넣은 글인데《상한론》원문에
근거하여 밑줄을 그은 下 자와 人蔘을 빼고 괄호 안에 넣은 協熱而利와 下
자, 者 자를 보충해 넣고 人蔘桂枝湯을 桂枝人蔘湯으로 고친다. 참고문과
대조하여 보면 일목요연할 것이다.

【參考】《傷寒論163條》:"太陽病, 外證未除, 而數下之, 逐協熱而利, 利下
不止, 心下痞硬, 表裡不解者, 桂枝人蔘湯主之。"

> 나는 말하기를 이 병증에 환자가 미친 것 같은 것은 신양(腎陽)이
> 열에 지친 것이고 아랫배가 뜬뜬하며 그득한 것은 대장이 찬 것이
> 다. 두 가지 증상이 함께 나타나면 우선 급한 것이 신양이 열에 지
> 친 것이라면 마땅히 천궁계지탕, 황기계지탕, 팔물군자탕을 써서

양기를 상승하게 하면서 보할 것이고 대장이 찬 것은 마땅히 곽향 정기산, 향사양위탕을 써서 화해할 것이다. 만일 외열이 속에 찬 기운을 감싸면서 독기가 다시 속에 맺히게 하면 간혹 범을 길러 장차 우환을 남기는 폐단이 있을 것이니 마땅히 파두단을 써서 한두 번 설사를 시키고 곧 곽향정기산, 팔물군자탕으로 화해를 시키고 다음에 크게 보해야 한다.

論曰 此證 其人如狂者 腎陽困熱也 小(少)腹硬滿者 大腸怕寒也 二證俱見 當先其急 腎陽困熱 則當用川芎桂枝湯 黃芪桂枝湯 八物君子湯升補之 大腸怕寒 則當用藿香正氣散 香砂養胃湯和解之 若外熱包裹冷 而毒氣重結於內 或將有養虎遺患之弊 則當用巴豆丹下利一二度 因以藿香正氣散 八物君子湯和解 而峻補之

【校正】 위의 구절에 小腹硬滿은 통상적으로 少腹硬滿으로 표기한다. 교정해야 한다.

장중경이 논한바 하초혈증은 곧 소음인의 비장 부분의 양기가 한사의 억압을 받고 신장 부분의 양기를 사기가 막아서 곧게 올라가 비장 부분에 연결되지 못하고 방광에 뭉친 증상이다. 그 사람이 미친 것 같다고 하는 것은 그 사람이 허튼 말을 하는 것이며 귀신을 본 것 같다는 것은 실신하여 헛소리하는 것이다.
태양병 표증이 의연히 있다면 몸이 열하고 답답하며 오한이 나는 증상이 간혹 있는 것이다. 태양병에 외증이 제거된 환자는 몸이 열하고 답답하며 오한이 나는 증상이 전혀 없다. 이 증상에는 기를 더해주고 양을 상승하게 하는 것이 상책이지만 파혈하고 해열하는 것은 하책이다. 태양병의 외증이 아직 제거되지 못하였는데 여러 번 설사를 시키면 나중에 설사가 멎지 않는다고 말한 것은 역시 옛사람들이 이 증후에

승기탕을 써서 설사가 멎지 않으므로 그 처방을 변경하여 저당탕이나 도인승기탕을 썼다는 것을 알 수가 있다. 태양병에 외증이 아직 제거되지 않았다면 양기의 힘이 비록 억압을 받았으나 오히려 한기를 물리치고 한사와 더불어 표(表)에서 서로 싸우거니와, 만일 외증이 다 제거되었으면 양기의 힘이 한기를 움직이지 못하고 바로 곤궁에 빠져 움츠러드는 증세가 되는 것이니, 설사를 시키는 약이 무슨 그리 좋은 약이라고 반드시 양기가 더욱 곤궁에 빠져 움츠러든 때에야 써야 한다는 말인가? 이때 인삼계지탕을 쓴다고 해도 역시 늦을 것이 아니겠는가?

張仲景所論下焦血證 即少陰人脾局陽氣 爲寒邪所掩抑 而腎局陽氣 爲邪所拒 不能直升 連接於脾局 鬱縮膀胱之證也 其人如狂者 其人亂言也 如見鬼狀者 恍譫語也 太陽病 表證因在者 身熱 煩惱 而惡寒之證 間有之也 太陽病 外證除者 身熱煩惱而惡寒之證 都無之也此證益氣而升陽則得其上策也破血而解熱則出於下計也太陽病外證未除而數下遂下利不止云云者亦可見古人之於此証用承氣湯則下利不止故遂變其方而用抵當桃仁湯耳 太陽病外證未除 則陽氣其力 雖有鬱抑 猶能振寒而與寒邪相爭於表也 若外證盡除 則陽氣其力不能振寒 而遂爲窮困縮伏之勢也 攻下之藥何甚好藥 而必待陽氣窮困縮伏之時而應用耶 人蔘桂枝湯不亦晚乎

장중경이 말하기를 부인 상한에 열이 나고 월경이 나오다가 멈추었다가 하며 낮에는 의식이 밝다가도 밤이 되면 허튼 말을 하며 귀신이 보이는 것 같다는 것은 열이 혈실(血室)에 들어간 것이니 위기(胃氣)와 상초, 중초를 침범하지 않으면 반드시 저절로 나을 것이다.

張仲景曰 婦人傷寒 發熱 經水適來適斷 晝日明瞭 夜(暮)則譫語 如

見鬼狀(者) 此爲熱入血室 無犯胃氣及上二焦 必自愈

【校正】이 구절은 허준이 《傷寒論》에서 인용하여 《寶鑑-熱入血室》에 올린 글인데 원문에 근거하여 適斷과 夜자를 빼고 (暮)자와 (者)자를 넣어 교정한다.

【參考】《傷寒論145條》: "婦人傷寒, 發熱, 經水適來, 晝日明瞭, 暮則譫語, 如見鬼狀者, 此爲熱入血室。無犯胃氣, 及上二焦, 必自愈。"

> 양명병에 입이 마르는데 물로 양치질만 하고 넘기려 하지 않는다면 이것은 코피가 반드시 날 것이니 설사를 시키지 말아야 한다.

陽明病 口燥(但欲) 嗽(漱)水 不欲嚥(者) 此必衄 不可下

【校正】이 구절도 허준 선생이 《상한론》에서 따다가 《寶鑑-陽明禁忌》에 써넣은 글인데 傷寒論 원문에 근거하여 (但欲)과 (漱) 자, (者) 자를 보충해 넣고 嗽 자를 빼 버리고 "不可下"는 허준이 덧붙인 것으로 사료된다. 그대로 두기로 한다.

【參考】《傷寒論202條》: "陽明病, 口燥但欲漱水, 不欲咽者, 此必衄。"

> 양명병에 먹지 못하는데 그 열(熱)을 치면 반드시 딸꾹질을 한다. 이렇게 되는 것은 위 속이 허하고 냉하기 때문이다. 상한병에 구토가 많으면 비록 양명증이 있더라도 열을 치지 말아야 하며 위기가 실하여 대변을 보지 못하더라도 표증이 풀리지 않았거나 반표증이 있는 사람이라면 먼저 계지탕이나 소시호탕으로 화해한 다음에 설사를 시켜야 한다.

陽明病 不能食 攻其熱必噦 (所以然者 胃中虛冷故也)傷寒嘔多 雖有
陽明(證) 不可攻(之) 胃家實 不大便 若表未解 及有半表者 先以桂
枝柴胡和解 乃可下也

【校正】 이 구절은 허준이 《醫學綱目》에서 따다가 자의로 편집하여 《寶鑑》
에 기재한 글인데 《傷寒論》원문에 근거하여 괄호 안에 글을 보충하여 넣어
서 교정한다. 허준이 가첨한 胃家實 이하의 글은 그대로 남겨둔다. 胃家實
에 대변을 보지 못하여도 만일 표증(表證)이 풀리지 않았다면 계지탕을 써서
땀을 내게 하고 반표반리증(半表半裏證)이 있다면 소시호탕을 써서 화해를 시
킨 뒤에 설사를 시켜야 한다는 뜻이다.

【參考】《傷寒論194條》: "陽明病, 不能食, 攻其熱必噦. 所以然者, 胃中虛
冷故也. 以其人本虛, 攻其熱必噦."《傷寒論204條》: "傷寒嘔多, 雖有陽明
證, 不可攻之."

나는 말하기를, 위에서 말한 모든 증상에는 마땅히 곽향정기산, 향
사양위탕, 팔물군자탕을 써야 한다.

論曰 右諸證 當用藿香正氣散 香砂養胃湯 八物君子湯

장중경이 말하기를 양명의 병은 위가 실한 것이라고 하니 질문하
기를 무슨 까닭으로 양명병을 얻게 되는가? 대답하기를 태양병에
땀을 냈거나 혹은 설사를 시켰거나 혹은 이뇨를 시키면 진액이 소
모되어 위장 속이 건조하여지므로 양명병으로 전변되어 대변을 보
지 못하거나 또는 속이 그득하면서 대변보기 힘든 것을 양명병이
라고 한다.

張仲景曰 陽明之為病, 胃家實(是)也 問曰 緣何(緣)得陽明病 答曰
太陽病 (若)發汗 若下 若利小便者 此亡津液 胃中乾燥 因轉屬陽明
不更衣 內實大便難者 此名 陽明病也

【校正】이 구절은 허준 선생이《醫學綱目》에서 인용하여《寶鑑》에 그대로
수록한 것인데《傷寒論》에 근거하여 밑줄을 그은 글자는 빼고 괄호 안에 넣
은 글자를 보충해 넣어 교정함이 마땅하다. 이 구절 역시 허준과 이제마 선
생이《傷寒論》을 보지 못하였다는 증거라고 생각된다.

【參考】《醫學綱目卷之三十一傷寒部-陽明病》與上文同.《傷寒論180-181
條》:"陽明之為病, 胃家實是也. 問曰: 何緣得陽明病? 答曰: 太陽病, 若發
汗, 若下, 若利小便, 此亡津液, 胃中乾燥, 因轉屬陽明; 不更衣, 內實大便
難者, 此名陽明也."

> 상한이 양명병으로 전변되면 그 사람은 촉촉하게 약간 땀이 난다.

傷寒轉屬(系)陽明(者) 其人濈然微汗出也

【校正】이 구절도 허준이《醫學綱目》에서 인용하여《寶鑑》에 수록한 글이
다. 이 구절도《상한론》원문에 근거하여 교정하는 것이 마땅하다. 屬 자를
빼고 (系) 자와 (者) 자를 보충해 넣는다. 이 구절도 허준이《상한론》을 보았
다면 하필《의학강목》에서 이 문구를 따올 필요가 있었겠는가?

【參考】《醫學綱目》:"傷寒轉屬陽明者, 其人濈然微汗出也."《傷寒論188
條》:"傷寒轉系陽明者, 其人濈然微汗出也."

> 상한에 만일 토하게 했거나 설사를 시킨 뒤에 병이 풀리지 않고

5~6일에서 10여 일까지 대변을 보지 못하고 석양이 되면 조열(潮熱)이 나면서 오한이 없고 홀로 말을 하며 헛것이 보이는 것 같으며 만일 극심한 자는 발작하면 사람을 알아보지 못하고 옷깃을 더듬거나 침상을 만지고 두려워 불안해하며 숨이 약간 차고 곧추 보는데 맥이 현(弦)하면 살고 맥이 삽(澁)하면 죽는다.

傷寒 若吐 若下後 不解 不大便五六日 (上)至十餘日 日晡所發潮熱 不惡寒 狂言(獨語) 如見鬼狀 若劇者 發則不識人 循衣摸床 惕而不安 微喘直視 脈弦者生 脈澁(澁)者死

【校正】이 구절은 허준이 《醫學綱目》에서 인용하여 《寶鑑-陽明惡候》에 수록해 넣은 글인데 《傷寒論》 원문에 근거하여 밑줄을 그은 狂言을 (獨語)로 교정하며 누락된 (上) 자를 보충해 넣고 脈 자는 삭제한다. 아래의 참고문을 자세히 대조해 보라.

【參考】《醫學綱目卷之三十一》 "傷寒若吐若下後不解, 不大便五六日 至十餘日, 日晡所發潮熱, 不惡寒, 狂語如見鬼狀, 若劇者, 發則不識人, 循衣摸床, 惕而不安, 微喘直視, 脈弦者生, 澁者死." 《傷寒論-212條》: "傷寒若吐若下後不解, 不大便五六日, 上至十餘日, 日晡所發潮熱, 不惡寒, 獨語如見鬼狀。若劇者, 發則不識人, 循衣摸床, 惕而不安, 微喘直視, 脈弦者生, 澁者死。"

나는 말하기를 진한시대의 의방치법에 대변이 건조하거나 막힌 것을 대황으로 치료하는 방법이 있었지만 파두로 치료하는 방법은 없었다. 그러므로 장중경이 역시 대황을 쓰는 대승기탕을 써서 소음인 태양병이 전변되어 양명에 속하여 그 사람이 촉촉하게 약간 땀이 나서 위 속이 건조하고 답답하며 그득하여 5, 6일부터 10여 일까지 대변을 보지 못하고 석양이 되면 조열이 나고 오한은 나지 않고 홀로 말을 하며 헛것이 보이는 것 같은 때에 이 약을 쓰면 신기하게 효과가 있고, 만일 극심한 자는 발작하면 의식이 없어져서 옷깃을 더듬고 침상을 만지거나 두려워 불안해하고 약간 숨이 차고 곧추 보는데 이 약을 쓰면 맥이 현한 사람은 살아나고 맥이 삽한 사람은 죽는다고 한다. 대개 이 처방은 소음인의 태양병이 전변되어서 양명에 속하여 5~6일간 대변을 보지 못하고 석양 무렵이 되어 조열이 나면 쓸 것이고 기타의 병에는 쓰지 말 것이다.

論曰 秦漢時 醫方治法 大便秘燥者 有大黃治法 無巴豆治法 故張仲景亦用大黃 大承氣湯治少陰人太陽病轉屬陽明 其人濈然微汗出 胃中燥煩實 不大便五六日 至十餘日 日晡發潮熱 不惡寒 狂言(獨語) 如見鬼狀之時 而用之 則神效 若劇者 發則不識人 循衣摸床 惕而不安 微喘直視用之於此 則脈弦者生 脈濇者死 蓋此方 治少陰人 太陽病轉屬陽明 不大便五六日 日晡發潮熱者可用 而其他則不可用也

【校正】 이 구절에서 狂言을 (獨語)로 교정한다. 이제마는 진한(秦漢)시대에 대변이 건조하거나 막히는 것을 대황으로 치료하는 방법은 있었지만 파두로 치료하는 방법은 없었다고 말하였다. 그러나 파두를 이용한 삼물백산(三物白散)은 일찍 이윤탕액경(伊尹湯液經)에 기록되어 있을 뿐만 아니라 장중경의 《傷寒論》에도 기록되어 있다. 그런데 허준 선생이 당시에 상한론을 보지 못하였기 때문에 삼물백산의 출처를 《醫學入門》이라고 밝혔다. 허준 선생을 몹시 숭배하였던 이제마 선생도 진한시대에는 변비를 파두로 치료하는 방법이 없었다고 말한 것이다. 그러나 아래의 상한론 원문을 보면 그릇된 견해라는 것이 확연할 것이다. 장중경의 상한론에 이미 결흉열실(結胸熱實)에는 대함흉탕을 쓰고 한실결흉(寒實結胸)에는 삼물백산(三物白散)을 쓰라고 명백하게 지적하고 있다. 이 구절도 허준과 이제마 선생이 《傷寒論》 원문을 보지 못하였다는 증거가 된다고 사료된다.

【參考】《傷寒論135條, 141條》: "傷寒六七日, 結胸熱實, 脈沉而緊, 心下痛, 按之石硬者, 大陷胸湯主之。" "寒實結胸, 無熱證者, 與三物小白散, 小陷胸湯。"

장중경이 이 처방을 써야 할 때와 쓰지 말아야 할 때가 있음을 알았으므로 역시 소음인의 태양, 양명병 증후를 소상히 알았다. 대체로 중경의 일심 정력이 모두 대승기탕을 쓸 만한 시기를 찾아낸 데 있었다. 그러므로 쓰지 못할 시기 또한 소상히 알았었다. 중경의 태양, 양명병 약방 중에 오직 계지탕과 인삼계지탕만이 근사하게 터득했다고 할 수 있으나 대승기탕은 사람의 생사를 망망한 바다에 놓아두고 쓸 만한 시기만 기다려서 그 사람이 5~6일 대변을 보지 못하고 석양 무렵에 조열이 나면서 미친 소리를 할 때에야 쓴다면 이것이 어찌 좋은 방법이겠는가? 대개 소음인병에 저절로 땀이 나지 않은 것은 즉 비장이 약한 것이 아니다. 대변이 건조하거나 막히는 것은 위가 실한 것이니 소음인의 태양, 양명병에 저절로 땀이 나지 않고 비장이 약하지 않은 것은 경한 병이니 대변이 비록 굳다 할지라도 약을 쓰면 곧 쉽게 낫는다. 그러므로 대황, 지실, 후박, 망초와 같은 약도 또한 능히 이때 효과를 거둘 것이나 중한 환자는 오히려 반은 살리고 반은 죽일 수가 있을 것이다. 만일 팔물군자탕, 승양익기탕, 파두단 등을 쓰면 비록 극심한 자라도 역시 맥이 현한 사람은 살아나고 맥이 삽한 사람은 죽는다는 이치가 없을 것이다. 또 태양병의 표증이 있을 때에 왜 빨리 온보승양(溫補升陽) 하는 약과 파두를 써서 그 병을 예병하지 않고 하필 양명병이 되어서 석양이 되면 조열이 나고 미친 말을 할 때까지 기다려 승기탕을 써서 사람으로 하여금 반은 살고 반은 죽게 하겠는가?

張仲景知此方 有可用不可用之時候 故亦能昭詳少陰人 太陽陽明

病證候也 蓋仲景一心精力 都在於探得大承氣湯 可用時候 故不可
用之時候亦昭詳知之也 仲景太陽陽明病藥方中 惟桂枝湯 人蔘桂
枝湯 得其仿彿 而大承氣湯 則置人死生於茫無津涯之中 必求大承
氣湯可用時候 而待其不大便五六日 日晡發潮熱 狂言時 是豈美法
也哉 蓋少陰人病候 自汗不出 則脾不弱也 大便秘燥 則胃實也 少
陰人 太陽陽明病 自汗不出 脾不弱者 輕病也 大便雖硬 用藥則易
愈也 故 大黃 枳實 厚樸 芒硝之藥 亦能成功於此時 而劇者 猶有半
生半死 若用八物君子湯 升陽益氣湯 與巴豆丹 則雖劇者 亦無脈弦
者生 脈濇者死之理也 又太陽病表證 因在時 何不早用溫補升陽之
藥與巴豆 預圖其病 而必待陽明病 日晡發潮熱 狂言時用承氣湯 使
人半生半死耶

허숙미의《본사방》에 쓰여 있기를 어떤 사람이 상한병에 걸려 대
변이 순조롭지 않고 저녁 무렵이 되면 조열이 나고 옷깃을 더듬고
두 손으로 허공을 저으며 곧추 보고 숨이 찬 것이 급박하여 여러 의
사를 바꾸어 보였지만 다 도망갔다. 이것은 실로 위급한 증후였다.
중경이 비록 증상은 말했지만, 치료법은 없고 다만 맥이 현하면 살
고 맥이 삽하면 죽는다고만 하였다. 그렇지만 겨우 구원하였다. 소
승기탕을 투여하여 한 번 복용하고 대변이 통하며 모든 질환이 점
차로 물러가고 맥이 또한 약간 현하면서 반 달 만에 치유되었다.

許叔微本事方曰 一(有)人 病傷寒 大便不利 日晡發潮熱 手循衣縫
兩手撮空 直視喘急 (更數)諸醫(矣)(見之)皆走 此誠惡候 仲景雖有證
而無法 但云脈弦者生 脈濇者死 謾(漫)且救之 與小承氣湯一服 而
大便利 諸疾漸退 脈且微弦 半月愈

【校正】 이 구절도 허준 선생이 허숙미의《本事方》에서 따다가《寶鑑》에 넣

은 글인데《本事方》원문에 근거하여 밑줄을 그은 一 자, 諸자, 謾 자를 빼고 괄호 안에 넣은 (有), (更數), (矣), (漫) 자를 보충해 넣어 교정한다.

【參考】《許叔微: 普濟本事方》: "有人病傷寒, 大便不利, 日晡發潮熱, 手循衣縫, 兩手撮空, 直視喘急, 更數醫矣, 見之皆走. 予日: 此誠惡候. 得之者十中九死. 仲景雖有證而無治法, 但雲脈弦者生, 澀者死. 已經吐下, 難於用藥, 漫且救之. 若大便得通而脈弦者, 庶可治也. 與小承氣湯一服, 而大便利, 諸疾漸退, 脈且微弦, 半月愈."

> 왕호고의《海藏書》에는 쓰여 있기를 어떤 사람이 상한에 광증이
> 발작하여 달아나고자 하며 맥이 허삭하여 시호탕을 썼더니 도리어
> 심하게 되었고 인삼, 황기, 당귀, 백출, 감초, 진피 등을 달여서 한
> 번 먹였더니 광증이 진정되고 두 번 먹였더니 편안히 잠을 잤다.

王好古海藏書日 一人傷寒 發狂欲走 脈虛數 用柴胡湯反劇 以蔘芪歸朮陳皮甘草煎湯 一服狂定 再服安睡而愈

【校正】 이 구절은 허준 선생이 (而愈) 두 글자를 더 넣었을 뿐 모두 원문과 같다. 그러나 王好古의 원문에 근거하여 (而愈) 두 한자를 삭제하는 것이 마땅하다.

【參考】《王好古》原文: "一人傷寒 發狂欲走 脈虛數 用柴胡湯反劇 以蔘芪歸朮甘草陳皮煎湯 一服狂定 再服安睡."

> 《醫學綱目》에 쓰여 있기를 일찍이 옷깃을 더듬고 침상을 만지는
> 사람을 여러 명을 치료하였는데 다 기혈을 크게 보하는 약제를 썼
> 는데 오직 한 사람만이 살이 푸들푸들 뛰며 겸하여 대(代)맥이 나서
> 바로 보제중에 육계(2푼)를 약간 가미하였더니 푸들거리던 것이 멎

고 맥이 고르게 되면서 병이 나았다.

醫學綱目曰 嘗治循衣摸床者數人 皆用大補氣血之劑 惟一人 兼瞤振 脈代 遂於補劑中 略加桂(二分)亦振止 脈和而愈

【校正】 의학강목에는 瞤 자는 없으며 略加桂二分으로 되어 있으니 교정하는 것이 마땅하다.

【參考】《醫學綱目卷之三十一》"嘗治循衣摸床者數人, 皆用大補氣血之劑, 惟一人兼瞤振, 脈代, 遂於補劑中略加桂二分, 亦振止, 脈和而愈。"

성무기의《명리론》에 쓰여 있기를 조열(潮熱)은 양명에 속한 것이니 반드시 저녁 무렵에만 발작하는 것이 바로 조열이다. 양명병은 위가실(胃家實)이니 위가 실하면 헛소리(譫語)를 하고 손발에 촉촉하게 땀이 나는 것은 대변이 이미 굳어진 것이다. 헛소리를 하는데 조열이 있으면 승기탕으로 설사를 시켜야 하지만 조열이 아닌 사람은 복용하지 말아야 한다.

成無己明理論曰 潮熱屬陽明 必於日晡時發者 乃為潮熱也 陽明之為病 胃家實也 胃實則譫語 手足濈然微汗出者 此大便已硬也 譫語有潮熱 承氣湯下之 熱不潮者 勿服

【校正】 이 구절은 허준이《醫學綱目》에 기재된 성무기(成無己)의《傷寒論注釋》에서 따온 것을《寶鑑》에 편집해 넣은 것이지 결코 성무기의《傷寒明理論》에서 인용한 것이 아니다. 명리론에는 아예 이런 구절이 없다. 명나라 때 樓英이《醫學綱目》에 편집해 넣은 글인데 위의 구절에서 "乃潮熱也"까지만 상한명리론의 성무기 주문이고 나머지 글은 모두 樓英이 편집한 글이라고

봐야 할 것이다.

【參考】《醫學綱目卷之三十一》陽明病篇: "潮熱屬陽明, 必於日晡時發者, 乃為潮熱。", "陽明病, 胃實譫語而潮熱者, 承氣湯主之。", "手足濈然汗出者, 此大便已硬也, 大承氣湯主之。《傷寒明理論-潮熱》:《傷寒論》: "陽明之為病, 胃家實是也。"

> 방광(方廣)의 《단계심법부여》에 쓰여 있기를 상한괴증에 거의 죽게 된 경우와 기타 일체의 위급한 병증에는 좋은 인삼 1냥을 물에 달여 한 번에 다 먹이면 땀이 콧마루에서부터 나오되 물과 같이 뚝뚝 떨어진다.

朱震亨(方廣)丹溪心法(附餘)曰 傷寒壞證 昏沈垂死 一切危急之證 好人蔘一兩水煎一服而 盡 汗自鼻梁上出 涓涓如水

【校正】 이 구절은 본래 명나라 때 方廣의 《丹溪心法附餘》에서 나온 글인데 허준 선생이 자의로 편집하여 《寶鑑》에 넣은 글이다. 方廣의 丹溪心法附餘에 근거하여 다만 "朱震亨丹溪心法"을 "方廣丹溪心法附餘"로 교정하고 원문은 그대로 둔다. 단계심법에는 위의 구절이 없다. 참고문의 글을 참작하라.

【參考】《明.丹溪心法附餘》: "壞證奪命散, 治傷寒汗下後不解, 或投藥錯誤, 致患人困重垂死昏沉, 或陰陽證不明, 七日以後皆可服。好人參一兩, 去蘆, 上為片, 水二鐘, 於銀石器內熬之一鐘, 溫服。病人喜冷, 以新水沉冷服之, 渣再煎服, 連進數服, 服至鼻尖上潤汗出, 是其應也。"

【註解】 이 글은 명나라 방광(方廣)의 단계심법부여(丹溪心法附餘)에서 나온 것이나 이제마 선생이 동의보감의 글을 주로 인용하다 보니 주진형의 단계심

법의 글로 오인한 것 같다. 方廣은 명나라 嘉靖年間 안휘(安徽)성 휴녕(休寧) 사람인데 주진형의 단계심법을 숭상하였으며 당시 중원(中原) 일대에서 이름을 날린 명의였다. 이 책은 명나라 가정 15년(1536)에 출간되어 역대(歷代)로 의학가에게 애호를 받아왔다.

나는 말하기를 이상의 논설들은 모두 장중경이 대승기탕이란 허수아비를 처음 만들었지만, 그것을 쓸 수 있는 때와 쓸 수 없는 때를 알기가 어려웠다. 그러므로 이러니저러니 의혹을 많이 가지다가 나중에야 비로소 장중경을 믿을 수 없다는 것을 알게 된 것이다. 장중경의 대승기탕은 원래 사람을 죽이는 약이지 사람을 살리는 약이 아니라면 대승기탕을 거론할 필요는 없는 것이다. 이 위가실 병에 대변을 보지 못하고 발광하는 증후에는 마땅히 파두 한 개를 쓰거나 혹은 독삼탕이나 팔물군자탕 을 쓰거나 혹은 먼저 파두를 쓴 뒤에 팔물군자탕을 써서 제압시켜야 한다.

論曰 右論 皆以張仲景 大承氣湯始作俑 而可用不可用時候難知 故紛紜多惑 而始知張仲景之不可信也 張仲景大承氣湯 元是殺人之藥而非活人之藥 則大承氣湯不必擧論 此 胃家實病 不更衣 發狂證 當用巴豆全粒 或用獨蔘八物君子湯 或先用巴豆 後用八物君子湯 以壓之

장중경이 말하기를 양명병 외증은 몸이 열하고 땀이 저절로 나며 오한이 나지 않고 도리어 열한 것을 싫어한다.

張仲景曰 陽明病外證 身熱 汗自出 不惡寒 反惡熱(也)

【校正】 이 구절도 허준이 《醫學綱目》에서 따와 《寶鑑》에 편집해 넣은 글이

데, (也) 자만 보충해 넣어《傷寒論》원문대로 교정한다.

【參考】《傷寒論182條》: "陽明病外證云何？答曰: 身熱, 汗自出, 不惡寒, 反惡熱也。"

> 상한 양명병에 자한(自汗)나며 소변이 잦으면 바로 진액이 속에서 고갈되어 대변을 보기가 어렵게 되는데 이것은 비가 제약된 것이 니 마자인환을 주로 써야 한다.

傷寒 陽明病 自汗出 小便數 則津液內竭 大便必難 其脾爲約 麻仁 丸主之

【校正】 이 구절은 허준 선생이《寶鑑》에 잘못 기록한 것이다. 《상한론》과 금궤요략에도 없는 문구이다. 이 구절은 금방 아래에 나오는 蜜煎導法으로 대변을 통하게 해야 할 증후이지 麻仁丸을 써야 할 증후가 아니므로 완전히 잘못되었으며 그 출처 또한 불명확하다. 이 구절은《傷寒論》원문에 근거하 여 "趺陽脈浮而澀, 浮則胃氣強, 澀則小便數, 浮澀相搏, 大便則硬, 其脾爲 約, 麻子仁丸主之。"로 교정하는 것이 마땅하나 원문을 그대로 두고 독자들 의 판단에 맡긴다. 이 구절 또한 허준 선생과 이제마 선생이《傷寒論》원문 을 보지 못했다는 증거로 사료된다.

【參考】《寶鑑-大便門-脾約證》: "傷寒陽明病 自汗出 小便數 則津液內竭 大便必難 其脾爲約 脾約丸主之"
《傷寒論247條》: "趺陽脈浮而澀, 浮則胃氣強, 澀則小便數, 浮澀相搏, 大 便則硬, 其脾爲約, 麻子仁丸主之。"
부양맥(趺陽脈)이 부하고 삽한데 부하면 위기(胃氣)가 강하고 삽하면 소변이 잦게 되고 부한 맥과 삽한 맥이 서로 섞여서 나와 대변이 바로 굳어지니 그

비가 제약이 되는데 주로 마자인환을 쓴다."

> 양명병에 저절로 땀이 나는데 만일 땀을 내게 하여 소변이 잘 나가
> 게 하면 이것은 진액이 속에서 고갈되게 하여 대변이 비록 굳어지
> 게 되었으나 설사를 시키지 말고 마땅히 스스로 대변을 보게 蜜煎
> 導法을 써서 통하게 하는 것이 좋다.

陽明病 自汗出 (若發汗)小便自利者 此為津液內竭 大便雖硬 不可
攻之(當須自欲大便) 宜用蜜(煎)導法(而)通之

【校正】 이 구절은 허준이 자기의 저서《寶鑑》에 편집하여 넣은 글인데《傷
寒論》원문과 차이가 있어 밑줄을 그은《大便》을 빼고 괄호 안에 써넣은 (若
發汗)과 (當須自欲大便), (煎)자를 보충해 넣어 교정한다.

【參考】《傷寒論233條》: "陽明病, 自汗出。若發汗, 小便自利者, 此為津液
內竭, 雖硬不可攻之 ; 當須自欲大便, 宜蜜煎導而通之。"

> 양명병에 열이 나고 땀이 많으면 급히 설사를 시켜야 하니 마땅히
> 대승기탕을 써야 한다.

陽明病 發熱 汗多者 急下之 宜大承氣湯

【註解】 이 구절은 허준 선생이《醫學綱目》에서 따왔지만《傷寒論》의 原文
과 같다.

【參考】《醫學綱目-陽明病-自汗》: "陽明病, 發熱, 汗多者, 急下之, 宜大承
氣湯." 《傷寒論-253條》: "陽明病, 發熱, 汗多者, 急下之, 宜大承氣湯."

이천의 《醫學入門》에 쓰여 있기를 땀이 많이 나며 멎지 않는 것을 망양이라고 한다. 명치가 트직하고 가슴이 답답하며 얼굴색이 푸르고 살이 푸들푸들 떨리면 치료하기 어렵고 얼굴색이 누렇고 손발이 따뜻하면 치료할 수 있다. 대체로 땀이 마구 나면서 멎지 않는 것은 진양이 빠지어 없어진 것이다. 그러므로 망양이라고 부르는데 그 몸이 반드시 냉하며 흔히 마비되고 차서 사지를 굽혔다가 폈다 하지 못한다. 계지(가)부자탕을 주로 쓴다.

李梴 醫學入門曰 汗多不止 謂之亡陽 如心痞胸煩 面青膚瞤者 難治 色黃手足溫者 可治 凡 汗漏不止 真陽脫亡 故 謂之亡陽 其身必冷 多成痺寒 四肢拘急 桂枝(加)附子 湯主之

【校正】 이 구절은 허준 선생이 이천의 《入門》에서 인용하여 자의대로 편집한 뒤에 《寶鑑》에 수록한 것이다. 그런데 《入門》에는 桂枝加附子湯을 쓰라고 했는데 허준은 《寶鑑》에 桂枝附子湯이라고 써넣었다. 이 두 탕약은 들어간 약재와 용양이 다를 뿐만 아니라 그 적응증도 확연히 다르다. 이러하니 《入門》과 《傷寒論》에 근거하여 桂枝加附子汤으로 교정하지 않을 수 없다. 또한, 살에 윤기(膚潤)가 돈다면 치료가 쉽게 된다는 뜻으로 되므로 허준의 "푸들푸들 떨리다(膚瞤)"를 그대로 두어 교정하지 않는다. 이천이 《入門》에는 《膚潤》으로 잘못 써넣은 것으로 사료된다. 계지부자탕과 계지가부자탕은 비록 한 글자의 차이가 나지만 그 적응증과 들어간 약재와 용량이 확연히 다르다. 독자들은 아래의 참고문을 보고 상세히 검토해 보라.

【參考】 《醫學入門》: "漏汗不止, 真陽脫亡。凡汗不得者, 謂之亡陽;汗多不止者, 亦謂之亡陽, 如心痞胸煩, 面青膚潤者難治;色黃, 手足溫者可治。因太陽證者, 桂枝湯加附子。"《傷寒論-20條》: "太陽病, 發汗, 遂漏不止, 其人惡風, 小便難, 四肢微急, 難以屈伸者, 桂枝加附子湯主之。"《傷寒論

-174條》: "傷寒八九日, 風濕相搏, 身體疼煩, 不能自轉側, 不嘔不渴, 脈浮
虛而濇者, 桂枝附子湯主之。"

일찍 11세 소음인 아이의 망양병을 치료하였는데 이 아이가 일찍
노심초사를 하면 평소의 증상이 때로 설사를 하는 우려가 있었고
매번 음식을 먹을 때에 온 얼굴에 땀이 흘렀는데 갑자기 하루는 머
리가 아프며 열이 나고 땀이 저절로 나며 대변이 굳으니 이 아이의
평소 증세인 설사를 근심하였다. 그러므로 머리가 아프고 몸에 열
이 나며 변비가 생기며 땀이 나는 열증이 설사하는 한증에 반대되
었는데 일찍이 관심을 가지지 않고 예사롭게 여기고 황기, 계지, 백
작약 등으로 발표약으로 치료를 하였더니 4~5일이 되어도 머리 아
픈 것과 열나는 것이 낫지 않았으며 6일째 되는 날 새벽에 그 증후
를 살펴보니 대변이 굳어 막힌 지가 벌써 4~5일이 되었고 소변이
붉고 적어져서 한 번에 2~3숟가락씩 누는데 1주야 간에 소변 횟수
는 2~3회에 불과하였으며 오한은 나지 않고 열이 나며 땀이 나는
횟수도 1주야 간에 2, 3, 4회로 고르지 못하였으며 인중에는 땀이
있을 때도 있고 혹은 없을 때도 있었으며 땀이 온 얼굴과 몸에 흠뻑
났으니 그 증상이 아주 나빠져서야 비로소 땀이 많아져서 망양증
이 된 것이니 참으로 위급한 병증임을 깨닫고 급히 파두 한 알을 쓰
고 계속하여 황기, 계지, 부자탕을 쓰되 부자 1돈을 넣어 계속 2첩
을 먹여 제압하였더니 오후 2시경에 이르러서는 대변이 통하고 소
변이 좀 맑아지고 조금 많아졌다. 그 이튿날은 곧 병든 지 7일 만이
된다. 어린이에게 부자가 너무 과하다는 염려가 된 까닭에 황기, 계
지, 부자탕 한 첩을 2일에 나누어 먹였더니 2일 후에는 그 아이의
망양증이 다시 발작하여 오한이 나지 않고 열이 나며 땀이 많고 소
변이 붉고 적어지며 대변이 막힌 것이 여전하고 얼굴색이 푸르며
간혹 마른기침을 하고 병세가 이전보다 더 심하여졌다. 그날이 바

로 병든 지 9일 만이고 시각은 오전 11시경이였다.

급히 파두 1알을 쓰고 계속하여 인삼계지부자탕을 쓰되 인삼 5돈, 부자 2돈을 넣고 계속 2첩을 복용시켜 제압하였더니 석양에 이르러서 대변이 비로소 통하고 소변이 좀 더 많아졌으나 색이 붉은 것은 여전하였다. 또 인삼계지부자탕에 인삼 5돈, 부자 2돈을 넣어 1첩을 먹였더니 밤 10시경에 이르러서는 그 아이가 모로 누었으나 머리를 들지 못하고 저절로 가래를 2숟가락이나 토하고서 마른기침이 바로 멎었다. 그 이튿날에도 또 인삼계지부자탕을 쓰되 인삼 5돈, 부자 2돈을 넣어 3첩을 먹였더니 죽을 2~3숟가락 먹었다. 매번 약을 쓴 후에는 몸이 서늘해지고 땀이 없으며 소변은 좀 맑아지고 대변이 바로 통하였다.

또 이튿날에도 이 처방으로 2첩을 쓰니 죽을 반 사발을 먹고 또 이튿날에도 이 처방으로 2첩을 쓰니 죽을 반 사발 남짓하게 먹었고 몸이 서늘해지면서 스스로 방안에서 일어나 앉았다. 이날은 병든 지 12일이 되는 날이다. 이와 같이 3일 내에 몸이 서늘해지고 땀이 없으며 대변이 통하고 소변이 맑고 많아지게 된 것은 계속하여 부자 2돈을 하루에 2~3첩씩 쓴 까닭이었다.

13일 만에 이르러서는 또 일어서서 집 안뜰에서 걷고 머리를 들면서도 능히 얼굴을 곧추 들지 못하였다. 앞서 어린이에게 부자가 너무 과하다 싶었던 것을 다시 생각하고 황기계지부자탕을 쓰되 부자 1돈을 넣어서 매일 2첩씩 써서 7~8일에 이르러 머리와 얼굴을 좀 더 쳐들었으며 얼굴에 부종이 생겼다. 또 매일 2첩씩 먹여 7~8일이 되니 머리와 얼굴을 또 마음대로 쳐들고 얼굴에 부종도 역시 덜해졌다. 그 뒤에도 이 처방을 매일 2첩씩 썼으니 병든 때로부터 병이 풀릴 때까지 한 달 남짓 동안 부자를 쓴 수량이 모두 8냥이 되었다.

嘗治少陰人 十一歲兒 汗多亡陽病 此兒 勞心焦思 素證有時以泄瀉

為憂 而每飯時 汗流滿面矣 忽一日 頭痛發熱 汗自出 大便秘燥 以此
兒 素證泄瀉為憂 故頭痛身熱 便秘 汗出之熱證 以其反於泄瀉寒證
而曾不關心尋常治之 以黃芪 桂枝 白芍藥等屬發表矣 至於四五日
頭痛發熱不愈 六日平明 察其證候 則大便燥結已四五日 小便赤澁
二三匙 而一晝夜間 小便度數 不過二三次 不惡寒 而發熱 汗出度數
則一晝夜間二三四次不均 而人中則或有時有汗 或有時無汗 汗流滿
面滿體 其證可惡 始覺汗多亡陽證候 真是危證也 急用巴豆一
粒 仍煎黃芪桂枝附子湯 用附子一錢 連服二貼以壓之 至於未刻 大
便通 小便稍清而稍多 其翌日 即得病七日也 以小兒附子太過之慮
故以黃芪桂枝附子湯一貼 分兩日服矣 兩日後 其兒亡陽證又作 不惡
寒 發熱汗多而 小便赤澁 大便秘結如前 面色帶青 間有乾咳 病勢比
前太甚 其日 即得病九日也 時則巳時未刻也 急用巴豆一粒 仍煎人
蔘桂枝附子湯 用人蔘五錢 附子二錢 連二貼以壓之 至於日晡 大便
始通 小便稍多 而色赤則一也 又用人蔘桂枝附子湯 用人蔘五錢 附
子二錢 一貼服矣 至於二更夜 其兒側臥而頭不能擧 自吐痰一二匙
而乾咳<u>仍</u>(乃)止 其翌日 又用人蔘桂枝附子湯 人蔘五錢 附子二錢 三
貼 食粥二三匙 每用藥後 則身淸涼 無汗 小便稍多 而大便<u>必</u>(即)通
又翌日 用此方二貼 食粥半碗 又翌日 用此方二貼 食粥半碗有餘 身
淸涼 自起坐房室中 此日 即得病十二日也 此三日內 身淸涼 無汗 大
便通 小便淸而多者 連用附子二錢 日二三貼之故也 至於十三日 又
起步門庭 而擧頭 不能仰面 懲前小兒附子太過之慮 用黃芪桂枝附子
湯 用附子一錢 每日二貼服 至於七八日 頭面稍得仰擧 而面部浮腫
又每日二貼服 至於七八日 頭面又得仰擧 而面部浮腫 亦減 其後用
此方 每日二貼服 自得病初 至於病解前後一月餘 用附子 凡八兩矣

【校正】 이 단락에서 仍 자는 빼고 (乃)를 넣고 또 必 자를 빼고 (即) 자를 넣어
교정하는 것이 마땅하다고 사료된다.

장중경이 말하기를 양명병에 세 가지 병이 있으니 태양양명(太陽陽明)은 脾約이고 정양양명(正陽陽明)은 胃家實이고 소양양명(少陽陽明)은 땀을 내게 하고 소변을 잘 나가게 하여서 위 속이 건조해지고 답답해지며 뜬뜬하게 되어 대변보기가 어려운 것이다.

張仲景曰 陽明病 有三病 太陽陽明者 脾約是也 正陽陽明者 胃家實是也 少陽陽明者 發汗 利小便(已) 胃中燥 煩 實 大便難是也

【校正】이 구절은 허준이 《醫學綱目》에서 따와서 약간의 정리와 편집을 거친 뒤에 《寶鑑》에 수록해 넣었다. 《상한론》의 물음(問曰)부분을 정리하여 "陽明病有三病"으로 고쳤으며 《醫學綱目》에 따라 적다 보니 (已) 자를 누락시켰다. 이에 (已) 자를 보충해 넣어 교정한다.

【參考】《傷寒論179條》: "問曰: 病有太陽陽明, 有正陽陽明, 有少陽陽明, 何謂也? 答曰: 太陽陽明者, 脾約是也; 正陽陽明者, 胃家實是也; 少陽陽明者, 發汗利小便已, 胃中燥煩實, 大便難是也。"

【註解】이 구절에서 陽明三病은 병정의 경중(輕重)을 논한 것이지 병인적인 개념이 아니다. 이 세 가지 병은 모두 속에 양열(陽熱)이 성하여 대변이 굳어진 실증(實證)이지 허증(虛證)이 아니므로 공하(攻下)법을 쓰는 것이다.

나는 말하기를 장중경이 논한바 양명 삼병(陽明三病)에 첫째로 脾約은 저절로 땀이 나며 소변이 잘 나오는 병증이고, 둘째로 胃家實이란 대변보기가 곤란한 병증이고, 셋째로 땀을 내게 하고 소변이를 잘 나오게 하여서 위 속이 건조해지고 답답하고 그득한 이것도 역시 위가실(胃家實)이다. 기실은 세 가지 병이 아니고 두 가지 병뿐이다. 중경의 의견에 脾約이라고 한 것은 진액이 점점 고갈되어서 비장의 윤기가 점차 제약되어진 것을 말한 것이고 위가실이라고 운운한 것은 진액이 이미 고갈되어서 위의 전반이 건조해지고 그 득해진 것을 말한 것이다.

중고에 전국과 진한시대에 의학가의 단방 경험이 그 유래가 이미 오래며 한, 토, 하 3법이 비로소 성행하였다. 그러므로 태양병 표증이 여전히 있는 사람을 혹 마황탕으로써 땀을 내며 혹 저령탕으로써 소변이 잘 나오게 하거나 혹 승기탕으로써 설사를 시켰다. 그런데 승기탕으로써 설사를 시키면 설사가 멎지 않는 병증이 발생되고 마황탕과 저령탕으로 땀을 내고 이뇨를 시키면 위 속이 건조해지고 답답하고 그득 하게 되어 대변보기 어려운 병증이 생기게 된다.

중경이 이런 것을 보았으므로 비약에 저절로 땀이 나고 저절로 소변이 나오는 것이 비장의 윤기를 점차 제약시켜서 역시 앞으로 위가 건조해지고 번조해지며 변을 보기 어려워지는 장본이 된다고 하였다. 그러나 비약은 그 자체적인 비약인 것이고 위가실은 그 자체적인 위가실인 것이다. 어찌 그 병이 먼저 비약으로부터 온 뒤에 위가실에 이른다는 이치가 있겠는가?

論曰 張仲景所論陽明三病 一曰 脾約者 自汗出 小便利之證也 二曰 胃家實者 不更衣 大便難之證也 三曰發汗 利小便 胃中燥煩實者 此亦胃家實也 其實非三病也 二病而已 仲景 意脾約雲者 津液漸竭 脾之潤氣 漸約之謂也 胃家實雲者 津液已竭 胃之全域 燥實之謂也 中古戰國秦漢之時 醫家單方經驗 其來已久 汗 吐 下三法 始為盛行 太陽病 表證因在者 或以麻黃湯發汗 或以豬苓湯利小便 或以承氣湯下之 承氣湯下之則 下利不止之證作矣 麻黃湯 豬苓湯發汗 利小便則 胃中燥煩實 大便難之證作矣 仲景有見於此 故以脾約之自汗出 自利小便者 脾之潤氣漸約 亦將為胃燥實之張本矣 然 脾約 自脾約也 胃家實 自胃家實也 寧有其病 先自脾約 而後至於胃家實之理耶

【註解】陽明三病은 모두 위와 장에 양열(陽熱)이 너무 성하여 대변이 굳어지는 공통한 증상이 나타나는 양명병의 실증(實證)으로서 모두 위가실(胃家實)에 속한다. 양명병으로 전속되는 도경과 병정의 경중이 차이가 있을 뿐 본질적으로 다른 병이 아니다. 그러므로 치료상에서 양열(陽熱)이 성(盛)하여 생긴 胃家實에는 大承氣湯을 쓰고 脾約에는 麻子仁丸을 쓰라고 하였으며 誤治로 땀을 내게 하고 이뇨를 시켜서 대변보기 어렵게 된 데는 蜜煎導法이나 土瓜根 혹은 猪膽汁을 쓰라고 하였다. 여기서 이제마 선생은 태양양명인 비약증과 소양양명증, 정양양명을 각각 다른 병으로 오인하여 비롯된 것이다.

위가실과 비약 이 두 가지 병은 음증인 태음병, 소음병과 같지만 허실 증상이 뚜렷하게 다르다.
태양병 표증이 있을 때로부터 이미 두 길로 나누어져서 원래 서로 부합되지 않는다. 태양병 표증이 있으면서 사람이 미친 것 같은 것은 울광의 초기 증상이고, 양명병 위가실에 대변을 보지 못하는 것은 울광의 중기 증상이고, 양명병에 조열이 나고 미친 소리를 하고 약간 숨이 차고 곧추 보는 것은 울광의 말기 증상이다.
태양병에 열이 나고 오한이 나며 땀이 저절로 나는 것은 망양의 초기증상이고 양명병에 오한이 나지 않고 도리어 오열하며 땀이 저절로 나는 것은 망양의 중기 증상이고, 양명병에 열이 나고 땀이 많은 것은 망양의 말기 증상이다.
대개 울광증에는 모두 다 몸에 열이 나고 저절로 땀이 나지 않으며 망양증에는 모두 다 몸에 열이 나고 저절로 땀이 나는 것이다.

胃家實 脾約二病 如陰證之太陰少陰病 虛實證狀顯然不同 自太陽病 表證因在時 已爲兩路分岐 元不相合 太陽病 表證因在 而其人如狂者 鬱狂之初證也 陽明病 胃家實 不更衣者 鬱狂之中證也 陽明病 潮熱 狂言 微喘直視者 鬱狂之末證也 太陽病 發熱惡寒 汗自

出者 亡陽之初證也 陽明病 不惡寒 反惡熱 汗自出者 亡陽之中證
也 陽明病 發熱汗多者 亡陽之末證也 蓋鬱狂證 都是身熱 自汗不
出也 亡陽證 都是身熱 自汗出也

【註解】위가실과 비약은 다 같은 양명병으로서 병의 경중이 다를 뿐이지 음
증인 태음병과 소음병처럼 허실 증상이 뚜렷하게 다른 병이 아니며 먼저 胃
家實이 된 뒤에 대변보기 어려워질 수도 있고 혹은 먼저 대변보기 어려워진
뒤에 脾約이 될 수도 있는 것이며 병정의 변화에 따라 서로 전화될 수 있는
것이다. 그러나 공구서가 결핍하던 조선조 때라서 이제마 선생이 《傷寒論》
원문 전체를 보지 못하여 오해한 것으로 사료된다.

음증에서 입안이 편안하지만, 배가 아프며 설사하는 것은 태음병
이고 입안이 편안하지 못하고 배가 아프며 설사하는 것은 소음병
이다. 양증에서 저절로 땀이 나지 않고 머리가 아프며 몸에 열이 있
는 것은 태양양명병의 울광증이고, 저절로 땀이 나고 머리가 아프
며 몸에 열이 있는 것은 태양 양명병의 망양증이다. 음증의 태음병
과 양증의 울광병에는 경증과 중증이 있고, 음증의 소음병과 양증
의 망양병에는 험증과 위증이 있으며, 망양 소음병은 초기 통증부
터 이미 험증으로 되어서 계속하여 위증이 되는 것이다.

陰證 口中和 而有腹痛泄瀉者 太陰病也 口中不和 而有腹痛泄瀉者
少陰病也 陽證 自汗不出 而有頭痛身熱者 太陽陽明病鬱狂證也 自
汗出 而有頭痛身熱者 太陽陽明病 亡陽證也 陰證之太陰病 陽證之
鬱狂病 有輕證 重證也 陰證之少陰病 陽證之亡陽病 有險證 危證
也 亡陽少陰病 自初痛 已為險證 繼而危證也

망양병증은 땀만을 관찰할 것이 아니라 반드시 소변의 다소도 관찰해야 한다. 만일 소변이 맑고 잘 나오는데 저절로 땀이 나면 비약병이니 이것은 험증이고 소변이 붉고 삽한데 저절로 땀이 나면 양명병으로 열이 나고 땀이 많은 것이니 이것은 위증이다.
그러나 소양인의 이열증(裡熱症)과 태음인의 표열증에도 역시 땀이 많고 소변이 붉고 삽한 자가 있으니 마땅히 잘 살펴서 약을 잘못 주지 말아야 한다.

亡陽病證 非但 觀於汗也 必 觀於小便多少也 若 小便清利而 自汗出則 脾約病也 此險證也 小便赤澁而 自汗出則 陽明病 發熱汗多也 此危證也 然 少陽人 裡熱證 太陰人 表熱證 亦有汗多而 小便赤澁者 宜察之 不可誤藥

위가실병의 처음에는 땀이 나지 않으며 오한도 나지 않고 다만 열을 싫어하다가 그 병이 위태롭게 되면 촉촉하게 약간 땀이 나며 조열이 난다. 촉촉하게 약간 땀이 나며 조열이 나는 것은 표한이 떨치어 발동하는 힘이 영영 고갈된 까닭이니 위가 고갈된 증후이다. 脾約병이 처음에는 몸에 열이 나며 땀이 저절로 나고 오한이 나지 않다.가 만일 그 병이 위태하게 되면 열이 나며 땀이 많고 오한이 나는 것은 이열(裏熱)이 지탱하는 세력이 이미 다한 까닭이니 비절(脾絶)이 된 증후이다.

胃家實病 其始焉 汗不出 不惡寒但惡熱 而其病垂危 則濈然微汗出 潮熱也 濈然微汗出 潮熱者 表寒振發之力永竭故也 胃竭之候也 脾約病 其始焉 身熱汗自出 不惡寒 而若其病垂危 則發熱汗多 而惡寒也 發熱汗多 而惡寒者 裏熱撑支之勢 已窮故也 脾絶之候也

장중경이 말하기를 궐음증은 손발이 차며 아랫배가 아프고 번만하
며 음낭이 수축되고 맥이 세(細)하여 끊어질 듯하면 당귀사역탕을
주로 써야 한다.

張仲景曰厥陰證(病) 手足厥冷(寒) 小(少)腹痛 煩滿(而)囊縮 脈微
(細)欲絶(者) 宜當歸四逆湯(主之)

【校正】 이 구절은 허준이 《의학강목》에서 따온 것인데 약간의 수정을 한 뒤
에 《寶鑑》에 수록하였다. 《傷寒論》과 《醫學綱目》 원문에 근거하여 밑줄을
그은 한자는 모두 삭제하고 괄호 안에 넣은 한자들은 보충해 넣어 교정한다.

【參考】《醫學綱目-卷之31-少腹滿囊縮》: "尺寸脈微緩者, 厥陰受病也, 當
六七日發, 其症少腹煩滿而囊縮。病者手足厥冷, 言我不結胸, 少腹滿, 按之
痛者, 此冷結在膀胱關元也。"《傷寒論351條》: "手足厥寒, 脈細欲絶者, 當
歸四逆湯主之。"

대개 궐이란 것은 음기와 양기가 서로 순조롭게 연접되지 못하므
로 바로 궐이 되는 것이니 궐은 손발이 싸늘한 이것이다.

凡厥者 陰陽氣不相順接 便為厥 厥者 手足逆冷者是也

【校正】 이 구절은 허준이 《醫學講目》에서 따서 기록하였는데 공교롭게 《傷
寒論》 원문과 똑같으므로 이 구절은 교정할 필요가 없다.

【參考】《醫學綱目-卷31-厥陰病》: "凡厥者, 陰陽氣不相順接, 便為厥, 厥
者手足逆冷是也。"《傷寒論337條》: "凡厥者, 陰陽氣不相順接, 便為厥。厥
者, 手足逆冷者是也。"

상한 6~7일에 척촌맥이 미하고 완한 것은 궐음이 병을 받은 것인데 그 증상이 아랫배가 번만하며 음낭이 수축되니 마땅히 승기탕을 써서 설사를 시킬 것이다.

傷寒六七日 尺寸脈微緩者 (此足)厥陰(肝經)受病也 其證 小(少)腹煩滿而囊縮 宜用承氣湯 下之

【校正】 이 구절은 허준이 《醫學綱目》에서 따온 《활인서》의 구절인데 허준이 그것을 정리, 편집하여 보감에 넣은 원문에 근거하여 밑줄을 그은 小 자는 빼고 괄호 안에 넣은 (此足)과 (少) 자를 보충해 넣어 교정하며 허준이 써 붙인 (宜用承氣湯下之)는 그대로 남겨 둔다.

【參考】《類證活人書-六問》: "傷寒六七日, 煩滿囊縮, 其脈尺寸俱微緩(者), 此足厥陰肝經受病也。"

6~7일에 맥이 오는 것이 모두 대(大)하며 번조하며 입을 벌리지 못하여서 말하지 못하며 초조불안해 하면 반드시 병이 풀릴 것이다.

六七日 脈至皆大 煩而口噤 不能言 躁擾者 必欲解也

주굉의 《활인서》에 쓰여 있기를 궐이란 손발이 역랭(싸늘)한 것이다. 손발의 끝이 약간 찬 것을 청(淸)이라고 하는데 이 질병은 경한 것이며 음궐은 병든 초기에 바로 사지가 역랭하며 맥이 침미하나, 삭하지 아니하며 흔히 발에 경련이 일어난다.

朱肱活人書曰 厥者 手足逆冷是也 《傷寒》 (其)手足指頭微寒(冷)者 謂之淸(淸) 此疾 爲輕。 《活人》 陰厥者 初得病 便四肢厥(逆)

冷 脈沈微而不數 足多攣 。

【校正】 이 구절은 허준 선생이 《醫學綱目》《活人書》《醫壘元戎》《醫學入門》등의 서적에서 따서 편집, 정리하여 《寶鑑》에 올린 글인데 해당하는 원문에 근거하여 밑줄을 그은 漢字는 다 빼고 괄호 안에 漢字를 써넣어 교정한다.

【參考】《傷寒論337條》: "厥者, 手足逆冷者是也。"《活人書》: "手足指頭微寒冷, 此未消吃四逆, 蓋疾輕故也。"《王好古-醫壘元戎卷第十一厥陰證編》: "初得病, 便四肢逆冷, 脈沉微而不數, 足多攣, 臥時惡寒。"

상한 6~7일에 번만하고 음낭이 수축되며 그 맥이 척, 촌이 모두 미(微)하고 완(緩)한 것은 족궐음간경이 병을 받은 것이니 그 맥이 약간 부한 것은 나으려는 것이며 부하지 않은 것은 낫기가 어려운 것이고 맥이 부하고 완하면 반드시 음낭이 수축되지 않고 외증이 반드시 열이 나며 오한이 나는 것은 나으려는 것이니 계지마황각반탕이 좋다. 만일 척촌맥이 다 침하고 단(短)하면 반드시 음낭이 수축되고 독기가 장(臟)에 들어 간데는 마땅히 승기탕으로 설사를 시켜야 한다. 속히 승기탕을 써야 다섯은 죽게 되나 하나는 살릴 것이다. 6~7일에 맥이 약간 부한 것은 부(否)가 가고 태(泰)가 오며 수(水)가 상승하고 화(火)가 하강하는 것이어서 한열이 발작하다가 크게 땀이 나면서 병이 풀린다.

傷寒六七日煩滿囊縮 (其脈)尺寸俱微緩 此足厥陰(肝)經受病也 其脈微浮為欲愈 不浮為 未愈 脈浮緩者 必囊不縮 外證必發熱惡寒 (似瘧)為欲愈 宜桂(枝)麻(黃)各半湯 若尺寸俱沈短者必(是)囊縮毒氣入腹(臟)宜承氣湯下之速用承氣湯下之, 可保五生(死)一死(生) (若

第)六七日(當傳厥陰) 脈(得)微(緩) (微)浮者 否極泰來 (榮衛將復) 水升
火降 (則)寒熱作而 大汗解矣

【校正】 이 구절은 허준이 《醫學綱目》에서 따온 《活人書》의 글이다. 《활인
서》의 원문에 근거하여 밑줄을 그은 腹 자, 生 자, 死 자는 모두 빼고 괄호
안에 漢字를 보충해 넣어 교정한다. 《醫學綱目》에는 (五生－死)로 적고 있고
《활인서》에는 (五死－生)으로 적혀 있는데 원문대로 후자를 택하는 것이 맞
는다고 사료된다.

【參考】《醫學綱目引自活人書-足厥陰經(六)》: "傷寒六七日, 煩滿囊縮, 其
脈尺寸俱微緩, 此足厥陰肝經受病也。 厥陰病, 其脈微浮為欲愈, 不浮為未
愈, 宜小建中湯。 脈浮緩者, 必囊不縮, 外證必發熱惡寒似瘧, 為欲愈, 宜桂
枝麻黃各半湯。 若尺寸脈俱沉短者, 必是囊縮, 毒氣入髒, 宜承氣湯下之。"
…"速用承氣湯下之, 可保五死一生。… 若第六七日當傳厥陰, 脈得微緩,
微浮, 為脾胃脈也。 故知脾氣全不再受克, 邪無所容, 否極泰來, 榮衛將複,
水升火降, 則寒熱作而大汗解矣。"

모든 손발이 싸늘한(逆冷) 것은 다 궐음에 속하니 설사를 시키거나
땀을 내지 말아야 한다. 그러나 반드시 설사를 시키고 땀을 내야 할
증후도 있으니 손발이 비록 싸늘(逆冷)하더라도 때로는 따뜻할 때
가 있으며 필경 손, 발바닥이 따뜻하다면 완전한 궐역은 아니다. 마
땅히 참작하여야 할 것이다.

諸手足逆冷 皆屬厥陰 不可汗下 不可汗 然 有須汗須下者 (有须汗证
者) 謂手足雖逆冷 時有溫時 手足掌心必煖 非正厥逆 (也) 當消息之

【校正】 이 구절은 허준 선생이 의학강목에서 따온 《활인서》의 글인데 《활인

서》에 근거하여 밑줄을 그은 下 자 두 자와 汗 자를 빼 버리고 괄호 안의 (下)
자와 (不可) 그리고 (汗證)과 (也) 자를 보충하여 넣어《활인서》원문대로 교정
한다. 참고문과 대조해 보라.

【參考】《醫學綱目》: "諸手足逆冷, 皆屬厥陰, 不可汗下, 然有須汗須下者,
謂手足雖逆冷, 時有溫時, 手足掌心必暖, 非正厥逆也, 當消息之。"
《類證活人書二十八》: "諸手足逆冷, 皆屬厥陰, 不可下, 不可汗。然有須下, 有
須汗證者, 謂手足雖逆冷, 時有溫時, 手足掌心必暖, 非正厥逆也, 當消息之。"

> 이천이 말하기를 혀가 말리고 궐랭한 것이 팔목과 무릎을 지나가며
> 아랫배가 비틀듯이 아픈 데는 삼미삼유탕, 사순탕 등을 주로 쓰고 음
> 낭이 수축되고 손과 발이 찼다가 따스했다 하며 대변이 굳고 소갈 나
> 며 가슴이 답답하고 배가 그득한 데는 대승기탕을 주로 쓸 것이다.

李梴曰 舌卷厥逆 冷過肘膝 小(少)腹絞痛(者)(為寒) 三味蔘萸湯 四順
湯主之 囊縮 手足乍冷乍溫 (大便實 消渴)煩滿者 (屬熱) 大承氣湯主之

【校正】 이 구절은 허준이《入門》에서 따다가 자의대로 정리, 편집하여《宝
鉴》에 수록해 넣은 글인데《입문》에 근거하여 小 자는 빼고 괄호 안에 넣은
漢字를 보충하여 교정하였다.

【參考】《醫學入門卷之四》: "舌卷厥逆, 冷過肘膝, 吐沫嘔逆, 不渴, 少腹絞
痛者, 為寒, 三味蔘萸湯, 四順湯 ; 肝為本, 主男子囊縮, 女子陰挺乳縮, 或
手足乍冷乍溫, 大便實, 消渴煩滿者, 屬熱, 大承氣湯。"

> 나는 말하기를 장중경이 말한바 궐음병은 처음에는 복통, 설사 등
> 증상이 없다가 6~7일 만에 졸지에 궐(厥)하여 손발이 싸늘해지는

이것은 음증의 종류가 아니다. 이것은 소음인의 태양중풍에 오한
과 발열이 나며 땀이 저절로 나는 증후이니 정기와 사기가 여러 날
을 서로 대치하고 있어서 당연히 풀려야 할 것이 풀리지 못하고 이
증상으로 변한 것이다. 이 증상은 마땅히 태양병 궐음증이라고 불
러야 할 것이다. 이 증상에는 반드시 당귀사역탕과 계마각반탕을
쓰지 말고 마땅히 삼유탕이나 인삼오수유탕이나 독삼팔물탕을 써
야 할 것이며 대승기탕은 쓰지 말고 마땅히 파두를 써야 한다.

論曰 張仲景所論厥陰病 初無腹痛 下利等證 而六七日 猝然而厥
手足逆冷 則此非陰證之類也 乃少陰人 太陽傷(中)風 惡寒發熱 汗
自出之證 正邪相持日久 當解不解 而變為此證也 此證當謂之太陽
病厥陰證也 此證不必用當歸四逆湯 桂麻各半湯 而當用蔘萸湯 人
蔘吳茱萸湯 獨蔘八物湯 不當用大承氣湯 而 當用巴豆

【校正】《太陽傷風》은 송나라 주굉의 《活人書-問三十九》에서 처음 언급한
말인데 허준도 가끔 《太陽傷風》이란 말로 《太陽中風》을 대체한 바가 여러
곳에서 나타나고 있다. 《상한론》에 근거하여 傷 자는 빼고 《太陽中風》으로
교정하는 것이 마땅하다고 사료된다. 참고문을 참작하여 독자들이 스스로
판단하기 바란다.

【參考】"問傷寒與傷風, 何以別之? 傷寒者, 脈緊而澀, 傷風者, 脈浮而緩。
傷寒者無汗, (脈澀故也)。傷風者有汗。傷寒者畏寒不畏風, 傷風者畏風不畏
寒。大抵太陽病者, 必脈浮發熱, 惡風惡寒也。惡寒者, 不當風而自增寒；惡
風者當風而增寒也。六經皆有傷寒傷風, 其證各異。太陽脈浮有汗為中風。
脈緊無汗, 為傷寒。"

대개 소음인 외감병에 6~7일이 되도록 땀을 내서 풀지 못하여 죽

은 사람은 다 궐음병으로 죽은 것이니 4~5일간 그 병세를 보고서 황기계지탕, 팔물군자탕을 3, 4, 5첩을 써서 예방하는 것이 좋다.

凡少陰人 外感病 六七日 不得汗解而死者 皆死於厥陰也 四五日 觀其病勢 用黃芪桂枝湯 八物君子湯 三四五貼 預防可也

주굉(장중경)이 말하기를 궐음병에 소갈이 나며 기(氣)가 올라가 가슴을 찔러서 가슴이 아프고 열하며 굶어도 먹으려 하지 않으며 먹으면 바로 회충을 토하며 설사를 시키면 설사가 멎지 않는다.

朱肱(張仲景)曰厥陰(之為)病 消渴 氣上衝(撞)心 心中疼熱 饑(而)不欲食 食則吐 蛔(下之利不止)

【校正】 이 구절은 허준이 《類證活人書》에서 따다가 《보감》에 주굉의 이름으로 수록했지만, 사실은 장중경의 《상한론》에 나온 글이다. 그러므로 傷寒論 원문에 근거하여 주굉을 장중경으로 고치고 衝 자를 빼고 괄호 안의 한자를 보충하여 교정한다.

【參考】《傷寒論-326條》: "厥陰之為病, 消渴, 氣上撞心, 心中疼熱, 饑而不欲食, 食則吐蛔, 下之利不止." 《類證活人書》: "何謂厥陰證, 厥陰肝之經主消渴, 氣上沖心, 心中疼熱, 饑不欲食, 食則吐蛔, 下之利不止也."

공신이 말하기를 상한에 만일 회충을 토하는 사람이 있으면 비록 심한 열이 있더라도 설사를 시키거나 서늘한 성질의 약을 꺼려야 한다. 이를 범하면 반드시 죽을 것이다. 대체로 위 속에 찬 기운이 있으면 회충이 가슴에 올라오는 것이니 대단히 흉한 징조이다. 급히 (포건강) 이중탕을 써야 한다.

龔信曰 傷寒(若)有吐蛔者 雖有大熱 忌下涼藥 犯之必死 蓋胃中有寒 則蛔不安所而上膈 大兇之兆也 急用(炮乾薑)理中湯

【校正】 이 구절은 허준이 공신(龔信)의 《古今醫鑑》에서 인용한 것인데 원문에 근거하여 (不安所而)와 (也) 자를 빼고 (若) 자와 (炮乾薑)을 보충해 넣어 교정한다.

【參考】《古今醫鑑》: "傷寒, 若有吐蛔者, 雖有大熱, 忌下涼藥, 犯之必死。蓋胃中有寒, 則蛔上膈, 大凶之兆, 急用炮乾薑理中湯。"

나는 말하기를 이 증상에 마땅히 이중탕을 쓰되 하루에 3~4번을 복용하거나 또 연속하여 먹을 것이다. 혹은 이중탕에 진피, 관계, 백하수오를 더 넣을 수도 있다.

論曰 此證當用理中湯 日三四服 又連日服 或理中湯加陳皮 官桂 白何首烏

중병과 위중증에는 약을 3~4번 먹지 않으면 약 효력이 충분치 못하고 또 연속으로 먹지 않으면 병이 좀 나았다가도 더 할 수 있으며 또 병이 나아도 시원치 않을 것이다. 연속 먹는 것은 혹 하루에 2번 먹거나 혹은 하루에 1번 먹거나 또는 3번씩 먹으며 혹은 2~3일간 연속 먹거나 5~6일간을 연속 먹거나 수십 일간을 연속 먹을 것이니 그 병세를 보아서 도모할 것이다.

重病危證 藥不三四服 則藥力不壯也 又不連日服 則病加於少愈也 或病癒而不快也 連日服者 或日再服 或日一服 或日三服 或二三日連日服 或五六日連日服 或數十日連日服 觀其病勢圖之

소음인의 위가 한기를 받은 이한병을 논함
少陰人 胃受寒 裏寒病論

> 장중경이 말하기를 태음병은 배가 그득히 차서 토하며 음식이 내리지 않고 저절로 나는 설사가 더욱 심하며 때로는 배가 아프다. 만일 설사를 시키면 반드시 가슴에 뜬뜬한 것이 맺힌다.

張仲景曰 太陰之(爲病)證 腹滿而吐 食不下 自利益甚 時腹自痛(若
下之必胸下結硬)

【校正】 이 구절은 허준이 《醫學綱目》에서 따서 《보감》에 수록해 넣은 것인데 《상한론》 원문에 근거하여 (爲病)과 (若下之必胸下結硬)을 넣어 교정한다.

【參考】《傷寒論-273條》原文: "太陰之為病, 腹滿而吐, 食不下, 自利益甚, 時腹自痛。若下之, 必胸下結硬。"

> 배가 그득히 차고 때로 아프며 토하고 설사를 하지만 갈증이 없는 것은 태음이니 사역탕 또는 이중탕이 좋고 배가 그득한 것이 줄지 않고 줄었다 하여도 줄었다고 말할 수 없는 데는 대승기탕이 좋다.

腹滿時痛 吐利不渴者 爲太陰 宜四逆湯 理中湯 腹滿不減 減不足
言(當下之) 宜大承氣湯

【校正】 이 구절도 허준이 《綱目》에서 따온 글을 정리, 편집하여 《實鑑》에

올린 글이다. 《綱目》 원문에 근거하여 (當下之)를 넣어 교정한다.

【參考】 《傷寒論279條, 255條》: "本太陽病, 醫反下之, 因而腹滿時痛者, 屬太陰也, 桂枝加芍藥湯主之 ; 大實痛者, 桂枝加大黃湯主之." 《醫學綱目 -太陰病》: "腹滿不減, 減不足言, 當下之, 宜大承氣湯." 《醫學綱目-少陰病》: "腹滿時痛, 吐利不渴者, 太陰病." 《醫學綱目-太陰病》: "腹滿而痛, 吐利者, 屬太陰, 宜四逆湯."

상한에 저절로 설사를 하는데 갈증이 나지 않는 것은 태음에 속하니 그것은 장에 한기가 있는 까닭이다. 반드시 덥혀 주어야 하는데 사역탕 유(類)를 쓰는 것이 좋다.

傷寒 自利不渴者 屬太陰 以其臟有寒故也 當溫之 宜用(服四逆湯(輩)

【校正】 이 구절도 허준이 《醫學綱目》에서 따온 글에 상한과 용자를 가첨하여 보감에 기록해 넣은 것이니 마땅히 傷寒論 원문에 근거하여 밑줄을 그은 傷寒과 用 자, 湯 자를 빼고 (輩) 자를 넣어 교정해야 한다. 이 구절 역시 허준이 傷寒論을 보지 못했다는 것을 입증하는 예라고 말할 수 있다.

【參考】 《醫學綱目-少陰病-下利》: "自利不渴者, 屬太陰, 以其臟有寒故也, 當溫之, 宜 四逆湯." 《傷寒論277條》: "自利不渴者, 屬太陰, 以其臟有寒故也, 當溫之, 宜服四逆輩."

태음복통에 저절로 설사를 하나 갈증이 안 나고 맥이 침한데 무력하다면 마땅히 이중탕, 이중환, 사순이중탕이나 환을 주로 써야 한다.

太陰證 腹痛 自利不渴 (脈沈而無力) 宜理中湯 理中丸 四順理中湯

丸亦主之

【校正】이 구절은 허준이 《入門》의 이중탕 적응증을 따다가 정리, 편집하여 《寶鑑》에 올린 글인데 《入門》에 근거하여 證 자를 빼고 (脈沈無力)을 넣어 교정한다.

【參考】《醫學入門》: "理中湯 治太陰腹痛, 自利不渴, 脈沉無力, 手足或溫或冷, 及蛔厥, 霍亂等證。"

나는 말하기를 이상 증상에 마땅히 이중탕, 사순이중탕, 사역탕을 써야 한다고 하나 고방(古方)이 그 시초라서 약력이 구비되지 못하였으니 이 증상에는 마땅히 백하오이중탕, 백하오부자이중탕을 쓸 것이고 배가 그득히 차서 꺼지지 못했거나 꺼진 것이 미흡하다면 이것은 고랭(痼冷)과 적체(積滯)가 있는 것이니 마땅히 파두를 써야지 대승기탕을 쓰는 것은 부당하다.

論曰 右證 當用理中湯 四順理中湯 四逆湯 而古方草創 藥力不具備 此證 當用白何烏理中湯 白何烏附子理中湯 腹滿不減 減不足言者 有痼冷積滯也 當用巴豆 而不當用大承氣湯

장중경이 말하기를 병이 음에서 발생한 것을 반대로 설사를 시키면 곧 비증(痞證)된다. 상한에 구토하고 발열하는 자와 혹은 명치 아래가 그득하면서 아프지 않으면 이것이 비증이니 반하사심탕을 주로 쓸 것이며 위가 허하여 기가 치밀어 오르는데도 역시 이 약을 주로 쓸 것이다.

張仲景曰 病發於陰 而反下之 因作痞(也) 傷寒 嘔而發熱者 若心下

滿 不痛 此為痞 半夏瀉心湯主之 胃虛氣逆者亦主之

【校正】이 구절도 허준이《綱目》에서 따다가 정리, 편집해서《보감》에 올린
글이다. 상한론에 근거하여 (也) 자만 넣고 나머지 글들은 의미상 원문과 같
아서 그대로 둔다.《강목》과《상한론》의 원문과 대조하여 보라.

【參考】《醫學綱目-卷之三十二》: "病發於陰, 而反下之, 因作痞。所以成
結胸者, 以下之太早故也。傷寒五六日, 嘔而發熱者, 柴胡湯症具, 而以他藥
下之, 柴胡症仍在者, 複與柴胡湯, 此雖已下之, 不為逆, 必蒸蒸而振, 卻發
熱汗出而解。若心滿而硬痛者, 此為結胸也, 大陷胸湯主之。但滿而不痛者,
此為痞, 柴胡不中與之, 與半夏瀉心湯。"
《傷寒論131條》: "病發於陰, 而反下之, (一作汗出)因作痞也。所以成結胸
者, 以下之太早故也。結胸者, 項亦強, 如柔痓狀, 下之則和, 宜大陷胸丸。
《傷寒論-149條》: 傷寒五六日, 嘔而發熱者, 柴胡湯證具, 而以他藥下之,
柴胡證仍在者, 複與柴胡湯。此雖已下之, 不為逆, 必蒸蒸而振, 卻發熱汗出
而解。若心下滿而硬痛者, 此為結胸也, 大陷胸湯主之 ; 但滿而不痛者, 此
為痞, 柴胡不中與之, 宜半夏瀉心湯。"

> 상한중풍에 의사가 설사를 시킨 뒤에 하루에 수십 번씩 설사를 하
> 며 음식이 소화되지 않고 배 속에서 꾸륵꾸륵 소리 나며 명치 아래
> 가 더부룩하며 뜬뜬하고 그득 차서 헛구역질을 하며 가슴이 답답
> 하여 안정을 못 하는 것은 열이 맺힌 것이 아니고 다만 위가 허하여
> 객기가 위로 거슬러 오른 까닭에 뜬뜬하게 된 것이니 감초사심탕
> 을 주로 쓸 것이다.

(傷寒中風 醫反下之)下後 (其人)下利日數十行 穀不化 腹(中)雷鳴 心
下痞硬(而滿) 乾嘔 心煩 (不得安) 此乃(非)結熱 乃(但以)胃中虛 (客)氣

上逆 故使硬也 甘草瀉心湯主之

【校正】 이 구절은 허준이 《活人書》에서 따다가 《寶鑑》에 편집해 넣은 것인데 오류가 심각하다. 결열(結熱)이 아닌 것을 반대로 결열이라고 하였으니 교정하지 않을 수 없다. 밑줄을 그은 下後와 乃 자 두 자를 빼고 괄호 안에 넣은 漢字는 모두 보충해 넣는다.

【參考】《類證活人書》: "傷寒中風, 醫反下之, 其人下利日數十行, 穀不化, 腹中雷鳴, 心下痞硬而滿, 幹嘔, 心煩, 不得安。 醫見心下痞, 謂病不盡, 複下之, 其痞益甚, 此非結熱, 但以胃中虛, 客氣上逆, 故使硬也, 宜服此。"

《傷寒論158條》: "傷寒中風, 醫反下之, 其人下利, 日數十行, 穀不化, 腹中雷鳴, 心下痞硬而滿, 幹嘔心煩不得安。 醫見心下痞, 謂病不盡, 複下之, 其痞益甚。 此非結熱, 但以胃中虛, 客氣上逆, 故使硬也, 甘草瀉心湯主之。"

> 태음증에 소화가 안 된 곡식을 그대로 설사하는데 표를 칠 수 없다. 땀을 내면 반드시 창만이 되니 땀을 낸 후에 배가 창만되면 후박생강반하감초인삼탕을 주로 쓸 것이다.

太陰證下利淸谷穀 (不可攻表)若發汗則(汗出)必脹滿 發汗後 腹脹滿 (者) 宜用厚樸(生薑)半夏(甘草人蔘)湯(主之)

【校正】 이 구절은 허준이 《活人書》와 《의학강목》등 서적을 참고하고 정리, 편집하여 《보감》에 올린 글인데 《傷寒論》厥陰病篇의 문구와 《傷寒論-太陽病篇》의 글을 합쳐서 만든 거나 다름없으니 《상한론》에 근거하여 아예 모두 바꾸는 것이 바람직하다고 사료된다. 참고문과 대조하면 교정이 필요함을 알 수 있을 것이다.

【參考】《傷寒論-厥陰病篇-364條》: "下利淸穀, 不可攻表, 汗出必脹滿。"

《傷寒論66條》: "發汗後, 腹脹滿者, 厚樸生薑半夏甘草人參湯主之。"

> 상한에 땀이 나고 병이 풀린 뒤에 위 속이 불화(不和)하여 명치 아래가 트직하고 뜬뜬하며 (트림 나며 음식 냄새가 나고) 옆구리에 물 기운이 있고 배 속에서 꾸룩꾸룩 소리 나며 설사하는 데는 생강사심탕을 주로 쓴다.

(傷寒)汗(出)解(之)後 胃(中)不和 心下痞硬 (乾噫食臭)脅下有水氣 腹中雷鳴 下利者 生薑瀉心湯主之

【校正】 이 구절은 허준이《活人書》에서 따와서 자의대로 정리, 편집하여 보감에 올린 글인데 活人書와 傷寒論 원문에 근거하여 괄호 안에 써넣은 漢字를 넣어 교정한다.

【參考】《類證活人書卷之十四》: 傷寒汗出解之後, 胃中不和, 心下痞硬, 幹噫食臭, 脅下有水氣, 腹中雷鳴下利者。(屬太陽)

《傷寒論157條》: "傷寒汗出解之後, 胃中不和, 心下痞硬, 幹噫食臭, 脅下有水氣, 腹中雷鳴下利者, 生薑瀉心湯主之。"

> 상한에 탕약을 복용하고 설사가 멎지 않고 명치 아래가 트직하며 뜬뜬한 데 사심탕을 쓰고 그 뒤에 다시 다른 약으로 설사를 시켜서 설사가 멎지 않아 이중탕을 쓰고 설사가 더욱 심해지면 마땅히 소변을 순리롭게 해야 한다. 적석지우여량탕을 주로 쓸 것이다.

傷寒(服湯藥) 下利(不止) 心下痞硬 服瀉心湯後 (已)(複)以他藥下之 利不止 與理中湯 利益甚 (此利在下焦) 赤石脂禹餘糧湯主之

【校正】이 구절도 허준이 《活人書》에서 따온 뒤에 정리, 편집하여 보감에 올린 글이다. 《活人書》와 《傷寒論》에 근거하여 後 자는 빼고 괄호 안에 써 넣은 한자는 모두 보충해 넣어 교정한다. 이제마의 원문을 이 정도로만 교정하니 참고문을 보라.

【參考】《類證活人書》: "傷寒服湯藥, 下利不止, 心下痞硬, 服瀉心湯已, 複以他藥下之, 利不止, 醫以理中與之, 利益甚, 理中治中焦, 此利在下焦, 赤石脂禹餘糧湯主之；複不止者, 當利其小便。"

《傷寒論159條》: "傷寒服湯藥, 下利不止, 心下痞硬, 服瀉心湯已, 複以他藥下之, 利不止, 醫以理中與之, 利益甚, 理中者, 理中焦, 此利在下焦, 赤石脂禹餘糧湯主之。複不止者, 當利其小便, 赤石脂禹餘糧湯。"

나는 말하기를 병이 음에서 발병한 것을 반대로 설사를 시켰다고 말하는 것은 병이 위가 약하여 발병한 것이니 마땅히 곽향정기산을 써야 할 것인데 반대로 대황을 써서 설사를 시켰다는 것을 말하는 것이다. 마황과 대황은 원래 태음인의 약이지 소음인의 약이 아니므로 소음인의 병에는 표리를 막론하고 마황이나 대황으로 땀을 내게 하거나 설사하게 하는 것은 원래 논할 여지가 없다. 소음인병에 소화되지 않은 곡물을 그대로 설사하는 것은 적체가 저절로 풀리는 것이다. 태음증에 소화되지 않은 곡물을 그대로 설사하는 데는 마땅히 곽향정기산, 향사양위탕, 강출관중탕을 써서 위를 따뜻하게 하면서 음기를 내려야 한다. 소음증에 소화되지 않은 곡물을 그대로 설사하는 데는 마땅히 관계부자이중탕을 써서 비(脾)을 건전하게 하여 음기를 내릴 것이다.

論曰 病發於陰 而反下之云者 病發於胃弱 當用藿香正氣散 而反用大黃下之之謂也 麻黃 大黃 自是太陰人藥 非少陰人藥則 少陰人病

無論表裏 麻黃大黃汗下 元非可論 少陰人病 下利清穀者 積滯自解
也 太陰證 下利清穀者 當用藿香正氣散 香砂養胃湯 薑朮寬中湯
溫胃而降陰 少陰證下利清穀者 當用官桂附子理中湯 健脾而降陰

> 곽향정기산, 향사육군자탕, 관중탕, 소합원 등은 모두 장중경의 사
> 심탕의 변방이다. 이것이 이른바 쪽보다도 푸른 것이 원래는 쪽에
> 서 나왔다는 것이다. 아! 푸른 것이 비록 자체로 푸르러진 것이지만
> 만일 그쪽이 아니었다면 푸른 것이 어떻게 푸를 수가 있었겠는가!

藿香正氣散 香砂六君子湯 寬中湯 蘇合元 皆張仲景瀉心湯之變劑
也 此所謂靑於藍者 出於藍 噫 靑雖自靑 若非其藍 靑何得靑

> 장중경이 말하기를 상한에 음독병은 얼굴과 눈이 푸르고 몸이 아
> 픈 것이 곤장을 맞은 것 같으며 인후가 아프다. 5일이 된 것은 치료
> 할 수 있으나 7일이 된 것은 치료할 수 없다.

張仲景曰 傷寒 陰毒之(爲)病面(目)靑 身痛如被杖(咽喉痛)五日可治
七日 不(可)治

【校正】 이 구절은 허준이 《醫學綱目》에서 따서 《寶鑑》에 수록한 것인데
《金匱要略》 원문에 근거하여 괄호 안에 써넣은 한자는 모두 보충해 넣어 교
정한다.

【參考】《金匱要略》: "陰毒之爲病, 面目靑, 身痛如被杖, 咽喉痛, 五日可治,
七日不可治, 升麻鱉甲湯去雄黃蜀椒主之。"

이천이 말하기를 삼음병이 심하면 반드시 음독으로 변하게 되어 그 증후가 사지가 궐랭하며 구토하고 설사를 하되 갈증은 없고 조용히 구부리고 누우며 심하면 인후가 아프며 한 말을 거듭하며 게다가 두통이 나며 머리에 땀이 나고 눈이 아파서 햇빛을 보기 싫어하며 얼굴과 입술과 손톱이 검푸르고 몸은 마치 매를 맞은 것 같다. 또 이 증상은 얼굴이 푸르며 혀가 검고 사지가 궐랭하며 잠이 많다.

李梴曰 三陰病深 必變爲陰毒 其證四肢厥冷吐利 不渴靜踡而臥 甚
則咽痛鄭聲 可(加)以頭痛 頭汗 眼睛內痛 不欲見光 面唇指甲靑黑
身如被杖 又此證 面靑白(舌)黑 四肢厥(身)冷 多睡

【校正】 이 구절은 허준 선생이 이천의 《입문》에 있는 두 곳의 글을 편집하여 만든 것인데 원문에 근거하여 可, 白, 四 3자를 빼고 괄호 안의 加, 舌, 身 3자를 넣어 교정함이 마땅하다.

【參考】《醫學入門-傳陽變陰》: "三陰病深, 必變爲陰毒。 (中略)厥冷吐利, 不渴靜蜷, 甚則咽痛鄭聲, 加以頭痛頭汗, 眼睛內痛, 不欲見光, 面唇指甲靑黑, 手背冷汗, 心下結硬, 臍腹築痛, 身如鞭撲, 外腎冰冷。 或便膿血, 診其脈, 附骨取之則有, 按之則無, 宜甘草湯, 正陽散, 或玄武湯加人參選用。"
《醫學入門-傷寒用藥賦-正陽散》: "正陽散, 治陰毒額汗頭痛, 面靑舌黑, 口張出氣, 煩渴, 心下硬滿, 肢厥身冷, 多睡。"

나는 논하기를 위의 증상에 마땅히 인삼계피탕 인삼부자이중탕을 써야 한다.

論曰 右證 當用人蔘桂皮湯 人蔘附子理中湯

이천이 말하기를 상한에 음경을 직중하면 처음에는 두통, 신열 및 갈증이 없고 오한이 나서 떨리며 몸을 꼬부리고 누우며 몸이 무거워 졸리며 손톱과 입술이 푸르고 수족이 궐랭하며 맥이 미하여 끊어질 듯하거나 혹은 맥이 복(伏)한 데는 사역탕이 좋다. 사역이란 사지가 싸늘한 것이다.

張仲景(李梴)曰 傷寒直中陰經(證) 初來(病)無頭痛 無身熱 無渴 怕寒(振栗)踡臥 沈重欲眠(寐) (指甲)唇青(手足)厥冷 脈微而欲絕 或脈伏 宜四逆湯 四逆者 四肢逆冷也

【校正】이 글은 허준 선생이 이천의《醫學入門》傷寒用藥賦에서 따온 것인데 그대로 따라 적은 것이다. 원문에 근거하여 來자와 眠자를 빼고 괄호 안의 글자를 써넣어 교정해야 마땅하다. 이 글은 장중경의 상한론에서 나온 것이 아니고 의학입문에서 나온 것이다.

【參考】《醫學入門卷之四》: "直中陰證, 初病無頭疼, 無身熱, 無渴, 怕寒振栗蜷臥, 沉重欲寐, 手足厥冷, 指甲唇青, 脈細而欲絕。"

【註解】傷寒論은 처음으로《醫方類聚》에 기재되었지만 허준과 이제마 선생은 보지 못하였다는 증거가《東醫寶鑑》《東醫壽世保元》의 여러 곳에서 나타나고 있다. 허준 선생은《醫學入門》을 매우 중시하였으며 入門과《醫學綱目》《活人書》의 글을 많이 인용하였는데《入門》《綱目》《活人》의 오류가《東醫寶鑑》에까지 이어지고 있으며 이제마 선생은 주로《東醫寶鑑》의 글을 대부분 인용하다 보니 傷寒論의 原文과 틀리게 기록한 부분이 많다.

나는 논하건대 일찍 내가 소음인이 음경에 직중한 건곽란과 관격병을 치료하였는데 그 시기는 中伏 절기에 속하였다.

소음인 한 사람이 면부의 기색이 혹은 푸르고 혹은 흰 반점을 마치 탄환 테두리 같은 것이 4~5점가량 뭉쳐 있었고 기거(起居)가 여전한 데 방안에 앉아서는 벽에 온몸을 의지하고 나른하여 힘이 없어 다만 자고만 싶어 하였다. 그 기간의 원인과 사정은 물으니 대답하기를 수일 전에 맑은 물만 설하기를 한두 번 하고서는 여전히 대변이 막힌 것이 지금까지 2주야가 되었는데 별로 다른 탈은 없었다고 하였다. 무엇을 먹었는가 물으니 보리밥을 먹었다고 말하였다. 급히 파두 여의단을 쓰니 약 반 시간 만에 땀이 인중혈로부터 나와서 얼굴에 퍼졌고 설사를 한두 번 하였다. 때는 날이 저물었는데 설사한 것을 관찰하여 보니 푸른 물에 오물이 섞여서 나왔고 밤이 새도록 설사를 10여 번을 하였으며 그 이튿날 새벽부터 저물 때까지 또 10여 번을 설하였는데 소화되지 않고 그대로 배설된 보리알이 모두 콩알만큼 하기에 그 병을 식체로 짐작하였다. 그러므로 연속 3일간 곡식(穀食)을 끊고 날마다 먹인 것이다만 좋은 숭늉 한두 사발만 먹었다. 제3일 째 새벽에 가서는 병자의 면색만은 환하게 밝게 되었지만, 온몸이 모두 냉하고 머리와 목을 푹 숙여서 땅에서 두세 치도 들지 못하고 병증이 더 중하여지니 어찌할 바를 모르다가 자세히 병자의 온몸을 점검하여 보니 손발, 방광, 허리 배가 모두 얼음같이 차고 배꼽 아래 전체 배가 돌 같이 굳어서 딴딴하고 흉복과 상, 중완에 열기가 화끈화끈하여 손을 데울 것처럼 뜨거웠다. 그런데 가장 가관이었던 것은 5일째 새벽에 가서는 한 번 맑은 거품을 토하였는데 거품 속에 쌀밥이 한 덩어리가 섞여 나왔다.

이때부터 병세가 크게 줄어들어서 미음을 먹였는데 연속하여 여러 사발을 먹이고 그 이튿날에는 죽을 먹게 되었다. 이 병이 궁핍한 촌에서 생겼으므로 위를 덥게 하고 편안하게 하는 약을 쓸 겨를이 없었다.

그 뒤에 또 소음인 한 사람이 있는데 하루에 여러 번 설사하는데 여전히 맑은 물만을 설사하다가 온 배에 부종이 생겼다. 처음에 계부곽진이중탕을 쓰되 인삼, 관계를 배로 하여 각각 2돈, 부자 2돈 혹은 1돈을 더 넣어 매일 4번 먹고 수일 뒤에는 매일 3번 먹고 10여일이 되어서 삭지 않은 곡물을 3일간에 30~40번 설사하고 나서 부종이 크게 줄어들었다.

또 소음인 어린아이가 푸른 물만을 설하고 얼굴색이 검푸르고 기운이 빠져서 잠자는 것 같았다. 독삼탕에 생강2돈, 진피, 사인 각각 1돈을 가하여 쓰는데 하루에 3~4번을 복용하고 수일 뒤에 10여번을 설하더니 몹시 땀이 나면서 병이 나았다.

대체로 소음인 곽란, 관격병에 인중에서 땀이 나야 비로소 위태함을 면하고 식체에는 크게 설하는 것이 버금으로 위험을 면한 것이며 자연히 토하는 것이 남은 위험을 쾌히 면하는 것이다. 죽 먹는 것을 금하고 다만 좋은 숭늉이나 혹은 미음을 먹이는 것이 정기를 돕고 사기를 억제하는 좋은 방법이다. 숙체가 남아 있다면 좋은 숭늉을 뜨거운 대로 먹으면 소화가 음식과 다름이 없으니 비록 2, 3, 4일간 단식을 하여도 염려할 것이 없다.

論曰 嘗治少陰人 直中陰經 乾癨亂 關格之病 時屬中伏節候 少陰人一人 面部氣色或靑或白 如彈丸圈 四五點成團 起居如常 而坐於房室中倚壁 一身委靡無力 而但欲寐 問其這間原委 則曰 數日前 下利淸水一二行 仍爲便閉 至今爲兩晝夜 別無他故云

問所飮食 則曰 食麥飯云 急用巴豆如意丹 一半時刻 其汗自人中穴出 而達於面上 下利一二度 時當日暮 觀其下利 則淸水中雜穢物而出 終夜下利十餘行 翌日 平明至日暮 又十餘行 下利而淸穀麥粒 皆如黃豆大 其病爲食滯 故連三日 絶不穀食 日所食但進好熟冷一二碗 至第三日平明 病人面色則無不顯明 而一身皆冷 頭頸墜下 去地二三寸 不能仰擧 病證更重 計出無聊 仔細點檢病人一身 則手足 膀胱 腰腹 皆如氷冷 臍下全腹堅硬如石 而胸腹 上中脘 熱氣熏騰 炙手可熱

最為可觀 至第五日平朝 一發吐淸沫 而淸沫中雜米穀一朶而出自此
病勢大減 因進米飮聯服數碗 其翌日 因為粥食 此病在窮村 故 未暇
溫胃和解之藥其後 又 有少陰人一人 日下利數次 而仍下淸水 全腹
浮腫 初用桂附藿陳理中湯 倍加人蔘 官桂 各二錢 附子或二錢或一
錢 日四服 數日後則日三服 至十餘日 遂下利淸穀 連三日 三四十行
而浮腫大減又少陰人小兒一人 下利淸水 面色靑黯 氣陷如睡 用獨蔘
湯加生薑二錢 陳皮一錢 砂仁各 一錢 日三四服 數日後 下利十餘行
大汗解蓋少陰人癨亂 關格病 得人中汗者 始免危也 食滯大下者 次
免危也自然能吐者 快免危也 禁進粥食 但進好熟冷或米飮者 扶正抑
邪之良方也 宿滯之彌留者 得好熟冷乘熱溫進 則消化無異於飮食 雖
絶食二三四日 不必為慮

> 장중경이 말하기를 소음병은 맥이 미하고 세하여 다만 잠을 자고
> 자 한다.

張仲景曰 少陰(之為)病 脈微細 但欲寐(也)

【校正】 이 구절도 허준이 명나라 때 루영(樓英)의 《醫學綱目》에서 인용한 것
이다. 그런데 루영이 달아 놓은 註文까지 상한론 원문으로 알고 그 출처를
중경(仲景)이라고 밝혔다. 이제마는 동의보감의 《少陰之爲病》에서 之爲를
빼 버리고 기입하였으니 반드시 원문대로 교정해야 마땅하다. 이 구절도 허
준과 이제마 선생이 상한론 원문을 보지 못했다는 방증이 되는 것이다.

【參考】《醫學綱目卷之三十一少陰病》: "少陰之爲病, 脈微細, 但欲寐。(衛氣
寤則行陽, 寐則行陰而寐也。必從足少陰始, 故少陰病但欲寐。)"
《傷寒論281條》: "少陰之爲病, 脈微細, 但欲寐也。"

상한(소음병)에 토하고자 하나 토하지 못하며 가슴이 답답하고 다만 잠을 자고자 하며 5~6일간 저절로 설사하며 갈증이 나는 것은 소음에 속한다. 소변 색이 흰 데는 마땅히 사역탕을 써야 한다.

傷寒(少陰病) 欲吐不吐 心煩 但欲寐 五六日自利而渴者 屬少陰(也) 小便色白 宜四逆湯

【校正】 이 구절은 허준이 《類證活人書》에서 따온 것을 이제마 선생이 다시 寶鑑 《少陰形證用藥》에서 따서 동의수세보원에 기록한 것인데 원문에 따라서 傷寒을 빼 버리고 (少陰病)으로 고치고 也 자를 적어 넣어 교정해야 마땅하다.

【參考】《類證活人書卷之四(二十四)》: "少陰之為病, 欲吐不吐, 心煩但欲寐, 五六日自利而渴者, 虛故引水自救. 若小便色白者, 少陰病形悉具. 小便白者, 以下焦虛有寒, 不能制水, 故令色白也, 四逆湯主之."
《傷寒論282條》: "少陰病, 欲吐不吐, 心煩但欲寐, 五六日自利而渴者, 屬少陰也. 虛故引水自救, 若小便色白者, 少陰病形悉具, 小便白者, 以下焦虛有寒, 不能制水, 故令色白也."

소음병에 몸이 아프고 손발이 차며 뼈마디가 아픈데 맥이 침하다면 부자탕을 주로 쓴다.

少陰病 身體痛 手足寒 骨節痛 脈沈者 附子湯主之

【註解】 이 구절은 허준이 《醫學綱目》에서 따서 《寶鑑》에 수록했으나 상한론의 원문과 똑같이 기록되었으니 교정할 것이 없다. 참고문과 대조해 보라

【參考】《醫學綱目》: "少陰病, 身體痛, 手足寒, 骨節痛, 脈沉者, 附子湯主之."

《傷寒論305條》"少陰病, 身體痛, 手足寒, 骨節痛, 脈沉者, 附子湯主之。"

> 설사하며 배가 창만되고 신체가 아프다면 먼저 그 이(裏)를 덥게 하고 나중에 그 표(表)를 치료한다. 이(裏)를 덥게 하는 데는 사역탕이 마땅하고 표(表)를 치료함에는 계지탕이 좋다.

下利 腹脹滿 身體疼痛(者) 先溫其裏 乃攻其表 溫裏宜四逆湯 攻表宜桂枝湯

【校正】 이 구절도《보감》의 글을 이제마가 인용한 것인데 상한론 원문에 근거하여 (者) 자를 넣어 교정한다.

【參考】《醫學綱目》: "下利腹脹滿, 身體疼痛, 先溫其裡, 乃攻其表。溫裡四逆湯, 攻表桂枝湯。"《傷寒論372條》: "下利腹脹滿, 身體疼痛者, 先溫其裏, 乃攻其表, 溫裏宜四逆湯, 攻表宜桂枝湯。"

> 나는 논하기를 이상 병증에는 마땅히 관계부자이중탕을 써야 한다.

論曰 右證 當用官桂附子理中湯

> 장중경이 말하기를 소음병에 처음 걸려서 도리어 열이 나며 맥이 침한 데는 마황세신부자탕을 주로 쓴다.

張仲景曰 少陰病始得之 反發熱 脈沈者 麻黃(細辛附子)湯主之

【校正】 이 구절은《醫學綱目》에서 細辛과 附子를 바꾸어 기록하였다. 허준도 《강목》을 따라《보감》에 수록한 것이다. 지금《상한론》의 원문대로 교정한다.

【參考】《傷寒論301條》: "少陰病始得之, 反發熱, 脈沉者, 麻黃細辛附子湯主之。"

소음병에 걸려 1~2일에 입안은 탈이 없으나 그의 등에 오한이 나는데는 마땅히 뜸을 뜨고 부자탕을 주로 써야 한다.

少陰病 (得之)一二日 口中和 (其)背惡寒(者)(當灸之) 宜附子湯(主之)

【校正】 이 구절은 허준이 《醫學綱目》에서 따다가 《寶鑑》의 少陰形證에 수록한 것인데 《傷寒論》 원문에 근거하여 宜 자를 빼고 (得之)와 (其) 자, (者) 자 그리고 또 (當灸之)와 (主之)를 넣어 교정해야 마땅하다.

【參考】《醫學綱目》: "少陰病, 得之一二日, 口中和, 其背惡寒者, 當灸之, 附子湯 主之。"《傷寒論304條》: "少陰病, 得之一二日, 口中和, 其背惡寒者, 當灸之, 附子湯主之。"

소음병에 걸려 2~3일에 마황부자감초탕을 써서 약간 땀을 내야 한다. 그것은 2~3일에 증상이 없는 까닭에 약간 땀을 내게 하는 것이다. 증상이 없다는 것은 구토, 설사, 궐랭 등 증상이 없다는 것을 말한다.

少陰病(得之) 二三日 用麻黃附子甘草湯微發之(汗) 以二三日無證 故微發汗也 無證 謂無吐利厥證也

【校正】 이 구절은 허준이 《醫學綱目》에서 가져온 것인데 (得之)와 (汗) 자가 누락되어 있고 상한론 원문에 없던 用 자와 之 자가 가첨되어있다. 《無證謂無吐利厥證也》는 위의 구절에 대한 《醫學綱目》의 주문(註文)인데 원문으로

간주하고 덧붙여 편집하였다. 이제마 선생도 《寶鑑》에 적힌 대로 인용한 것
이니 반드시 《상한론》원문에 근거하여 삭제하여 교정해야 마땅하다.

【參考】《傷寒論302條》: "少陰病, 得之二三日, 麻黃附子甘草湯微發汗。以
二三日無證, 故微發汗也。"《醫學綱目-少陰病》: "少陰病, 得之二三日, 麻
黃附子甘草湯微發汗, 以二三日無症, 故微發汗也。"

【註解】 허준 선생이 만일 《傷寒論》의 원문을 봤다면 《醫學綱目》의 註文을
原文으로 誤認하지 않았을 것이며 이제마 역시 그러했을 것이다.

> 설사하고 맥이 침하고 지하며 그 사람의 얼굴이 약간 붉으며 몸에
> 약간 열이 나고 소화되지 않는 곡식을 설사를 하면 반드시 정신이
> 아찔(鬱冒)하다가 땀이 나고 풀리는 것이다. 병자가 반드시 약간 궐
> 랭할 것이다. 그렇게 되는 것은 그 얼굴이 대양(戴陽)이 되고 하초
> 가 허한 까닭이다.

下利脈沈而遲 其人面小(少)赤 身有微汗(熱) 下利清穀(者) 必鬱冒
汗出而解 病人必微厥 所以然者 其面戴陽 下虛故也

【校正】 이 구절은 《보감》 중의 少陰形證用藥에 기재된 것을 이제마가 그대
로 인용한 것인데 상한론원문에 근거 小 자와 汗 자를 빼고 少 자와 熱 자를
넣어 교정해야 한다. 허준 선생이 상한론을 참고하지 못하였기 때문에 "身
有微熱"을 기입하지 못하고 《의학강목》의 "身有微汗"을 그대로 기록하였으
며, 따라서 이제마도 《寶鑑》 그대로 기입하게 된 것이다.

【參考】《醫學綱目-卷三十一-下利》: "下利脈沉而遲, 其人面少赤, 身有微
汗, 下利清穀者, 必鬱冒汗出而解, 病人必微厥。所以然者, 其面戴陽, 下虛

故也." 《傷寒論-366條》: "下利脈沉而遲, 其人面少赤, 身有微熱, 下利淸穀者, 必鬱冒汗出而解, 病人必微厥, 所以然者, 其面戴陽, 下虛故也."

【註解】대양(戴陽): 양기(陽氣)가 하초의 허한(虛寒)으로 말미암아 위에 떠 있어서 하초에는 진한(眞寒)이 나타나고 상초에는 가열(假熱) 증상이 나타나는 병증을 말하는데 양 볼이 벌겋게 되고 숨결이 받고 권태감이 나서 말하기를 싫어하고 어지럼증이 생기거나 가슴이 두근거리며 발이 차고 입이 마르고 이빨이 들뜨고 입과 코에서 피가 나오며 맥은 부하고 대하나 누르면 텅 비어 힘이 없는 등 증상이 나타나는 것은 가열증상이다. 《戴陽》과 《격양》은 모두 진한가열의 병리적 변화에 속한다.

소음병에 맥이 세하며 침삭한 것은 병이 속에 있는 것이니 땀을 내지 말 것이다. 소음병에 다만 궐(厥)하고 땀이 없는 것을 억지로 땀을 내면 반드시 그 혈(血)를 동하게 하여 피가 어느 곳으로부터 나올지 알지 못한다. 혹은 입과 코 혹은 눈으로부터 피가 나온다. 이것을 하궐상갈(下厥上竭)이라고 하는데 치료하기가 어렵다.

少陰病 脈細沈數 病爲在裏 不可發汗 少陰病 但厥無汗 而强發之 必動其血(未知從何道出) 或從口鼻 或從目出(者) 是(名)爲下厥上(竭) 竭 (爲)難治

【校正】이 구절은 《동의보감》의 少陰病禁忌에도 기록되어 있다. 그런데 이제마 선생은 왜서 이렇게 기록했는지는 알 수는 없지만 원문에 근거하여 渴자는 竭 자로 바꾸고 괄호 안의 글자들을 넣어 교정하여야 마땅하다.

【參考】《傷寒論285, 294條》: "少陰病, 脈細沈數, 病爲在裡, 不可發汗. 少陰病, 但厥無汗, 而强發之, 必動其血. 未知從何道出, 或從口鼻, 或從目出者, 是名下厥上竭, 為難治。"

【註解】 하궐상갈(下厥上竭)은 소음병에 땀을 내는 법을 잘못 이용하여 생긴 증상을 말하는데 손발이 싸늘하고 땀이 나지 않는데 억지로 땀을 내면 혈이 이동하여 입과 코 혹은 눈으로 피가 나오는 것을 이르는 말이다.

나는 말하기를 장중경이 말한바 태음병, 소음병은 모두 소음인이 위기가 허약하여 설사하는 증상인데 태음병 설사는 중증 중에서도 평증이요, 소음병 설사는 위증 중에도 험증이다. 사람들이 다만 설사만 보면 동일한 증상로 보고 예사롭게 여긴다. 그러나 소음병 설사도 예사롭게 여긴다면 반드시 죽음을 면치 못할 것이다. 대체로 태음병 설사는 대장에 속한 설사이고 소음병 설사는 위에 속한 설사이다. 태음병 설사는 온기가 냉기를 몰아내는 설사이고 소음병 설사는 냉기가 온기를 핍박하는 설사이다.

論曰張仲景所論太陰病少陰病 俱是少陰人胃氣虛弱泄瀉之證 而太陰病泄瀉 重證中平證也 少陰病泄瀉 危證中險證也 人但見泄瀉 同是一證 而易於尋常做圖 少陰病泄瀉尋常做圖 則必不免死蓋太陰病泄瀉大腸之泄瀉也少陰病泄瀉胃中之泄瀉也 太陰病泄瀉溫氣逐冷氣之泄瀉也 少陰病泄瀉冷氣逼溫氣之泄瀉也

소음병이 저절로 나으려 할 때는 얼굴이 약간 붉어지고 몸에 약간 땀이 있으며 반드시 정신이 아찔(鬱冒)하다가 땀이 나면서 풀린다. 그러므로 옛사람들이 이런 것을 본 바가 있어서 소음병에 다만 궐랭하고 땀이 없는 것을 역시 마황으로써 억지로 땀을 내어서 병이 저절로 낫게 하려고 하다가 도리어 혈을 동하게 하여서 입과 코로부터 피 나왔다. 그러므로 여기서 비로소 경계하며 두려워하였으니 무릇 소음병에는 감히 경솔하게 마황을 쓰지 않고 소음병이 처음 발병되어 1~2일 또는 2~3일 초기의 증상에 마황부자감초탕을 써서 약간 땀을 내게 하였던 것이다. 그러나 마황은 소음병에 해로운 약인즉 비록 2~3일 초기의 증상이라도 필시 마황을 써서 발표하지 말아야 한다. 이 증상에는 마땅히 관계부자이중탕을 써야 하며 혹은 계지로써 관계를 바꾸기도 한다.

少陰病欲自愈 則面小赤 身有微汗 必鬱冒 汗出而解 故古人有見於此 少陰病 但厥無汗者 亦以麻黃强發汗 欲其自愈而 反動其血 從口鼻出 故於是乎 始爲戒懼 凡少陰病不敢輕易用麻黃 而少陰病 始得之一二日二三日 初證 以麻黃附子甘草湯微發之也 然 麻黃爲少陰病害藥 則雖二三日 初證 必不可用麻黃發之也 此證 當用官桂附子理中湯 或以桂枝易官桂

소음병에 초기 증상이 이어 험증이 되고 계속하면 위증이 된다. 이 병은 초기에 빨리 증상을 가리지 못하고 놓아두면 위태한 지경에 이를 것이다.
대개 배가 아프고 저절로 설사를 하며 구갈이 없고 입안에 탈이 없다면 태음병이고, 배가 아프고 저절로 설사하며 구갈이 있고 입안에 탈이 생겨 부드럽지 못하면 소음병이다. 소음병에 몸이 아프고 뼈마디가 아픈 표증이 있다면 이것은 표리가 다 병든 것이니 대장의 한기가 반드시 위중의 온기를 이기고 상승하는 것이다. 태음병에 몸과 뼈마디가 아픈 표증이 없다면 이것은 이(裏)가 병든 것이고 표(表)가 병든 것이 아니니 위중의 온기가 오히려 대장의 한기를 이기고 하강하는 것이다.

少陰病 初證 因爲險證 繼而爲危證 此病 初證早不辨證而措置則

危境也

凡腹痛自利 無口渴 口中和者 為太陰病 腹痛自利 而有口渴 口中
不和者為少陰病 少陰病

有身體痛 骨節痛表證 此則表裏俱病 而 大腸寒氣 必勝胃中溫氣而
上升也 太陰病 無身體痛 骨節痛表證 此則裏病表不病 而胃中溫氣
猶勝大腸寒氣而下降也

> 장중경이 말하기를 소음병에 순전한 물만을 설하며 빛이 푸르다면
> 명치 아래가 반드시 아프고 입안이 건조하면 설사를 시킬 수 있는
> 데 대승기탕이 좋다.

張仲景曰 少陰病 自利純靑(淸)水 (色純靑) 心下(必)痛 口乾燥者(可
下之) 宜大承氣湯

【校正】 이 구절은《보감》의 少陰病自利에서 인용한 글인데 상한론 원문에
근거《純靑》을 빼고 (淸), (色純靑), (必), (可下之)를 넣어 교정한다.

【參考】《傷寒論321條》: "少陰病, 自利淸水, 色純靑, 心下必痛, 口乾燥者,
可下之, 宜大承氣湯。"

> 주굉이 말하기를 소음병에 입이 마르고 목구멍이 말라서 갈증이
> 나는 것은 마땅히 급히 설사를 시켜야 한다. 양명병에 설사를 완만
> 하게 시키는 것과는 같지 아니하다.

朱肱曰 少陰病 口燥咽乾(者)而渴 宜急下之(宜大承氣湯) 非若陽明
宜下而可緩也

【校正】이 구절은 朱肱의《類證活人書》에 기재된 글인데 허준이 편집과정에 어떤 곳은 삭제했거나 보충하여 만들어진 글이다. 양명병에 설사를 완만하게 시키는 것과는 같지 아니하다는 구절은 허준 선생이 가첨한 구절로 사료된다.《상한론》에 근거하여 교정하는 것이 마땅하다고 본다.

【參考】《類證活人書-卷之十三》: "少陰病二三日, 口燥咽幹者, 急下之, 宜服。○ 少陰病六七日, 腹脹不大便者, 急下之, 宜服。"《傷寒論》: "少陰病, 得之二三日, 口燥咽幹者, 急下之, 宜大承氣湯。"

【註解】이 구절은 주굉이《상한론》에서 인용하고 허준이 또 활인서의 인용문을 보고 다시 자기의 견해를 보태어 만들어 낸 글이므로 상한론 원문에 근거하여 교정하였다.

> 이고의《동원서》에 쓰여 있기를 소음증은 입안에서 가릴 것이니 입안에 탈이 없어 부드러우면 마땅히 온하게 하고 입안이 건조하면 설사시키는 것이 마땅하다.
> 소음증 설사를 가릴 때 색이 푸르지 않으면 마땅히 온하게 할 것이며 색이 푸르면 마땅히 설사를 시킬 것이다.

李杲東垣書曰 少陰證(病) 口中辨 口中和者 當溫(灸之附子湯主之) 口中乾燥者 當(可)下(之宜大承氣湯) 少陰證(病) 下自利清水辨 色不青者 當溫 色青者 當下

【校正】이 구절이 이고(李杲東垣)의 책에서 나왔다고 허준이《寶鑑》의 (少陰形證用藥)과 (少陰病自利)에서 이 글의 출처를 東垣書라고 밝혔으나 실은 상한론의 글을 편집한 것이다. 이 글에서 밑줄을 그은 漢字는 모두 빼고 괄호 안의 漢字를 넣어 상한론 원문대로 교정하는 것이 옳다고 생각된다.

【參考】《傷寒論304條》: "少陰病, 得之一二日, 口中和, 其背惡寒者, 當灸之, 附子湯主之。"《傷寒論321條》: "少陰病, 自利清水, 色純青, 心下必痛, 口乾燥者, 可下之, 宜大承氣湯。"

> 이천이 말하기를 혀와 입이 마르고 혹 맑은 물만을 설하거나 혹 헛소리를 하며 대변이 막히면 소승기탕을 쓰는 것이 마땅하며 입술이 푸르고 갈증이 안 나고 사지가 싸늘하며 손톱이 검으면 강부탕이 좋다.

李梴曰 舌乾口燥 或下利青(淸)水 (或)譫語便閉 宜小承氣湯 脣青 (不渴) 四肢厥冷 (逆)指甲青黑 宜薑附湯

【校正】 이 구절은 《입문》에 기재된 글을 허준 선생이 그의 일부를 삭제하고 만든 글인데 다소 오류가 있어 《입문》에 근거하여 교정하였다.

【參考】《醫學入門》: "舌幹口燥, 或繞臍硬痛, 或心下硬痛, 或下利純清水, 或譫語便閉, 小承氣湯; 腎為標, 面寒如刀刮, 脣青不渴, 吐利, 胸腹絞痛, 四肢厥逆, 指甲黑, 蜷臥, 身如被杖, 古薑附湯。"

> 나는 논하기를 푸른 물만을 설사하는 사람을 설사시키려면 반드시 파두를 써야 하고 따뜻(溫)하게 하려면 반드시 관계부자이중탕을 써야 하며 맑은 물만을 설하다가 대변이 막힌 데는 우선 파두부터 쓰고 나중에는 강출관중탕을 쓸 것이다.

論曰 下利青水者 欲下之 則當用巴豆 欲溫之則當用官桂附子理中湯 下利青水 仍為便閉者 先用巴豆 後用薑朮寬中湯

내가 일찍 소음인인 10세 되는 아이가 사려(思慮)로 원기가 소모되어서 매양 1~2일간만 근심하는 일이 있으면 반드시 배가 아프고 설사를 하였다. 그래서 1~2일간은 백하오이중탕 2, 3, 4첩을 썼으며 혹 심하면 부지이중탕 1~2첩만 쓰면 반드시 설사가 멎었다. 갑자기 하루는 이 아이가 마음에 근심하는 일이 있어서 수일 동안 기분이 좋지 못하므로 나는 예방하는 데 백하오이중탕 2첩을 썼더니 설사가 곧 시작되면서 푸른 물만 설하였다. 계속하여 6첩을 썼으나 푸른 물이 멎지 않았다. 급히 부자이중탕 6첩을 쓰니 푸른 물이 변하여 검은 물이 되고 또 두 첩을 쓰니 검은 설사가 또한 멎었고 또 2~3첩을 써서 조리하였다. 이것으로써 보면 푸른 물만 설한 것은 환자가 곽란(霍亂) 관격(關格)이 있은 뒤에 이 증상이 나타난 것이니 이 증상에는 파두를 써서 적체(積滯)와 고랭(痼冷)을 없애야 할 것은 의심할 여지가 없다. 이 아이가 10세 되는 겨울 12월에 푸른 물만 설하는 병이 있더니 11세 되는 봄 2월에 또 망양병에 걸렸다.

嘗見少陰人十歲兒 思慮耗氣 每有憂愁一二日 則必腹痛泄瀉一二日 用白何烏理中湯二三四貼 或甚則附子理中湯一二貼則 泄瀉必愈矣 忽一日 此兒心有憂愁 氣度不平數日 故預治次用白何烏理中湯二貼 則泄瀉因作 下利靑水 連用六貼 靑水不止 急用附子理中湯六貼 靑水變爲黑水 又二貼 黑水泄瀉亦愈 又二三貼調理以此觀之 則下利靑水者 病人有霍亂 關格而後成此證也 此證當用 巴豆破積滯痼冷 自是無疑 此兒十歲冬十二月 有下利靑水病 十一歲春二月 又得亡陽病

주굉이 말하기를 초조불안하여 잠시도 안정하지 못하고 궐(厥)하는 것을 장궐이라고 한다.

朱肱曰 躁無暫(安)時定而厥者 (此)爲藏厥

【校正】이 구절은 본래《상한론》에 "其人躁无暫安时者, 此为藏厥, 非蚘厥也"로 기록되어 있던 것을 송나라 때 주굉은《상한론》원문대로 "躁無暫安時者 爲藏厥"라고 기록하였으나 허준이 이 구절을《醫學綱目》에서 따온 것이어서 이렇게 된 것이니 주굉의《活人書》와《傷寒論》에 근거하여 '定而厥'을 빼고 '此'자를 넣어 교정한다.

【參考】《類證活人書》: "若傷寒發厥, 至七八日膚冷, 而躁無暫安時者, 爲藏厥, 此爲難治。"《傷寒論338條》: "傷寒脈微而厥, 至七八日膚冷, 其人躁無暫安時者, 此爲藏厥, 非蚘厥也。"《醫學綱目卷之三十二》: "躁無暫定而厥者, 爲藏厥, 靜而複煩, 吐蟲而厥者, 爲蚘厥, 烏梅丸主之。"

> 이천이 말하기를 장궐이란 조(躁)가 발작하여 쉴 새 없고 열이 7~8일 나며 맥이 미하고 살이 차면서 번조하며 혹은 토하거나 설사를 하면서 잠시도 안정할 때가 없다면 이것은 궐음의 진장(眞臟)의 기운이 소진된 것이다. 그러므로 장궐(藏厥)이라고 한다. 중경은 치료하는 방법이 없었으나 사역탕을 냉복시켜서 구원하였고 또 소음궐증에 토하며 설하고 조(躁)하는 사람도 역시 치료하지 못한다고 하였지만 삼미삼유탕으로 구원하였다.

李梴曰 藏厥者 發躁無休息時 發熱七八日 脈微 膚冷而躁 或吐或瀉 無時暫安者 此乃厥陰眞藏氣(盡)絶 故曰藏厥 仲景無治法 而四逆湯 冷飲救之 又少陰病 厥 而吐利發躁者 亦不治 而三味蔘萸湯救之

【校正】이 구절은 허준이《입문》에서 인용한 글이 맞는데 원문에 근거하여 盡자를 넣고 밑줄을 그은 漢字는 모두 빼 버리고 원문에 근거하여 교정한다.

【參考】《醫學入門-卷之四-傳陽變陰》: "藏厥, 發躁無休息, 發熱七八日, 脈微膚冷而躁, 或吐或瀉, 無時暫安者, 此乃厥陰眞臟氣盡, 故曰藏厥. 仲景無治法, 四逆湯冷飮救之. 又少陰厥而吐利發躁者, 亦不治, 三味參萸湯救之."

나는 말하기를 소음인이 기뻐하고 좋아함이 일정하지 못하여 계책과 힘을 다하여도 어쩔 수가 없어서 가슴이 번조하여지는 것이다. 소음병 상한에 토하려고 해도 토하지 못하며 가슴이 답답하고 다만 자려고만 하는 것이 계책이 궁하여 힘을 다한 자의 병이 아닌가? 대개 희호(喜好)란 것은 욕심이다. 무슨 까닭으로 계책과 힘을 다하여서 이 소음병에 걸리게 되었을까? 어찌하여서 일찍이 군자의 너그럽고 평온한 마음을 쓰지 않았는가? 그러나 초기 증상이 상한에 토하려고 하여도 토하지 못하며 가슴이 답답하고 잠자고 싶어만 하는 것을 일찍이 약을 쓰면 오히려 죽음을 면할 수 있으나 그 병이 조(躁)하는 것이 잠시도 안정을 못 하고 궐(厥)하는데 이르면 병세가 극히 위태로운 것이니 어찌 가련하지 않겠는가? 이 증상에는 마땅히 삼유탕, 사역탕탕, 관계부자이중탕, 오수유부자이중탕을 써야 한다.

論曰 少陰人喜好不定 而計窮力屈 則心煩躁也 少陰病 傷寒 欲吐不吐 心煩 但欲寐者 此非計窮力屈者之病乎 蓋喜好者 所慾也 何故至於計窮力屈 而得此少陰病乎 何不早用君子寬平心乎 然 初證 傷寒 欲吐不吐 心煩 但欲寐者 早用藥 則猶可免死也 其病至於躁無暫定而厥 則勢在極危也 豈不可憐乎 此證 當用蔘萸湯 四逆湯 官桂附子理中湯 吳茱萸附子理中湯

주굉이 말하기를 몸이 차고 맥이 세침하며 빠르고 번조불안하며 물을 마시지 않는 것을 이름하여 음성격양(陰盛隔陽)이라고 한다. 만일 물을 먹는 것은 이증상이 아니다. 궐음병에 갈(渴)하여 물을 마시고 싶어 하면 조금씩 주면 병이 나을 것이다.

朱肱曰 病人身冷 脈沈細而疾 煩躁而不飲水者 (此名)陰盛隔陽也
若(欲引飲水者) 非此證也 厥陰病 渴欲飲水者 小小與之愈

【校正】 이 구절은 허준이 《보감》에서 陰盛隔陽을 논할 때 주굉의 《활인서》
와 《상한론》의 한 구절을 따다가 합쳐서 만든 것인데 오류가 있어서 《활인
서》의 원문에 근거하여 교정하고 번역하였다.

【參考】 《類證活人書》: "傷寒陰盛隔陽者, 病人身冷, 脈細沉疾, 煩躁而不飲
水者是也。若欲引飲者非也。"《傷寒論329條》: "厥陰病, 渴欲飲水者, 少少
與之, 愈。"

【註解】 음성격양(陰盛隔陽): 인체 내에 음한이 지나치게 성하여 양기를 밖으
로 배제하지 못하므로 속에 진한(眞寒)이 있고 밖에는 가열(假熱)이 있는 증상
이 나타나는 것을 가리킨다.

성무기는 말하기를 번(煩)이란 가슴속이 답답한 것을 말하는 것이
며, 외열을 조(躁)라고 하는데 기와 밖이 열하여 초조불안한 것을
말하는 것이다. 내열(內熱)은 뿌리 있는 화(火)인 까닭에 다만 답답
하기만 하고 초조불안(躁)하지 않는 것과 먼저 번(煩)하고 나중에
조(躁)하는 것은 모두 치료할 수가 있으나 외열은 뿌리 없는 화(火)
인 까닭에 다만 조(躁)하고 번(煩)하지 않는 것과 먼저 조(躁)하고 나
중에 번(煩)하는 것은 모두 치료할 수 없다. 먼저 조(躁)하고 나중에
번(煩)한다는 것은 발끈발끈하며 초조하며 답답해(躁悶)하는 것을
말하는 것이니 이것이 음성격양(陰盛隔陽)이다. 비록 크게 초조불안
(躁)하여 진흙탕 속이라도 누우려고 하나 물은 입에 대지도 않는다.

이것은 기운이 끊어지려고 하여 싸우는 것이니 비유컨대 등불이 장차 꺼지려고 할 때 갑자기 더 밝아지는 것과 같은 것이다.

成無己曰 煩謂心中鬱煩也 (外熱曰)躁 謂氣外熱躁也 (內熱為有根之火 故)但煩不躁 及先煩後躁者 皆可治 (外熱為無根之火故)但躁不煩 及先躁後煩者 皆不可治 先躁後煩 謂怫怫然 更作躁悶 此陰盛隔陽也 雖大躁 欲於泥水中臥 但水不得入口是也 此氣欲絕(脫)而爭 譬如燈將滅而暴明(也)

【校正】 이 구절은 허준이 《의학강목》에 기재된 成無己의 註文을 인용한 것인데 다소 오류가 있으므로 《의학강목》과 《성무기》의 주문을 참고하여 교정하였다.

【參考】《傷寒論-辨少陰病脈證幷治法第十一》: "少陰病, 四逆惡寒而身蜷, 脈不至 ; 不煩而躁者, 死。"《成無己傷寒論原註文》: "四逆惡寒而身蜷, 則寒甚。脈不至則真氣絕。煩, 熱也, 躁, 亂也。若憤躁之躁, 從煩至躁, 為熱來有漸則猶可, 不煩而躁, 是氣欲脫而爭也, 譬猶燈將減而暴明, 其能久乎。"《醫學綱目卷之三十二》: 成無己曰 " 蓋內熱曰煩, 謂心中鬱煩也。外熱曰躁, 謂氣外熱躁也。內熱為有根之火, 故但煩不躁, 及先煩後躁者, 皆可治。外熱為無根之火, 故但躁不煩, 及先躁後煩者, 皆不可治也。髒厥蛔厥煩躁, (方論見厥。)躁無暫定而厥者, 為髒厥, 靜而複煩, 吐蟲而厥者, 為蛔厥, 烏梅丸主之。先躁後煩, 謂怫怫然更作躁悶, 此為陰盛隔陽也, 雖大躁欲於泥水中臥, 但飲水不得入口是也, 此氣欲脫而爭, 譬如燈將減而暴明也。"

이천이 말하기를 상한에 음성격양은 그 증상이 몸은 냉한데 반대로 조(躁)하여 우물 속에 들어가려 하면서도 (사지와 몸이 무거우며) 입술이 푸르고 얼굴이 검으며 목이 말라 물을 먹으려고 하나 먹으면 다시 토하며 대변이 검은 물을 설하며 육맥이 침세하고 빠르며 혹은 맥이 없으니 이것은 음성격양이며 대단히 허한 증상이니 벽력산이 마땅하다. 또 말하되 궐하며 번조하는 것은 치료하지 못한다.

李梴曰 傷寒 陰盛隔(格)陽 其證身冷反躁 欲投井中 (肢體沈重) 唇青面黑 渴欲飮水 復吐 大便自利黑水 六脈沈細而疾或無脈 陰盛隔(拒)陽 大虛證也 宜霹靂散 又曰 厥逆煩躁者不治

【校正】 이 구절은 입문(入門)에 있던 글을 허준이 인용하면서 편집하여 만든 글이지만 오류가 있어 원문에 근거하여 교정하였다. 아래의 참고문과 대조하여 보라.

【參考】《醫學入門-傷寒用藥賦》: "陰盛格陽, 身冷反躁, 欲投井中, 肢體沉重, 唇青面黑, 渴欲水複吐, 大便自利黑水, 六脈沉細而疾或無。"《醫學入門-卷之四-陰盛拒陽》: "陰盛拒陽, 大虛症也, 身熱而脈不鼓擊。"

나는 말하기를 이 증상에 마땅히 관계부자이중탕, 오수유부자이중탕을 써야 하며 혹은 벽력산을 쓰기도 한다.

論曰 此證 當用官桂附子理中湯 吳茱萸附子理中湯 或用霹靂散

장궐(藏厥)과 음성격양은 그 병정이 대동소이하니 모두 다 몹시 위태롭다. 조금이라도 지체하면 치료하기가 어렵게 된다. 만일 이 병을 치료할 수 있는 최선책을 논한다면 이 증상이 발생하기 전에 빨리 관계부자이중탕, 오수유부자이중탕을 쓰는 것이다.

藏厥與陰盛隔陽病情大同小異 俱在極危 如存一髮 措手難及 若論

此病之可治上策 莫如此證未成之前 早用官桂附子理中湯 吳茱萸
附子理中湯

대개 소음인병 설사 초증인 사람을 관찰할 때에는 마땅히 가슴이
답답한가 답답하지 않은가를 보아야 한다. 가슴이 답답하면 갈증
이 나고 입안에 탈이 생기며, 가슴이 답답하지 않으면 갈증이 나지
않으면서 입안이 부드럽다. 소음인병이 위중한 사람을 관찰할 때
는 마땅히 초조불안이 안정되는가 안정되지 않는가를 보아야 하
며, 초조불안이 안정되는가 안정되지 않는가를 보려면 반드시 가
슴의 부위가 안정되는가 안정되지 않는가를 보아야 한다. 가슴의
부위가 편안하게 되면 가슴이 안정되고 초조불안한 것도 안정된
것이며 심장의 부위가 벌렁벌렁한 것은 가슴이 안정되지 않은 것
이며 초조불안한 것도 안정되지 않은 것이다. 가슴이 비록 벌렁벌
렁하나 만일 한 시간이라도 편안하다면 그 병은 치료할 수 있을 것
이니 건강부자탕을 쓰면 효과를 볼 수 있다.

凡觀少陰人病泄瀉 初證者當觀於心煩與不煩也 心煩則口渴 而口
中不和也 心不煩則口不渴 而口中和也 觀少陰人病危證者 當觀於
躁之有定無定也 欲觀躁之有定無定 則必占心之範圍有定無定也
心之範圍綽綽者 心之有定 而躁之有定也 心之範圍耿耿者 心之無
定 而 躁之無定也 心雖耿耿忽忽 猶有一半時刻 綽綽卓卓 則其病
可治 可治者 用薑附而可效也

대개 소음인의 설사는 하루에 3번 하는 것이1~2번 하는 것보다 더
중(重)하고 4~5번 하는 것이 2~3번 하는 것보다 더 중하니 하루에 4
번 이상 설사를 하면 대단히 중한 것이다. 하루 설사하는 것은 이틀
하는 것보다 경(輕)하고 이틀 하는 것이 3~4일 하는 것보다 경하니

연 3일을 설사하면 대단히 중한 것이다. 소음인 건강한 사람이 한 달간에 혹 2~3차례 설사하면 경한 병자라고 말할 수 없으며 하루에 굳은 대변을 3~4번 보면 경한 병자라고 말할 수 없다. 소화되지 않은 곡물을 그대로 설하는 자는 비록 하루에 수십 번 설하여도 입안이 반드시 마르지 않을 것이 며 냉기가 밖으로 풀릴 것이다. 맑은 물만 설하는 자는 배 속에 반드시 푸른 물이 있으며 만일 누른 물만 설하면 즉 푸른 물이 아니고 또 반드시 더러운 것들이 섞일 것이다.

凡少陰人泄瀉 日三度重於一二度也 四五度重於二三度也 而日四度 泄瀉則太重也 泄瀉一日輕於二日也 二日輕於三四日也 而連三日 泄瀉則太重也 少陰人平人 一月間或泄瀉二三次 則不可謂輕病人也 一日間乾便三四度 則不可謂輕病人也 下利淸穀者 雖日數十行 口 中必不燥乾 而冷氣外解也 下利靑水者 腹中必有靑水也 若下利黃 水 則非靑水 而又必雜穢物也

장중경이 말하기를 상한 7~8일에 몸이 누른 것이 마치 귤 색깔 같으며 소변이 잘 나오지 않으며 배가 약간 부른 사람은 태음에 속한 것이니 인진호탕이 좋고 상한에 다만 머리에서 땀이 나고 다른 데서는 땀이 없으며 목에까지만 땀이 나고 소변이 잘 나오지 않으면 몸에 반드시 황달이 생긴다고 하였다.

張仲景曰 傷寒七八日 身黃如梔(橘)子色 小便不利 腹微滿(者) 屬太 陰 宜茵蔯蒿湯(主之) 傷寒 但頭汗出 餘(處)無汗 劑頸而還 小便不利 身必發黃

【校正】 이 구절은 허준이 《상한론》과 《의학강목》에 기재된 글을 통합하여 편집해 만든 글인데 다소 오류가 있어 원문에 근거하여 橘 자, 者 자, 處 자

를 보충해 넣고 밑줄을 그은 글자는 삭제하여 교정하는 것이 마땅하다. 아래
의 참고문과 대조하여 보라.

【參考】《傷寒論260條》: "傷寒七八日, 身黃如橘子色, 小便不利, 腹微滿者,
茵陳蒿湯主之。"《傷寒論134條》: "但頭汗出, 餘處無汗, 劑頸而還, 小便不
利, 身必發黃。"
《醫學綱目卷三十一》: "但頭汗出, 餘無汗, 劑頸而還, 小便不利, 身必發黃。"

> 이천이 말하기를 유행하는 병이나 瘴瘧, 역려(疫癘)에도 갑자기 황
> 달이 발병하는데 이것을 온황이라고 한다. 사람을 죽게 하는 것이
> 가장 급하니 마땅히 장달환이 좋다고 하였다.

李梴曰 天(時)行(及)瘴瘧疫癘 亦能(忽)發黃 謂之瘟黃 殺人最急 宜
瘴疸丸

【校正】 이 구절은 허준이《입문》의 장달환 주치증을 편집하여《보감》에 올
린 글인데《의학입문》원문에 근거하여 時 자, 及 자, 忽 자를 보충해 넣어
교정한다.

【參考】《醫學入門-卷之七-瘴疸丸》: "治時行及瘴瘧疫癘, 忽發黃, 殺人最急。"

> 나는 논하기를 이 병증에 마땅히 인진귤피탕, 인진부자탕, 인진사
> 역탕, 장달환 등을 쓸 것이며 혹은 파두단을 써야 한다.

論曰 右證 當用 茵陳橘皮湯 茵陳附子湯 茵陳四逆湯 瘴疸丸 或用
巴豆丹

《의학강목》에 쓰여 있기를 다만 결흉에 크게 열이 없는 것은 수기가 가슴과 옆구리에 맺힌 것이다. 다만 머리에서만 약간 땀이 나는 자는 병명을 수결흉이라고 한다. 대함흉탕을 주로 쓸 것이라고 하였다.

醫學綱目曰 但結胸 無大熱者 此為水結(在胸脇也) 但頭(微)汗出(者) 名曰水結胸 小半夏湯大陷胸湯主之

【校正】이 구절은 허준 선생이 비록《의학강목》에서 인용했으나 사실은《상한론》의 문구이다. 그러나 허준과 이제마 선생이《상한론》을 보지 못한 까닭에 이상과 같이 적을 수밖에 없었던 것이기에《상한론》원문에 근거하여 교정하며《의학강목》도 이 문구는《活人書》에서 나왔다고 하나 기실은《상한론》의 글이다.

【參考】《醫學綱目에 活人書의 글이라고 명시》: "水結在胸脅間, 亦名結胸, 其證頭微汗出, 但結胸無熱者, 小半夏加茯苓湯, 小柴胡去棗加牡蠣主之." 《傷寒論-136條》: "但結胸無大熱者, 此為水結在胸脅也, 但頭微汗出者, 大陷胸湯主之."

공신(장중경)이 말하기를 한사(寒邪)가 실한 결흉(結胸)에 열증이 없는 사람이면 삼물백산이나 소함흉탕을 투여할 것이다.

龔信(張仲景)曰 寒實結胸 無熱證者 宜(與)三物(小)白散, (小陷胸湯)

【校正】이 구절 또한 장중경의《傷寒論》에 명백하게 기록되어 있는 문구다. 그분만 아니라 한나라 이전《伊尹湯液經法》에도 기재되어 있는 구절인데 어찌하여 한실결흉에 삼물백산을 쓴다는 것을 논한 바도 없는 龔信을《傷寒論》의 원문을 쓴 사람으로 둔갑시킬 수 있겠는가? 이것 역시 허준과 이제마

선생이 《傷寒論》 원본을 보지 못했다는 방증일 것이다. 傷寒論에 근거하여 龔信과 宜 자를 빼고 張仲景, 與, 小, 小陷胸湯을 넣어 교정해야만 한다. 공신의 책에서는 찾아 보지 못하였다.

【參考】《傷寒論141條》: "寒實結胸, 無熱證者, 與三物小白散, 小陷胸湯。"

【註解】 이제마는 秦漢 시대의 의방치법에는 대변비결에 대황으로 치료하는 방법은 있었으나 파두(巴豆)로 치료하는 방법은 없었다고 말한 것을 보면 허준과 이제마 선생이 모두 《상한론》 원문을 보지 못하였다는 명백한 증거가 된다. 그리고 허준 선생은 왜서 《상한론》에 이미 기재된 《三物白散》을 공신의 글에서 나왔다고 말하였을까? 사상의학을 연구하는 학자라면 반드시 심사숙고하여 보아야 할 문제다.

> 나는 논하기를 이상의 증상에 마땅히 계지반하생강탕, 또는 적백하오관중탕, 삼물백산을 쓰거나 혹은 파두단을 써야 한다고 생각한다.

論曰 右證 當用桂枝半夏生薑湯 赤白何烏寬中湯 三物白散 或用 巴豆丹

> 소양인 병에서 명치끝이 아래가 뜬뜬히 뭉친 것을 결흉병(結胸病)이라고 하는데 그 병은 치료할 수 있다. 그리고 소음인병에서 명치끝이 뜬뜬히 뭉친 것을 장결병(藏結病)이라고 하는데 그 병은 치료하지 못한다. 《의학강목》과 《고금의감》에서 논한바 수결흉(水結胸)과 한실결흉증(寒實結胸症)에 대한 약은 모두 다 소음인 태음병약이며 장중경의 인진호탕증과도 서로 유사한 것인데, 이 병은 생각건대 반드시 진짜로 명치끝에 뜬뜬하게 맺힌(結硬) 것이 아니라 바로 명치끝이 트직하고 그득한 것이다. 장중경의 사심탕증에 논한

바 상한에 설사하고 명치끝이 트직하면서 뜬뜬하고 땀을 낸 뒤에
도 명치끝이 트직하면서 뜬뜬하다고 말한 것은 역시 모두 명치끝
이 트직하고 그득하거나 배꼽 주위에 뜬뜬하게 맺힌 것이지 진짜
로 명치 끝에 뜬뜬하게 맺힌 것은 아니다. 만일 소음인병에 명치끝
오른편에 뜬뜬하게 맺혔다면 치료하지 못한다.

少陽人病心下結硬者 名曰結胸病 其病可治也 少陰人病心下結硬者
名曰藏結病 其病 不治也 醫學綱目醫鑑所論水結胸 寒實結胸證藥
俱是少陰人太陰病 而與張仲景茵蔯蒿湯 證相類 則此病想必非真結
硬於心下 而即痞滿於心下者也 張仲景瀉心湯證 傷寒下利 心下痞硬
汗解後 心下痞硬云者 亦皆痞滿於心下 或臍上近處結硬也 而 非真
結硬於心 下者也 若少陰人病 而心下右邊結硬 則不治

장중경이 말하기를 병에 결흉이 있으며 장결도 있다고 하는데 그
증상은 어떠한가 하니, 답하기를 누르면 아프고 촌맥이 부하며 관
맥이 침한 것을 결흉이라고 한다. 어떤 것을 장결이라고 하는가 하
니, 답하기를 결흉의 증상과 같고 음식은 여전하나 때때로 설사하
며 촌맥이 부하며 관맥이 소세하고 침긴한 것을 장결이라고 하는
데 혓바닥에 백태가 미끌미끌하면 치료하기가 어렵다. 병자의 가
슴속에 평소에도 비기(痞氣)가 있어 배꼽 곁에 연결되어 통증이 아
랫배를 땅기며 음근까지 들어간 것을 장결이라고 하는데 죽는다.

張仲景曰 病有結胸 有藏結 其狀如何 曰 按之痛 寸脈浮 關脈沈 名
曰結胸也 何謂藏結 曰 如結胸狀 飲食如故 時時下利 寸脈浮 關脈
細小沈緊 名曰藏結 舌上白胎滑者 難治 病人胸中 (脅下)素有痞 連
在臍傍 (痛)引入小(少)腹 入陰筋者 此名藏結 死

【校正】이상의 문구 역시 허준 선생이《의학강목》에서 따온 것이어서《傷寒論》원문과 다르다. 원문에 근거하여 (人胸中)과 (入小)를 빼고 (脅下)와 痛 자를 넣어 교정한다. 이 구절 역시 당시에 의학 공구서 결핍으로 허준과 이제마 선생이《의학강목》에서 따오게 된 원인일 것이다. 참고문을 보고 비교하면 일목요연할 것이다.

【參考】《醫學綱目卷之三十二》:"問曰: 病有結胸, 有藏結, 其狀何如？答曰: 按之痛, 寸脈浮, 關脈沉, 名曰結胸也。何謂藏結？答曰: 如結胸狀, 飲食如故, 時時下利, 寸脈浮, 關脈細小沉緊, 名曰藏結。舌上白胎滑者, 難治。…病胸中素有痞, 連在臍旁, 引入小腹入陰筋者, 此名藏結, 死。"《傷寒論 128, 129, 167條》: 128, "問曰: 病有結胸, 有藏結, 其狀何如？答曰: 按之痛, 寸脈浮, 關脈沉, 名曰結胸也。"129, "何謂藏結？答曰: 如結胸狀, 飲食如故, 時時下利, 寸脈浮, 關脈小細沉緊, 名曰藏結。舌上白苔滑者, 難治。"167, "病脅下素有痞, 連在臍旁, 痛引少腹, 入陰筋者, 此名藏結, 死。"

주굉이 말하기를 장결은 증상이 결흉과 같고 음식은 여전하나 때때로 설사를 하며 양맥이 부하고 관맥이 소, 세, 침긴하며 혓바닥에 백태가 끼여 미끌미끌하면 치료하기 어렵다. 노래에 음식이 상시와 같으나 때로 설사하는데 게다가 혓바닥에 백태마저 나타나며 연달아 배꼽에서 배까지 아프면서 음근마저 땅기니 이 병은 치료를 못 해 원래부터 죽을 병이라고 쓰여 있다.

朱肱曰 藏結 狀如結胸 飲食如故 時時下利(陽脈浮 關脈小細沈緊) 而舌上白胎(滑者 難治也) 歌曰 飲食如常時下利 更加舌上白胎時 連臍腹痛引陰筋 此疾元來死不醫

【校正】이 구절은 주굉이《傷寒論》에서 따다가《활인서》에 인용한 문구이

다. 상한론 원문에 근거하여 (陽脈浮 關脈小細沈)과 (滑者難治也)를 보충해 넣어 교정한다.

【參考】《朱肱-活人書》: "藏結者藏何也? 藏結者死, 仲景無治法。大抵藏結, 其證如結胸狀, 飮食如故, 時時下利, 陽脈浮, 關脈小細沉緊, 名曰藏結。舌上白苔滑者, 難治也。"

《傷寒論-129條》: "何謂髒結? 答曰: 如結胸狀, 飮食如故, 時時下利, 寸脈浮, 關脈小細沉緊, 名曰藏結。舌上白苔滑者, 難治。" 167, "病脅下素有痞, 連在臍旁, 痛引少腹, 入陰筋者, 此名藏結, 死。"

나는 논하기를 일찍이 소음인 한 사람이 명치끝 오른편에 뜬뜬히 뭉쳐서 모든 약에 다 효과가 없었는데 파두여의단을 쓰니 도리어 심하여져서 머리를 흔들며 풍이 동하여 잠깐 뒤에 그치더니 몇 달 뒤에 죽었고, 그 뒤에 또 어떤 소음인 한 사람이 이 증상이 있어서 파두단을 쓰니 얼굴과 몸에는 땀이 나는데 유독 윗입술 인중혈(人中穴)의 좌우에만 땀이 없더니 이 사람도 역시 1년 뒤에 죽었다. 대개 소음인이 명치끝이 뜬뜬하게 뭉쳐 있는 이 증상을 4~5명가량 보았는데 혹은 반년 혹은 1년 동안에 침구와 의약을 널리 썼으나 모두 다 살아난 사람이 없었으니 이것이 바로 장결병(藏結病)이며 역시 소음인의 병일 것이다.

論曰 嘗見少陰人一人 心下右邊結硬 百藥無效 與巴豆如意丹反劇 搖頭動風 有頃而止 數月後死 其後 又有少陰人一人 有此證者 用巴豆丹 面上身上有汗 而獨上唇人中穴左右邊無汗 此人一周年後 亦死 凡少陰人心下結硬 有此證者 目睹四五人 或半年或一年 針灸醫藥 無不周至 而個個無回生之望 此 即藏結病 而少陰人病也

장중경이 말하기를 황달병은 마땅히 18일을 기한으로 삼을 것이
나 치료하여 10일 이상이면 반드시 나을 것인데 도리어 더하는 것
은 치료하기 어렵다. 음부에서 발병하면 병자는 반드시 구토하고
양부에서 발병하면 병자는 추워서 떨리다가 열이 난다.

張仲景曰 黃疸之病 當以十八日爲期 (治之) 十日以上宜差 反劇爲難
治 發於陰部 其人必嘔 發於陽部 其人振寒而發熱(也)

【校正】 이 구절은 허준이 《醫學綱目》에서 따온 것인데 《金匱要略》의 원문
과 차이가 있으므로 《金匱》의 원문에 근거하여 교정한다. 이상의 구절 역시
하준과 이제마 선생이 《금궤요략》의 원문을 접하지 못했다는 증거가 된다.

【參考】 《醫學綱目》: "黃疸之病, 當以十八日爲期, 治之十日以上宜瘥, 反劇
爲難治。疸而渴者, 難治, 疸而不渴者, 可治。發於陰部, 其人必嘔, 發於陽
部, 其人振寒而發熱。"
《金匱要略》: "黃疸之病, 當以十八日爲期, 治之十日以上瘥, 反劇爲難治。",
"疸而渴者, 其疸難治, 疸而不渴者, 其疸可治。發於陰部, 其人必嘔, 陽部,
其人振寒而發熱也。"

모든 황달병에 소변이 황적색인 것은 습열로 된 것이니 마땅히 습
열로써 치료할 것이고 소변 색이 희게 되면 열증으로 볼 수가 없고
만약 허한증이 있으면 마땅히 허로로써 치료할 것이다.

諸疸 小便黃赤色者 爲濕熱 當作濕熱治 小便色白 不可除熱者 無
熱也 若有虛寒證 當作虛勞治

【校正】 이 구절은 허준 선생이 《강목》에서 따온 것인데 교정하지 않는다.

《금궤요략》의 원문을 참고하기 바란다.

【參考】《醫學綱目》: "諸疸, 小便黃赤色者, 為濕熱。諸疸, 小便色白, 不可除熱者, 無熱也。若有虛寒症者, 當作虛勞治之。《金匱要略》: "黃疸 病, 小便色不變, 欲自 利, 腹滿而喘, 不可除熱, 熱除必噦。噦者, 小半夏湯主之。男子黃, 小便自利, 當與虛勞小建中湯。"

> 배가 불어나고 혀가 누렇고 초조불안하여 잠을 자지 못하면 황달병에 속한다.

腹脹滿 面(舌)萎黃 躁不得睡 (屬黃家)

【校正】 이 구절도 허준이《綱目》에서 따오다 보니《金匱》의 원문과 다르다. 원문에 근거하여 脹 자와 面 자를 빼고 (舌) 자와 (屬黃家)를 넣어 교정해야 한다.

【參考】《金匱要略-黃疸病脈證並治第十五》: "腹滿, 舌痿黃, 躁不得睡, 屬黃家。"《醫學綱目》: "腹脹滿, 面痿黃, 躁不得睡, 屬黃家。"

> 황달에 걸린 병자는 저녁 무렵에 열이 나는데 도리어 오한이 나는 것은 여로(女勞)로 얻는 것이니 방광이 급박하고 아랫배(少腹)가 부르며 몸이 다 누렇고 이마가 검으며 발바닥이 열하여 지면서 흑달로 되는 것이다. 그 배가 물이 찬 것처럼 붇고 대변이 반드시 검거나 때로 묽어지며 설하는 이것은 여로병일 뿐 수병(水病)은 아니다. 배가 불어나는 사람은 치료하기 어렵다.

黃家日晡時當所發熱 (而)反惡寒 此為女勞得之 膀胱急 小(少)腹滿

一身盡黃 額上黑 足下熱 因作黑疸 其腹脹如水狀 大便(必)黑 或時
溏 此女勞之病 非水也 腹滿者難治

【校正】 이 구절도 허준이 《의학강목》에서 인용한 글이다. 상한론의 원문에
근거하여 時, 當과 小 자, 一 자, 或 자를 빼고 (而) 자, (少) 자, (必) 자를 보충
해 넣어 금궤요략의 원문대로 교정한다. 아래 참고문과 대조하여 보라.

【參考】《醫學綱目-卷二十一黑疸》: "黃家, 日晡時發熱, 而反惡寒, 此為女
勞得之。膀胱急, 少腹滿, 一身盡黃, 額上黑, 足下熱, 因作黑疸。其腹脹如
水狀, 大便黑, 或時溏, 此女勞之病, 非水也。腹滿者, 難治。"
《金匱要略-黃疸病脈證並治第十五》: "黃家, 日晡所發熱, 而反惡寒, 此為
女勞得之。膀胱急, 少腹滿, 身盡黃, 額上黑, 足下熱, 因作黑疸。其腹脹如
水狀, 大便必黑, 時溏, 此女勞之病, 非水也。腹滿者難治。"

> 주굉이 《의학강목》에 쓰여 있기를 음황은 번조하고 숨이 차 하며
> 구토하고 갈하지는 않는데 인진귤피탕을 쓰는 것이 좋다. 어떤 사
> 람이 설사를 일찍 시켜서 황달병이 되어 촌맥이 미하고 척맥이 약
> 하며 몸이 냉하기에 차례로 약을 쓰다가 인진사역탕을 먹고서야
> 크게 효과를 보았고, 몹시 설사를 시켜 황달이 발병되어 맥이 침,
> 세, 지하고 무력한데 차례로 약을 쓰다가 인진부자탕을 먹고서야
> 큰 효과를 보았다.

朱肱 《醫學綱目》曰 陰黃 煩躁 喘嘔不渴 宜用茵蔯橘皮湯 一人
傷寒發黃(因下之早黃病) 脈(寸)微(尺)弱 身冷 次第用藥 至茵蔯四逆
湯大效 一人傷寒發黃(因下之太過生黃) 脈沈細遲無力 次第用藥 至
茵蔯附子湯大效

【校正】 이 구절은 허준이 《醫學綱目》에서 따온 글을 편집하여 《寶鑑》에 수록한 것이지 주굉의 《활인서》에서 따온 것이 아니다. 《醫學綱目》에 근거하여 허준이 써넣은 (朱肱)과 (一人傷寒發黃)은 다 빼고 괄호 안에 원문을 보충해 넣어 교정한다.

【參考】 《醫學綱目卷之三十一》: "發黃煩躁, 喘嘔不渴, 茵陳湯加陳皮, 白朮, 生薑, 半夏, 茯苓主之。 ○ 趙秀才因下之早, 黃病, 脈寸微尺弱, 身冷, 次第用藥, 至茵陳四逆湯大效。 ○ 因下之太過生黃, 脈沉細遲無力, 次第用藥, 至茵陳附子湯大效。"

【註解】 이상의 구절은 北宋 때 의학자 韓祗和의 《傷寒微旨論》에서 나온 글인데 《醫學綱目》의 저자 樓英이 인용한 것을 허준 선생이 또 인용해 《寶鑑》에 수록하면서 와전된 것 같다.

> 《醫學綱目》에서는 습으로 생긴 황달은 색이 어두워 밝지 못하며 온몸이 아프고 열로 생긴 황달은 귤같이 누렇고 온몸이 아프지 아니하다.

醫學綱目曰 濕家之黃 色暗不明 一身不(盡)痛 熱家之黃 如橘子(黃) 一身盡(不)痛

【校正】 이 구절은 허준이 《醫學綱目》에서 따온 것인데 이제마 선생이 잘못 기록하여 습으로 생긴 황달에 '一身不痛'이라고 하고 열로 생긴 황달에 '一身盡痛'이라고 정반대로 기록하였으니 《綱目》의 원문과 《傷寒論》에 근거하여 교정하지 않을 수 없다. 밑줄을 그은 不 자는 빼고 괄호 안에 넣은 (盡) 자와 (不) 자를 보충해 넣어 교정하지 않으면 완전히 반대되는 의미를 가지게 된다. 아래 참고문과 대조해 보라.

【參考】《醫學綱目卷之三十一》: "〔海〕色如煙熏黃, 乃濕病也, 一身盡痛。色如橘子黃, 乃黃病也, 一身不痛。"《傷寒論-辨痓濕暍脈證第四》: "濕家之爲病, 一身盡疼, 發熱, 身色如似熏黃也。"

왕호고는 말하기를 모든 병에 마땅히 땀내야 하는데 땀내지 않거나 마땅히 소변이 잘 나와야 하는데 잘 나오게 하지 않으면 역시 황달이 생긴다고 하였다.

王好古曰 凡病 當汗而不汗(生黃) 當利小便而不利 亦生黃

【校正】 이 구절은 허준 선생이 왕호고의 《此事難知》에서 따온 것이나 뒤에 《當利小便而不利亦生黃》은 허준 선생이 가첨한 글인 것 같다. 누락된 (生黃)을 넣어 교정하는데 참고문의 "소변이 잘 나오지 않으면 황달이 발생한다(溺澀則爲發黃也)."를 자기 나름대로 편집하여 넣은 것으로 생각된다.

【參考】《王好古-此事難知》: "當汗而不汗生黃", "上下不通, 而溺澀則爲發黃也。"

주진형은 말하기를 황달이 식적으로 인한 것이라면 그 허와 실을 짐작하여 그 식적을 내리고 그다음에 다만 소변을 잘 나오게 하는 것이 우선이다. 소변이 잘 나오고 빛이 희게 되면 그 황달은 저절로 없어질 것이다.

朱震亨曰 黃疸因食積者 (量其虛實) 下其食積 其餘但利小便(爲先) 小便利白 其黃(則)自退(矣)。

【校正】 이 구절은 허준이 《단계심법》에서 따온 것인데 누락된 글자가 있어

교정하였다. 아래 참고문과 대조해 보라.

【參考】《丹溪心法》："因食積黃者, 量其虛實, 下其食積。其餘但利小便爲先, 小便利白, 其黃則自退矣。"

> 이천이 말하기를 황달은 18일을 기한으로 잡는데 10일이 넘어서 배에 들어가서 숨이 차며 배가 부르고 갈증이 많으며 얼굴이 검은 사람은 죽는다.

李梴曰 黃疸(以十八日爲期) 十日以上(外) 入腹喘滿 煩渴(多) 面黑者 死

【校正】 이 구절은 허준이 《醫學入門》에서 인용하여 《寶鑑》에 올린 글인데 원문에 근거하여 上 자와 煩 자를 빼고 괄호 안에 써넣은 글은 보충해 넣어 교정해야 한다.

【參考】《醫學入門》："黃疸以十八日爲期, 十日以外, 入腹喘滿渴多, 面黑者, 死。"

【註解】《東醫寶鑑》에도 위의 무구 중에 《十日以上》이 아니고 원문대로 《十日以外》로 정확히 적혀 있다.

> 왕숙화의 《脈經》에서 씌어 있기를 황달 증후에 그 촌구맥에서 손바닥 근처까지 맥이 없거나 입과 코가 냉하며 검은 색깔이 나면 모두 치료할 수 없다.

王叔和脈經曰 黃家(候) (其)寸口脈近掌無脈 口鼻冷 黑色 竝不可治

【校正】이 구절은 허준이 맥경에서 인용하여《寶鑑》에 적어 넣었는데 맥경에 근거하여 家 자와 黑色을 빼고 (候) 자와 (其) 자를 넣어 교정한다. 아래의 참고문을 보라.

【參考】《王叔和脈經》: "凡黃候, 其寸口脈近掌無脈, 口鼻冷, 並不可治."

> 나는 논하기를 음황은 곧 소음인의 병이니 마땅히 주(한)씨의 인진귤피탕과 인진사역탕을 쓸 것이다. 女勞之黃疸, 열병의 황달, 소변이 순리로운 황달은 생각건대 혹 소음인병이 아닌가 생각한다. 내가 경험한 바에는 아직까지 한 번도 황달을 만나서 치료해 본 일이 없었다. 그러므로 아직 자세한 속 사정을 알 수 없으나 대체로 비만(痞滿)과 황달과 부종이 다 같은 한 가지 병증에서 나와서 경중의 차이가 있으니 만일 소변을 잘 나가게 하려면 건강, 양강, 진피, 청피, 향부자, 익지인이 능히 소음인의 소변을 잘 나가게 하고 형개, 방풍, 강활, 독활, 복령, 택사는 능히 소양인의 소변을 잘 나가게 한다.

論曰 陰黃即少陰人病也 當用朱(韓)氏茵蔯橘皮湯 茵蔯四逆湯 女勞之黃 熱家之黃 利小便之黃 想或非少陰人病 而餘所經驗 未嘗一遇黃疸而治之 故未得仔細裏許 然 痞滿 黃疸 浮腫 同出一證 而有輕重 若欲利小便 則乾薑 良薑 陳皮 青皮 香附子 益智仁 能利少陰人小便 荊芥 防風 羌活 獨活 茯苓 澤瀉 能利少陽人小便

【校正】이 구절 역시 이제마 선생이 허준의《寶鑑》을 참고하고 글을 쓰다 보니 陰黃論을 朱氏의 것으로 오인한 것이니 韓氏로 교정함이 마땅하다.

【註解】이 문장에서 이제마는 "朱씨의 인진귤피탕과 인진사역탕"이라고 말하고 있지만《醫學綱目》과《景嶽全書》에서는 한씨의 인진귤피탕, 인진사

역탕이라고 정확히 기록하고 있다. 韓氏는 북송(北宋) 때《傷寒微旨論》을 1085년에 저술한 의학자 韓祗和(대약 1030~1100년)를 말한다. 역사적으로 음황증론(陰黃證論)을 최초로 창설한 사람이며 임상 실천 중에 음황(陰黃)을 효과적으로 치료할 수 있는 여섯 가지 처방 즉 "茵蔯橘皮湯, 茵蔯四逆湯, 茵蔯附子湯, 茵蔯茯苓湯, 茵蔯茱萸湯, 小茵蔯湯"을 후세에 남겼다. 여기서 朱氏의 活人書에는 陰黃과 음황에 대한 처방을 논한 바가 없다. 그리고 비만, 황달, 부종은 다 같은 한 가지 병증으로 경중의 차이만 있다고 이제마는 말했지만 이 세 가지 병증은 그 병인이 다를 뿐만 아니라 치법과 처방이 서로 다르다.

【評論】 인진호(茵蔯蒿)는 성질이 차고 맛이 쓴 약으로 번열(煩熱)을 치료하며 주로 풍습과 풍열사기가 열로 엉켜 황달이 되어 온몸이 누렇게 되고 소변이 순리롭지 못한 데 쓴다고 이동원(李東垣)의 스승인 장원소(張元素)가 지적하였으며 명나라 말기 의학자 진사탁(陳士鐸)은 그의 본초신편(本草新編)에서 열이 심한 양황에는 인진(茵蔯)을 반드시 5~6돈을 써야 하고 음황(陰黃)에는 인진을 1돈 정도 쓸 것이며 절대 많이 쓰면 안 된다고 경계하였다. 그리고 명나라 때 장경악(張景岳)도 음황증에는 인진을 쓰는 것은 마땅하지 않다고 말하였다. 필자는 음황이 사상인 모두에게 발병될 수 있으며 인진(茵蔯)은 그 약성이 차고 열병을 치료하는 약으로 방광경에 귀속되므로 소음인약으로 간주할 수 없다고 사료된다. 이제마 선생이 소양인 소갈병에 황련저두환에 태음약인 약인 맥문동을 가미하여 쓴 예로 미루어본다면 인진이 비록 소음인에게는 두재(쓸모 없는 약재)이나 까다롭게 논할 일이 아니라고 본다.

범론

泛論

나는 논하기를 열이 나며 오한이 나는 것은 태양병(太陽病)이라고 하
고 열이 나며 오한이 나지 않는 것은 양명병(陽明病)이라고 한다. 그러
면 태양과 양명의 발열 형증(形證)은 한 가지이나 오한이 나고 오한이
나지 않는 사이의 차이는 그 거리가 아주 멀고 양기(陽氣)의 진퇴와 강
약도 역시 태산을 조그마한 언덕에 비하는 것과 같은 것이다. 또는 자
리(自利)를 하나 갈증이 나지 않는 것을 태음병(太陰病)이라고 하며 저
절로 설사하고 갈증이 나는 것을 소음병(少陰病)이라고 한다. 그러면
태음과 소음에 자리(自利)하는 형증은 한가지이나 갈증이 나고 안 나
는 차이는 거리가 아주 멀고 냉기(冷氣)의 취산(聚散)과 경중(輕重)도
운몽호(雲夢湖)을 조그마한 저택(瀦澤)과 비교하는 것과 같다.
그러므로 곽향정기산, 향사양위탕의 증세(證勢은 평지에 달리는 준마
의 병세(病勢)이며 독삼팔물탕, 계부이중탕의 증세(證勢)은 태항산(太
行山)에서 짧은 지팡이(短筇)로 걷는 병세이다. 만일 온 천하의 소음
인 품성을 가진 자로 하여금 스스로 그 병이 양명증과 소음증인 것
을 알게 한다면 태항산 험한 길 같아서 걸릴까 무섭고 구원하기 또
한 쉽지 않으니 몸을 섭양하고 병을 치료하는 데는 두려움을 경계
하고 근신하는 도리가 마치 큰길에 나선 것처럼 되어 미혹되는 일
이 거의 없게 될 것이다.

論曰 發熱惡寒者 為太陽病 發熱不惡寒者 為陽明病 太陽 陽明之
發熱 形證一也 而惡寒 不惡寒之間 相去遠甚 而陽氣之進退強弱
泰山之比岡陵也 自利而不渴者 為太陰病 自利而渴者 為少陰病 太

陰 少陰之自利 形證一也 而 渴 不渴之間 相去遠甚 而冷氣之聚散
輕重 雲夢之比灉澤也 是故藿香正氣散 香砂養胃湯之證勢 平地駿
馬之病勢也 獨蔘八物湯桂附理中湯之證勢 太行短節之病勢也 若
使一天下少陰人稟賦者 自知其病之陽明 少陰證 如太行之險路 得
之可畏 救之不易 攝身療病 戒懼謹愼之道 有若大路 然而不迷 則
其庶幾乎

태양병에 땀이 나는 것은 열기가 한기를 물리치는 땀이며, 양명병
에 땀이 나는 것은 한기가 열기를 침범하는 땀이며, 태음병에 설사
는 온기가 냉기를 쫓아내는 설사이며, 소음병에 설사는 냉기가 온
기를 핍박하는 설사이다.

太陽病汗出 熱氣卻寒氣之汗出也
陽明病汗出 寒氣犯熱氣之汗出也
太陰病下利 溫氣逐冷氣之下利也
少陰病下利 冷氣逼溫氣之下利也

소음인병에 두 가지 길(吉)한 증상이 있으니 인중에서 땀이 나는 것
이 한 가지 길한 증상이고 능히 물을 마시는 것이 또 한 가지 길한
증상이다.

少陰人病有二吉證 人中汗 一吉證也 能飮水 一吉證也

소음인병에 두 가지 위급한 증상이 있으니 열이 나며 땀이 많은 것
이 한 가지 위급한 증상이고 멀건 물만 설사하는 것이 또 한 가지
위급한 증상이다.

少陰人病 有二急證 發熱汗多 一急證也 下利淸水 一急證也

소음인병에 여섯 가지 큰 증상이 있으니 첫째로 소음병이고 둘째
로 양명병이고 셋째로 태음병 음독증이고 넷째로 태양병 궐음증이
고 다섯째로 태음병 황달증이고 여섯째로 태양병 위가실증이다.

少陰人病有六大證 一曰少陰病 二曰陽明病 三曰太陰病陰毒證也 四
曰太陽病厥陰證也 五曰太陰病黃疸證也 六曰太陽病胃家實證也

열이 나는데 땀이 나면 병이 반드시 풀리는데 열이 나는데 땀이 나
면서 병이 더욱 심하게 되면 양명병이며, 체증(滯症)를 통하게 설사
를 시키면 병이 반드시 풀리는 것인데 체증이 통하게 설사를 시켜
도 병이 더욱 심해지면 소음병이다. 양명과 소음은 사기(邪氣)가 정
기(正氣)를 침범하는 병이니 급히 약을 써야 한다.
오한이 나는데 땀이 나면 병이 반드시 다 풀리는 것인데 오한에 땀
이 나도 그 병이 반은 풀리고 반은 풀리지 않는 것은 점차 궐음이
되는 것이며, 배가 아픈데 설사를 하면 병이 반드시 다 풀리는데 배
가 아픈데 설사를 시켜도 그 병이 반은 풀리고 반은 풀리지 않는 것
은 점차 음독이 되는 것이다. 궐음과 음독은 정기와 사기가 서로 기
울어지는 병이니 미리 약을 써야 한다. 열이 나는데 한번 땀을 내면
병이 곧 풀리는 것은 태양의 경한 병이며, 음식이 체한 데 한번 설
사를 시키면 병이 곧 풀리는 것은 태음의 경한 병이다. 태양, 태음
의 경한 병은 약을 쓰지 않아도 저절로 낫는다. 열이 난 지 3일 만
에 땀이 나지 않는 것은 태양의 우심한 병(尤病)이며, 식체한 지 3일
만에 능히 소화되어 내려가지 않은 것은 태음의 우심한 병(尤病)이
다. 태양과 태음의 우심한 병은 이미 경증이라고 말할 수는 없으나
2~3첩만 써도 저절로 낫는다. 열이 난 지 6일 만에도 땀이 나지 않

으며 음식에 체한 지 6일 만에도 능히 소화되어 내려가지 않는 것은 태양, 태음의 위가실과 황달병이니 태양, 태음의 위가실과 황달은 정기와 사기가 꽉 막힌 병이다. 약을 크게 쓰지 아니할 수 없다.

發熱汗出則 病必解也 而發熱汗出而病益甚者 陽明病也 通滯下利
則病必解也 而通滯下利而病益甚者 少陰病也 陽明 少陰 以邪犯正
之病 不可不急用藥也
惡寒汗出 則病必盡解也 而惡寒汗出而其病半解半不解者 厥陰之
漸也 腹痛下利 則病必盡解也 而腹痛下利 而其病半解半不解者 陰
毒之漸也 厥陰 陰毒 正邪相傾之病 不可不預用
藥也發熱一汗 而病卽解者 太陽之輕病也 食滯一下 而病卽解者 太
陰之輕病也 太陽 太陰之輕病 不用藥而亦自愈也 發熱三日 不得汗
解者 太陽之尤病也 食滯三日 不能化下者 太陰之尤病也 太陽 太
陰之尤病 已不可謂輕證 而用藥二三貼 亦自愈也 發熱六日 不得汗
解 食滯六日 不能化下者 太陽 太陰之胃家實 黃疸病也 太陽 太陰
之胃家實 黃疸 正邪壅錮之病 不可不大用藥也

태양, 태음병은 6~7일에서 혹 위증이 되거나 중증이 되었다가 10일 내에 반드시 험증이 있게 되고 양명, 소음병은 시발부터 벌써 중증이 되어서 2~3일 내에 역시 험증으로 된다. 그러므로 양명, 소음병은 시발부터 관찰하지 않을 수가 없으며 태양, 태음병은 4~5일 사이를 잘 관찰하지 않을 수가 없는 것이다.

太陽 太陰之病 六七日 或成危證 或成重證 而十日內 必有險證 陽明
少陰之病 自始發已為重證 而二三日內 亦致險證 是故 陽明 少陰之
病 不可不察於始發也 太陽 太陰之病 不可不察於四五日間也

태양, 태음병은 병세가 완만하여 능히 여러 날을 버티므로 변증(變證)이 많고 양명, 소음병은 병세가 급하여 능히 여러 날을 버티지 못하므로 변증(變證)이 적다. 대체로 양명, 소음병은 1~2일이 지나면 약을 쓰지 않을 수 없고 태양, 태음병은 4~5일이 지나면 약을 쓰지 않을 수 없다. 태양 태음의 궐음음독병은 모두 6~7일 만에 사경(死境)에 이르니 더욱 조심하지 않을 수가 없다.

太陽 太陰之病 病勢緩 而能曠日持久 故變證多也 陽明 少陰之病 病勢急 而不能曠日持
久 故變證少也 蓋陽明 少陰病 過一日 而至二日 則不可不用藥也
太陽 太陰病 過四日 而至五日 則不可不用藥也 太陽 太陰之厥陰
陰毒 皆六七日之死境也 尤不可不謹也

양명, 태양에서 위태한 자는 독삼팔물탕, 보중익기탕을을 써서 풀리게 할 수 있는데 그 병세가 위태한 때에는 만일 매일 3~4번을 먹으면서 연속하여 며칠간 먹이지 않으면 풀리기가 어렵다. 소음, 태음에서 위태한 자는 독삼부자이중탕, 계부곽진이중탕으로 풀리게 할 수 있는데 그 병세가 위태한 때에는 만일 매일 3~4번을 복용하면서 연이어 며칠간 복용하지 않으면 풀리기가 어렵다. 그 병세가 극도로 위태할 때에는 매일 4번씩 복용할 것이며, 그리하여 병세가 절반 정도 위태하게 될 때는 하루 3번씩만 복용한다. 그 병세가 덜리지 않았다면 하루에 2번씩 복용하다가 그 병세가 조금씩 덜리게 되면 2일간에 3번씩 복용시키는데 첫날에는 1번만 복용시키고 둘째 날에는 2번을 복용시킨다. 그 병세가 크게 덜리게 되면 하루 1번씩만 복용한다. 그 병세가 또 크게 덜어지면 여기서는 2, 3, 4, 5일씩 간격을 두고서 1번씩만 복용시킬 것이다.
대체로 병이 있는 사람은 약을 복용해야 하지만 병이 없는 사람은 약을 복용하지 말아야 한다. 중한 병에는 중한 약을 쓰고 경한 병에는 중한 약을 쓰지 말아야 한다. 만일 경한 병에 중한 약 쓰기를 좋아하거나 병이 없는 사람이 약 쓰기를 좋아한다면 장기가 취약해져서 더욱 병을 자초할 것이다.

陽明 太陽之危者 獨蔘八物湯 補中益氣湯可以解之 而病勢危時 若非日三四服 而又連日服 則難解也 少陰 太陰之危者 獨蔘附子理中湯 桂附藿陳理中湯 可以解之 而病勢危時 若非日三四服 而又連日服 則難解也病勢極危時 日四服 病勢半危時 日三服 病勢不減 則日二服 病勢少減 則二日三服 而一日則一服 一日則二服 病勢大減 則日一服 病勢又大減 則間二 三 四 五日一服 蓋有病者 可以服藥 無病者 不可以服藥 重病 可以重藥 輕病 不可以重藥 若輕病 好用重藥 無病者 好服藥 臟氣脆弱 益招病矣

고량진미가 비록 맛을 돋우나 항상 먹으면 맛이 떨어지고 양피 갖옷이 비록 한기를 막으나 항상 입으면 한기를 끌어 잡을 것이니 고량진미와 양피 갖옷도 오히려 항상 먹고 항상 입지 말아야 하거늘 하물며 약이야 더 말할 게 있겠는가. 만일 항상 약을 먹는 것의 해로움을 논하자면 도리어 약을 전혀 먹지 않아서 이로움이 없는 것보다는 백 배나 될 것이다. 대개 병이 있는 사람이 그 병증을 똑똑히 알면 반드시 약을 먹지 않을 수가 없으나 병이 없는 사람은 비록 그 병증을 똑똑히 안다고 할지라도 반드시 약을 쓰지 말아야 할 것이다. 그것은 세상에서 아편연과 수은, 산삼, 녹용을 복용하는 자들이 자주 먹어서 그 수명을 재촉하지 않은 자가 없다는 것을 보아왔다. 이것으로 미루어본다면 가히 알 수 있는 것이다

膏粱雖則助味 常食則損味 羊裘雖則禦寒 常著則攝寒 膏粱羊裘 猶

不可以常食常著 況藥乎 若論常服藥之有害 則反為百倍於全不服
藥之無利也 蓋有病者 明知其證 則必不可不服藥 無病者 雖明知其
證 必不可服藥 歷觀於世之服鴉片煙 水銀 山蔘 鹿茸者 屢服則無
不促壽者 以此占之 則可知矣

소음인의 토혈에는 마땅히 독삼팔물탕을 써야 하며 인후통에는 마
땅히 독삼관계이중탕을 써야 한다.

少陰人吐血 當用獨蔘八物湯 咽喉痛 當用獨蔘官桂理中湯

일찍이 내가 본 바에 의하면 한 소음인이 음식을 평상시보다 배나
먹고 입맛이 몹시 땅기더니 한 달이 못 되어 그는 부종으로 죽었으
니 소음인의 먹자마자 꺼지는 식소(食消)는 바로 부종에 속하는 것
이며 위증(危證)이다. 급히 치료하지 않을 수 없는 것이니 마땅히
궁귀총소이중탕을 써야 한다.

嘗見少陰人 飲食倍常 口味甚甘 不過一月 其人 浮腫而死 少陰人
食消 即浮腫之屬 而危證也 不可不急治 當用芎歸蔥蘇理中湯

내가 본 바에 의하면 한 소음인이 부종에 노루 간 한 부를 썰어서
회를 만들어 한 번에 다 먹고 연속하여 다섯 부를 썼더니 그 병이
바로 나았고 또 한 소음인이 노루 간 한 부를 먹었더니 시력이 배나
좋아지고 원기가 솟아 나왔다. 소양인의 허로병에 노루 간 한 부를
먹고서 그 사람이 즉시 피를 토하고 죽은 것을 보았다.

眼力倍常 真氣湧出 少陽人 虛勞病 服獐肝嘗見少陰人浮腫 獐肝一
部 切片作膾 一服盡 連用五部 其病即效 又有少陰人 服獐肝一部

一部 其人吐血而死

일찍이 내가 본 바에 의하면 한 소음인의 부종에 어떤 의사가 해염 자연즙을 하루에 반 숟가락씩 먹으라고 가르쳤다. 4~5일간 복용하자 부종이 많이 덜리고 한 달 동안 복용하니 완전히 건강하게 되었고 병도 재발하지 않았다.

嘗見少陰人浮腫 有醫敎以服海鹽自然汁 日半匙 四五日服 浮腫大減 一月服 永爲完健 病不再發

내가 본 바에 의하면 한 소음인의 인후통이 몇 년이 지나도록 낫지 않았는데 어떤 의사가 금사주를 먹으라고 가르쳐서 즉시 효과를 보았다. 금사주는 즉 금빛 같은 누런 점들이 있는 뱀으로 술을 빚은 것이다.

嘗見少陰人咽喉痛 經年不愈 有醫敎以服金蛇酒卽效 金蛇酒 卽金色黃章蛇釀酒者也

내가 본 바에 의하면 한 소음인의 이질에 어떤 의사가 뒤 목이 빨간 뱀을 달여서 먹으라고 가르쳐서 즉시 효과를 보았다. 뒤 목이 빨간 뱀의 머리와 꼬리를 버리고 두 겹의 명주 주머니 속에 넣고 약 단지 안에는 따로 나무를 가로 찌르고 거기에다가 주머니를 허공에 달고, 다음에 물 5사발가량 부어 약 1사발이 되도록 달여서는 짜서 복용한다. 두 겹의 명주 주머니에 넣고 가름장나무로 허공에 다는 것은 뱀의 뼈가 침범할까 염려되어서 하는 것이니 뱀의 뼈에는 독이 있다.

嘗見少陰人痢疾 有醫教以服項赤蛇煎湯 卽效 項赤蛇去頭斷尾 納
二疊紬囊中 藥缸內別設橫木 懸空掛之 用水五碗 煎取一碗服 二疊
紬囊 懸空掛煎者 恐犯蛇骨故也 蛇骨有毒

내가 본 바에 의하면 한 소음인의 이질에 어떤 의사가 마늘 세 쪽에
꿀 반 숟가락을 같이 달여 3일간 복용하고 즉시 효과를 보았다고
하였다.

嘗見少陰人痢疾 有醫教以大蒜三顆 清蜜半匙同煎 三日服 卽效

내가 본 바에 의하면 한 소음인이 유방 곁 갈빗대 근처에 누창(漏
瘡)이 나서 7~8개월이 지나도 창구가 아물지 않고 나쁜 물이 항상
흐르기에 어떤 의사가 산삼, 웅담 가루 각각 1푼을 붙이게 하여 즉
시 효과를 보았고 또 소음인 한 사람이 만신창에 인삼 가루를 뿌리
고서 즉시 효과를 보았다.

嘗見少陰人 乳傍近脇有漏瘡 歷七八月 瘡口不合 惡汁常流 有醫
教以山蔘 熊膽末各一分傅之 卽效 又少陰人一人 滿身有瘡 以人蔘
末塗傅 卽效

내가 본 바에 의하면 한 소음인이 유방 곁에 옆구리 근처에 내옹이
생겼는데 어떤 의사가 화침으로 고름을 뽑을 것을 지시하고 의사
가 말하기를 내옹에 외증(外證)이 오한, 발열을 하여 상한과 같으나
아픈 곳(痛處)이 있을 것이니 그 아픈 곳을 살펴보아서 농이 있다는
것을 똑똑히 알았다면 화침을 쓰지 않을 수 없다.

嘗見少陰人 乳傍近脇 發內癰 有醫教以火針取膿 醫曰 內癰 外證 惡

寒發熱 似傷寒 而有痛處也 察其痛處 明知有膿 則不可不用火針

내가 본 바에 의하면 한 소음인의 배옹에 어떤 의사가 화도(火刀)로 창(瘡)을 절개할 것을 지시하고 의사가 말하기를 화도로 창을 절개하는 것은 마땅히 일찍이 할 것이며 만일 의아스럽게 여기고 미루다가 때를 놓치게 되면 온 등이 굳어질 것이니 후회하여도 소용이 없을 것이다.

嘗見少陰人背癰 有醫敎以火刀裂瘡 醫曰 火刀裂瘡 宜早也 若疑訝而緩不及事 則全背堅硬 悔之無及

내가 본 바로는 한 소음인의 반신불수병에 어떤 의사가 철액수를 복용하라고 지시하여 효과를 보았다.

嘗見少陰人 半身不遂病 有醫敎以服鐵液水得效

내가 본 바에는 한 소음인 어린이의 복학병(腹瘧病)에 어떤 의사가 가르치기를 학질병이 장차 발작하기 전 이른 아침에 화단(火煅)을 한 금정비상을 쓰되 극히 곱게 갈아서 6리(0.25g)를 생감초 달인 물에 타서 먹으라고 하였더니 즉시 효과가 있었다. 그 의사가 말하기를 비석(砒石)은 반드시 금정비(金頂砒)라야 쓸 수 있고 또 화단을 한 연후에 쓸 것이며 반드시 6리(0.25g)를 초과하지 말 것이며 또 6리에 미치지 못해도 안 된다. 6리를 초과하면 약독이 너무나 과하고 6리가 못 되면 학질이 낫지 않는다. 이 약은 누차 시험한 바 한 번 먹고 나은 뒤에 학질이 또 재발하는 자도 있었다. 거기에 다시 또 쓰게 되면 그 병이 더 심하여져서 위태하게 되었다고 하던 것을 보았다. 대체로 이 약은 한 번만 복용해야지 두 번을 먹어서는 안 된다고 말한 것이다. 나는 의사의 말을 듣고서 그 이치를 연구하니 한 번 먹은 다음 낫고 학질이 재발하지 않는 것은 다 소음인 아이고 한 번 먹고서 나았다가 학질이 또 재발한 것은 다 소음인 아이가 아니다. 오직 소음인 아이의 복학병을 치료하기가 어려운 데는 이 약을 쓸 것이지만 보통 학질에는 반드시 이와 같이 좋지 못한 약은 쓰지 말아야 한다. 대체로 소음인의 보통 간일학(間日瘧)에 오한이 날 때는 천궁계지탕을 2~3첩 써도 역시 낫지 않는 것이 없다. 또 배 속이 가득하고 불러서 대변이 굳으면서 학질이 발작하는 데는 역시 파두를 쓸 수 있다.

嘗見少陰人小兒腹瘧病 有醫敎以瘧病將發之早朝 用火煅金頂砒 極細末六厘 生甘草湯調下 即效 醫曰 砒藥必金頂砒 然後可用 而又火煅 然後可用也 必不可過六厘 而又不可不及六厘也 過六厘 則 藥毒太過也 不及六厘 則瘧不愈也 此藥屢試屢驗 而有一服愈後 瘧又再發者 又用之 則其病益甚而危 蓋此藥可以一服 不可再服云
聽醫言 而究其理 則一服愈 而瘧不再發者 皆少陰人兒也 一服愈而瘧又再發者 皆非少陰人兒也 惟少陰人兒腹瘧病難治者 用此藥尋常瘧不必用此不祥之藥 少陰人尋常間日瘧 惡寒時用川芎桂枝湯二三貼 則亦無不愈 又腹中實滿 而大便硬 瘧發者 亦可用巴豆

모든 약이 다 선약(善藥)이 아닌 것이 없으나 소음인에게 신비(信砒)와 태음인에게 과체(瓜蒂)는 가장 나쁜 약이라고 할 수가 있다. 왜냐하면 소음인에게 비상은 모든 병에 써도 모두 위태한 것이나 다만 학질을 치료하는 한 가지 효능만 있으니 이도 역시 유명무실하여 위태하다는 염려가 없지 않으며 차라리 계지, 인삼, 백작약을 3~4회 정도 복용시켜서 학질을 치료하는 것만 같지 못하니 이것이 천하에 만 번 해롭고 소용이 없는 약이 아니겠는가! 태음인에게 과체는 모든 병에 써도 다 위태한 것인데 다만 담연(痰涎)이 막힌 것을 치료하는 한 가지 효능만 있으니 이도 역시 유명무실하여 위태로운 생각이 없지 않으니 차라리 길경, 맥문동, 오미자를 3~4번 정도 복용시켜서 담연(痰涎)이 막힌 것을 치료하는 것만 같지 못하니 이것이 천하에 만 번 해롭고 소용이 없는 약이 아니겠는가! 이 두 가지 약은 외치에만 쓸 것이며 내복에는 쓸 수가 없는 것이다.

百藥莫非善藥 而惟少陰人信砒藥 太陰人瓜蔕藥 最為惡藥也 何哉 少陰人信砒藥 百病用之皆殆 而祇有治瘧之一能者 亦有名無實 不無危慮 萬不如 桂枝 人蔘 白芍藥 三四服之治瘧 則此非天下萬害無用之藥乎 太陰人瓜蔕藥百病用之皆殆 而祇有治痰涎壅塞之一能者 亦有名無實 不無危慮 萬不如桔梗 麥門冬 五味子 三四服之 治痰涎壅塞 則此非天下萬害無用之藥乎 此二藥 外治 可用 內服 不可用

내가 보는바 한 소음인이 중기병(中氣病)에 혀가 말려들어서 말하지 못하는데 어떤 의사가 합곡혈(合谷穴)에 침을 놓으니 그 효과가 신기하였다고 하니 기타 모든 병의 약이 능히 빠른 효과를 내지 못한 것을 침이 능히 빠른 효과를 낸 바가 있다. 대체로 침혈도 역시 태소음양 사상인에게 대한 응용 혈이 있을 것이며 승강완속(升降緩速)의 묘한 이치가 있을 것이니 이에 대하여 살피지 않을 수 없다. 공손히 바라건대 이후에 근신하고 후덕하여서 사람 살리기를 좋아하는 이를 기다리노라.

嘗見少陰人中氣病 舌卷不語 有醫針合穀穴 而其效如神 其他諸病之藥不能速效者 針能速效者有之 蓋針穴 亦有太少陰陽四象人應用之穴 而必有升降緩速之妙 繫是不可不察 敬俟後之謹厚而好活人者

【註解】사상인에 대한 논술은 최초로 《靈樞經》 즉 《針經》에 기재된 것인데 원래는 침구의 보사(補瀉)에 활용되던 이론이다. 그런데 이제마는 사상인론을 창조적으로 우리 조선 의학에 참신한 치료 이론을 확립하였으며 미래 후진들이 사상인 이론적인 치구학설을 창안하기를 고대하였다. 이 시대를 살아가고 있는 우리는 반드시 이제마의 부탁을 긍정적으로 받아들려 연구에 박차를 가해야 한다.

장중경《상한론》중 소음인병에 경험한 23가지 처방
張仲景傷寒論中少陰人病經驗設方二十三方

【說明】 아래의 처방들은 모두 許浚 선생의《寶鑑》에서 따온 것이지 이제마 선생이 직접《傷寒論》原書에서 인용한 것이 아니다. 그러므로 약의 用量과 복용 방법이 다르다. 그리고 허준 선생도 아래의 처방들을 자중경의《傷寒論》에서 인용한 것이 아니라 주로《入門》,《丹溪心法》,《醫學正傳》,《醫方類聚》등 서적에서 인용한 것이라고 출처를 밝히고 있으나 실은 모두 상한론에서 나온 것이다.

> **・계지탕**
>
> 계지 3돈, 백작약 2돈, 감초 1돈, 생강, 3쪽, 대추 2매

桂枝湯

桂枝三錢 白芍藥二錢 甘草一錢 生薑三片 大棗二枚

【校正】 이 처방은 허준이《입문》에서 인용한 것인데 백작약을 3돈이던 것을 2돈으로 기록하였으니 교정하는 것이 맞다.《入門》과《伤寒論》을 참조하라.

【參考】《傷寒論12條-桂枝湯》: "桂枝三兩(去皮) 芍藥三兩 甘草二兩(炙) 生薑三兩(切) 大棗十二枚(擘) 上五味, 㕮咀, 以水七升, 微火煮取三升, 去滓, 適寒溫, 服一升。服已須臾, 歠熱稀粥一升餘, 以助藥力, 溫覆令一時許, 遍身㴐㴐, 微似有汗者益佳, 不可如水流, 若一服汗出病瘥, 停後服, 不必盡劑, 若不汗, 更服, 依前法; 又不汗, 後服小促其間, 半日許, 令三服盡, 病證猶在者, 更作服。 若汗不出, 乃服至二三劑。 禁生冷, 粘滑, 肉面, 五辛, 酒酪, 臭惡等物。"

> **· 이중탕**
> 인삼, 백출, 건강 각각 2돈, 구감초 1돈

· 理 中 湯

人蔘 白朮 乾薑 各二錢 甘草炙一錢(半)

【校正】 이중탕은 허준이 《입문》에서 인용한 것인데 감초가 1돈 반으로 기록되어 있고 《傷寒論》에는 各三兩으로 되어 있다. 중경의 처방이라면 各三兩이라고 하는 것이 맞다고 본다.

【參考】《醫學入門》: "理中湯 治太陰腹痛, 自利不渴, 脈沉無力, 手足或溫或冷, 及蛔厥, 霍亂等證。 人蔘 白朮 乾薑各二錢 甘草一錢半 水煎溫服。"
《傷寒論-386條-理中丸方》: "人蔘 乾薑 甘草(炙) 白朮各三兩上四味, 搗篩, 蜜和丸, 如雞子黃許大。 以沸湯數合, 和一丸, 研碎, 溫服之。 日三四, 夜二。腹中未熱, 益至三四丸, 然不及湯。 湯法, 以四物依兩數切, 用水八升, 煮取三升, 去滓, 溫服一升, 日三服。"

> **· 강부탕**
> 포건강 1냥과 포부자 1매를 썰어 5돈을 취하여 물에 달여 먹는다.
> 부자를 날것으로 먹으면 이름을 백통탕이라고 한다.

· 薑附湯

炮乾薑一兩 炮附子一枚 剉取五錢 水煎服 附子生用 名曰 白通湯

【校正】 허준 선생은 《薑附湯》을 《丹心》에서 가져왔다고 출처를 밝혔으나 원래 출처는 《傷寒論》이며 乾薑과 附子가 포(炮)한 것이 아니고 附子는 생으로 쓴다고 기록되어 있다. 《丹心》과 《伤寒论》에 근거하여 교정하는 것이 마땅하다.

【參考】《丹溪心法》: "薑附湯 乾薑一兩 附子一枚 (生去皮臍)"
《傷寒論-61條-乾薑附子湯》: "乾薑一兩 附子一枚(生用, 去皮, 切, 八片) 上二味, 以水三升, 煮取一升, 去滓, 頓服。"

> ・ **사순이중탕**
> 인삼, 백출, 건강, 구감초 각각 2돈

・ **四順理中湯**
人蔘 白朮 乾薑 炙甘草 各二錢

【校正】 허준 선생은 이 탕제의 출처를 《醫方類聚》로 밝혔지만 실은 《傷寒論》의 이중탕을 용량만 적게 하였을 뿐이다.

> ・ **계지인삼탕**
> 구감초, 계지 각각 1돈 8푼, 백출, 인삼, 건강 각각 1돈 5푼

・ **人蔘桂枝(人蔘)湯**
炙甘草 桂枝各一錢八分 白朮 人蔘 乾薑各一錢五分

【校正】《傷寒論》과 《東醫寶鑑》에 모두 《桂枝人蔘湯》으로 기록되어 있다. 아마 이제마 선생의 실수가 아니면 조수의 실수일 것이다. 계지인삼탕으로 교정해야 한다.

> **· 사역탕**
> 구감초 6돈, 포건강 5돈, 생부자 1매
> 이상 약을 썰어 2첩에 나누어 물에 달여 먹는다.

· 四逆湯

炙甘草六錢 炮乾薑五錢 生附子一枚 剉 分二貼 水煎服

【校正】 허준 선생은 사역탕의 출처를 《醫學正傳》으로 밝혔지만 실은 《상한론》에서 나온 것이며 포건강이 아니라 건강이니 炮 자를 빼야한다.

【參考】 《傷寒論》: "四逆湯方 炙甘草二兩 乾薑一兩半 附子一枚(生用, 去皮, 破八片) 上三味, 以水三升, 煮取一升二合, 取滓, 分溫再服。強人可大附子一枚, 乾薑三兩。"

> **· 후박반하탕**
> 후박 3돈, 인삼, 반하 각각 1돈 5푼, 감초 7푼 5리, 생강 7편

· 厚朴半夏湯

厚朴三錢 人蔘 半夏各一錢五分 甘草七分五厘 薑七片

【校正】 이 처방은 《寶鑑》에 기록된 것인데 《傷寒論》 약량과 다르니 상한론에 근거하여 약량을 교정하는 것이 마땅하다.

【參考】 《寶鑑》: "厚朴半夏湯 治傷寒, 發汗後, 腹脹滿。厚朴三錢 人蔘 半夏各一錢半 甘草七分半 右剉作一貼入生薑七片水煎服。"
《傷寒論66條》: "厚朴生薑半夏甘草人蔘湯: 厚朴半斤(炙, 去皮) 生薑半斤(切) 半夏(洗)半升 甘草二兩 人蔘一兩 上五味, 以水一斗, 煮取三升, 去滓, 溫服一升, 日三服。"

> **· 반하산**
> 제반하, 구감초, 계지 각각 2돈

· 半夏散
製半夏 炙甘草 桂枝各二錢

【註解】 이 처방도 허준 선생이 《입문》에서 따온 것을 이제마 선생이 그대로 《보원》에 수록한 것이니 《입문》과 《상한론》을 참조하기 바람.

【參考】 《醫學入門》: "半夏散 治少陰客寒咽痛。半夏, 桂枝, 甘草炙各二錢, 右剉作一貼水煎, 小小嚥服(仲景)。"《傷寒論》: "半夏散 半夏(洗) 桂枝(去皮) 甘草(炙) 上三味, 等分。"

> **· 적석지우여량탕**
> 적석지, 우여량 각각 2돈

· 赤石脂禹餘糧湯
赤石脂 禹餘糧各二錢五分

【校正】 이 적석지우여량탕은 허준의 《寶鑑》에 기재되어 있는데 《傷寒論》과 약량이 다르다. 상한론에 근거하여 교정함이 마땅하다. 참고문과 대조해 보기 바람.

【參考】 《寶鑑》: "赤石脂禹餘糧湯 治少陰證下利不止, 當治下焦, 宜用此。赤石脂 禹餘糧各二錢半。右剉碎, 水煎服。(仲景)"

《傷寒論》: "赤石脂禹餘糧湯方 赤石脂一斤⁽碎⁾(248g) 太一禹餘糧一斤⁽碎⁾ (248g) 上二味, 以水六升, 煮取二升, 去滓, 分溫三服。"

> **・ 부자탕**
>
> 백출 4돈 백작약, 백복령 각각 3돈, 포부자, 인삼 각각 2돈

・ 附子湯

白朮四錢 白芍藥 白茯苓各三錢 附子炮 人蔘各二錢

【校正】 부자탕은 허준이 《醫學入門》에서 인용하여 《寶鑑》에 기록한 것이나 炮附子의 용량이 2개인 경우 현대 저울로 30g은 되어야 한다. 상한론의 용량대로 교정하고 의사들이 알아서 현대 용량으로 환산해 쓰게 하는 것이 마땅하다.

【參考】《入門》: "治少陰病脈沉, 手足寒, 骨節痛, 又治口中和, 背惡寒。白朮四錢 茯苓 芍藥各三錢 附子炮 人參各二錢。右剉分二貼, 水煎服。"
《傷寒論304條》: "少陰病, 得之一二日, 口中和, 其背惡寒者, 當灸之, 附子湯主之。附子二枚⁽炮, 去皮, 破八片⁾ 茯苓三兩 人參二兩 白朮四兩 芍藥三兩。上五味, 以水八升, 煮取三升, 去滓, 溫服一升, 日三服。"

> **・ 마황세신(부자)탕**
>
> 마황, 세신 각각 2돈 포부자 1돈

・ 麻黃附子細辛⁽附子⁾湯

麻黃 細辛各二錢 炮附子一錢

【校正】 이 麻黃細辛附子湯도 허준의 《寶鑑》에는 入門을 따르다 보니 탕명과

약량을 잘못 기록하였다. 상한론에 근거하여 탕명과 약량을 교정해야 한다.

【參考】《入門》: "治少陰病但欲寐, 發熱, 脈沉。麻黃 細辛各二錢 附子炮一錢。右剉作一貼, 水煎服(仲景)。"《傷寒論-301條》: "少陰病, 始得之, 反發熱, 脈沉者, 麻黃細辛附子湯主之。麻黃二兩(去節) 細辛二兩 附子一枚(炮, 去皮, 破八片) 上三味, 以水一斗, 先煮麻黃, 減二升, 去沫, 內煮藥, 煮取三升, 去滓, 溫服一升, 日三服。"

• 마황부자감초탕

마황, 감초 각각 3돈, 포부자 1돈

• 麻黃附子甘草湯

麻黃(二兩, 去節) **甘草各三錢**(二兩, 灸) **炮附子一錢**(枚, 炮, 去皮, 破八片)

【校正】 이 처방은 허준이 《入門》에서 인용해 《寶鑑》에 올린 글인데 傷寒論에 근거하여 밑줄을 그은 漢字는 모두 빼고 괄호 안에 넣은 한자는 보충해 넣어 교정한다. 附子 한 개의 무게를 15g으로 환산하는 것이 통례이다.

【參考】《入門》: "麻黃附子甘草湯 治少陰病, 無吐利厥逆, 宜用此微發汗也。(仲景)"
《傷寒論-302條》: "少陰, 得之二三日, 麻黃附子甘草湯微發汗。以二三日無證, 故微發汗也。麻黃二兩(去節) 甘草二兩(灸) 附子一枚(炮, 去皮, 破八片)。上三味, 以水七升, 先煮麻黃一兩沸, 去上沫, 內諸藥, 煮取三升, 去滓, 溫服一升, 日三服。"

• 당귀사역탕

백작약, 당귀 각각 2돈, 계지 1돈 5푼, 세신, 통초, 감초 각각 1돈

• 當歸四逆湯

白芍藥 當歸各二錢 桂枝一錢五分 細辛 通草 甘草各一錢

【校正】당귀사역탕도 허준이《入門》에서 따서《寶鑑》에 올린 처방인데 이제마 선생은《입문》에 있던 生薑과 大棗를 빼 버리고 기록하였으며《傷寒論》에는 생강이 없다. 반드시 傷寒論의 원문대로 교정해야 마땅하다. 아래 참고문을 세심하게 보라.

【參考】《入門》:"當歸四逆湯 當歸 芍藥各二錢, 肉桂一錢半, 細辛, 通草, 甘草各一錢, 薑五片, 大棗二枚, 水煎溫服。"
《傷寒論-351條》:"手足厥寒, 脈細欲絕者, 當歸四逆湯主之。當歸三兩 桂枝三兩(去皮) 芍藥三兩 細辛三兩 甘草二兩(灸)通草二兩 大棗二十五枚(擘)。上七味, 以水八升, 煮取三升, 去滓, 溫服一升, 日三服。"

• 반하사심탕
제반하 2돈, 인삼, 감초, 황금 각각 1돈 5푼, 건강 1돈, 황련 5푼, 생강 3쪽 대추 2매.

• 半夏瀉心湯

製半夏二錢 人蔘 甘草 黃芩各一錢五分 乾薑一錢 黃連五分 薑三片 棗二枚

【校正】이 처방은 허준이《入門》에서 인용하여《寶鑑》에 올린 처방인데 生薑 한 종이 더 들어가 있다. 그리고 약량이《入門》《傷寒論》과 다르니《傷寒論》에 근거하여 교정해야 한다.

【參考】《入門》:"半夏二五分, 甘草三錢, 黃芩, 乾薑, 人蔘各二錢, 黃連一錢,薑三片, 大棗二枚, 水煎服。治心下痞滿, 軟而不痛。"《傷寒論-149條》: "半夏瀉心湯 半夏半升 黃芩 乾薑 人參 甘草(灸)各三兩 黃連一兩 大棗十二枚(擘)。上七味, 以水一斗, 煮取六升, 去滓, 再煎取三升, 溫服一升, 日三服。"

> ### • 생강사심탕
> 생강, 반하 각각 2돈, 인삼, 건강 각각 1돈 5푼, 황련, 감초 각각 1돈, 황금 5푼, 대추 3매

• 生薑瀉心湯
薑 半夏 各二錢 人蔘 乾薑 各一錢五分 黃連 甘草 各一錢 黃芩 五分 <u>棗三枚</u>(棗二枚)

【校正】생강사심탕은 허준이 《入門》에 기록된 것을 인용하여 《寶鑑》에 올린 처방인데 그 약량이 《傷寒論》의 원문과 다르므로 상한론에 근거하여 교정해야 한다. 《入門》에는 大棗二枚로 기록되어 있다.

【參考】《傷寒論》: "傷寒汗出解之後, 胃中不和, 心下痞硬, 乾噫食臭, 脅下有水氣, 腹中雷鳴下利者, 生薑瀉心湯主之。生薑(切, 四兩) 甘草(灸, 三兩) 人蔘(三兩) 乾薑(一兩) 黃芩(三兩) 半夏(洗, 半升) 黃連(一兩) 大棗(擘, 十二枚)"

> ### • 감초사심탕
> 감초 2돈, 건강, 황금 각각 1돈 5푼, 제반하, 인삼 각각 1돈, 대추 3매

• 甘草瀉心湯
甘草二錢 乾薑 黃芩各一錢五分 製半夏 人蔘各一錢 棗三枚

【校正】이 감초사심탕도 허준이 《入門》에서 가져다 《寶鑑》에 올린 처방인

데 《상한론》 원문대로 바꾸고 약량은 학자들이 알아서 환산해 쓰도록 하는 것이 마땅하다.

【參考】《入門》: "甘草瀉心湯 即半夏瀉心湯, 再加甘草一錢, 人參一錢半。"
《寶鑑》: "甘草瀉心湯 甘草二錢 黃芩 乾薑各一錢半 半夏製 人參各一錢 黃連五分 右剉作一貼入大棗三枚水煎服。(仲景)"
《傷寒論-158條》: "傷寒中風, 醫反下之, 其人下利, 日數十行, 穀不化, 腹中雷鳴, 心下痞硬而滿, 乾嘔心煩不得安。醫見心下痞, 謂病不盡, 複下之, 其痞益甚。此非結熱, 但以胃中虛, 客氣上逆, 故使硬也。甘草瀉心湯主之。甘草(炙, 四兩) 黃芩(三兩) 乾薑(三兩) 半夏(洗, 半升) 大棗(擘, 十二枚) 黃連(一兩)上六味, 以水一斗, 煮取六升, 去滓, 再煎取三升。溫服一升, 日三服。"

> ### • 인진호탕
> 인진 1냥, 대황 5돈, 치자 2돈. 인진을 먼저 달여 인진이 절반으로 적어지면 위에 두 가지 약을 넣어 달여 또 절반으로 적어지면 먹되 1일 2번으로 하며 소변을 제대로 누고 소변 빛이 붉으면 배가 점점 줄어들어 황(黃)이 소변을 좇아 나간다.

• 茵蔯蒿湯
茵蔯一兩 大黃五錢 梔子二錢 先煎茵蔯 減半 納二味煎 又減半服 日二 小便當利 色正赤 腹漸減 黃從小便去也

【校正】 인진호탕은 허준이 《入門》에서 따다가 약간의 수정을 거친 뒤에 《寶鑑》에 올린 처방인데 《傷寒論》과 다른 점이 많으므로 상한론 원문대로 교정하는 것이 마땅하다. 참고문을 참조하라.

【參考】《寶鑒-太陰病發黃》: "茵蔯蒿湯 治太陰證發黃, 茵蔯蒿一兩大黃五

錢 梔子二錢 右剉水三盞, 先煮茵陳減半納二味煎又減半, 去滓, 溫服, 日二, 小便當利, 色正赤腹漸減, 黃從小便去也。(仲景)《傷寒論-236條》: "茵陳蒿湯 茵陳蒿(六兩) 梔子(擘, 十四枚) 大黃(去皮, 二兩)上三味, 以水一斗二升, 先煮茵陳, 減六升 ; 內二味, 煮取三升, 去滓, 分三服。小便當利, 尿如皂莢汁狀, 色正赤, 一宿腹減, 黃從小便去也。"

- 저당탕
  수질(초), 맹충(초)(발과 날개는 버린다), 도인(유첨) 각각 10매, 대황(증) 3돈

- 抵當湯
 水蛭炒 虻蟲炒去足翅 桃仁留尖 各十枚 大黃蒸三錢

【校正】 저당탕은 허준이《入門》에서 따서《寶鑑》에 올린 처방이지만《入門》과《傷寒論》과도 모두 다르게 기록되어 있으므로 상한론 원문대로 교정함이 마땅하다.

【參考】《入門》: "抵當湯 虻蟲, 水蛭, 桃仁各十枚, 大黃三錢, 病甚人壯者五錢。水煎溫服, 未下再服。"《傷寒論-126條》: "抵當湯 水蛭(熬) 虻蟲各三十個(去翅足, 熬) 桃仁二十個(去皮尖) 大黃三兩(酒洗)。上四味, 以水五升, 煮取三升, 去滓, 溫服一升。不下更服。"

- 도인승기탕
  대황 3돈, 계심, 망초 각각 2돈, 감초 1돈, 도인(유첨) 10매

- 桃仁承氣湯
 大黃三錢 桂心 芒硝各二錢 甘草一錢 桃仁留(去皮尖)十枚

【校正】도인승기탕은 허준이 《丹溪心法-吐血門》에서 따서 《寶鑑》에 넣었다고 하나 실은 《傷寒論》의 《桃核承氣湯》이니 상한론 원문대로 교정함이 마땅하다.

【參考】《丹溪心法-吐血門》: "桃仁承氣湯 芒硝三錢 甘草二錢半 大黃一兩 桂三錢 桃仁半兩(去皮尖)右父咀, 每兩入薑同煎。"《傷寒論-106條》: "桃核承氣湯 桃仁(去皮尖, 五十個) 大黃(四兩) 桂枝(去皮, 二兩) 甘草(炙, 二兩) 芒硝(二兩)。 上五味, 以水七升, 煮取二升半, 去滓, 內芒硝, 更上火微沸, 下火。先食溫服五合, 日三服, 當微利。"

• 마인환
대황(증) 4냥, 지실, 후박, 적작약 각각 2냥, 마자인 1냥 5돈, 행인 1냥 2돈 5푼
이상 약을 가루로 만들어 밀환으로 하되 오자만 하게 하여 빈속에 따뜻한 물과 함께 50알을 먹는다.

• 麻仁丸
大黃蒸四兩 枳實 厚朴 赤芍藥各二兩 麻子仁一兩五錢 杏仁一兩二錢五分 爲末蜜丸 梧子大 空心溫湯下五十丸

【校正】麻仁丸은 허준이 《局方》에서 인용했다고 하지만 사실은 《醫學正傳》에서 따와서 《寶鑑》에 올린 처방이다. 赤芍藥이 아니고 芍藥이며 용량이 《正傳》과 같지만 《傷寒論》 원문에 근거하여 교정함이 마땅하다.

【參考】《寶鑑-大便門》: "脾約丸一名麻仁丸 治小便數, 大便難名爲脾約證。大黃蒸四兩 枳實 厚朴 赤芍藥各二兩 麻子仁一兩 杏仁一兩二錢半。右爲末, 蜜丸梧子大, 空心, 溫湯下五十丸(局方)。"

《醫學正傳》:"脾約丸 麻仁(一兩半) 枳實(麩炒黃色) 厚朴(薑制炒) 芍藥(各三兩) 大黃(四兩, 酒蒸) 杏仁(去皮尖炒, 另研, 一兩二錢)。上爲末, 煉蜜爲丸, 如梧桐子大, 每服三十丸, 溫水下。"

《傷寒論-247條》:"趺陽脈浮而澀, 浮則胃氣强, 澀則小便數;浮澀相搏, 大便則硬, 其脾爲約, 麻子仁丸主之。麻子仁(二升) 芍藥(半斤) 枳實(炙, 半斤) 大黃(去皮, 一斤) 厚朴(炙, 去皮, 一尺) 杏仁(去皮尖, 熬, 別作脂, 一升)上六味, 蜜和丸如梧桐子大。飮服十丸, 日三服, 漸加, 以知爲度。"

· 밀도법

노인이 변비로 허약해져서 약을 쓰지 못할 환자는 밀을 달여 조각 분말을 조금 넣어 굳게 되면 정자를 만들어 항문에 넣으면 곧 통한다.

· 蜜導法

老人 虛人 不可用藥者 用蜜熬入皂角末少許 稔(撚)作錠子 納肛門 即通

【校正】蜜導法은 허준이《丹溪心法附餘》에서 인용하여《보감》에 올린 글이나 원래 출처는《상한론》이다. 상한론의 원문을 아래에 기록하니 참조하기 바람.《丹心》에는 이 처방이 기록되어 있지 않다. 이것은 허준이 출처를《丹心》으로 잘못 기록한 것이다.

【參考】《寶鑑》:"諸大便不通, 老人虛人, 不可用藥者, 用蜜熬入皂角末少許, 撚作錠子, 納肛門即通(丹心)。"《傷寒論-233條》:"蜜煎方 食蜜七合。上一味, 於銅器內, 微火煎, 當須凝如飴狀, 攪之勿令焦著, 欲可丸, 並手捻作挺, 令頭銳, 大如指, 長二寸許。當熱時急作, 冷則鞕, 以內穀道中, 以手抱, 欲大便時乃去之。"

- 대승기탕
대황 4돈, 후박, 지실, 망초 각각 2돈
물을 2개의 큰 잔에 먼저 지실, 후박을 달여 한 잔이 되면 이어 대
황을 넣어 달여 7분이 되면 찌꺼기를 버리고 망초를 넣어 다시 한
번 끓여 따뜻할 때 먹는다.

- 大承氣湯
大黃四錢 厚朴 枳實 芒硝各二錢
水二大盞 先煎枳朴 至一盞 乃下大黃 煎至七分 去滓 入芒硝 再一
沸 溫服

【校正】大承氣湯은 원래 《傷寒論》에서 나온 처방인데 허준 선생은 상한론
을 보지 못하였으므로 약의 용량을 10분의 1로 줄인 《입문》에서 따서 《보
감》에 올린 것이다. 아래의 小承氣湯도 같은 정황이다. 아래 참고문대로 교
정함이 마땅하다.

【參考】《傷寒論》: "大承氣湯方 大黃四兩(酒洗) 厚朴半斤(灸, 去皮) 枳實五枚
(灸) 芒硝三合。上四味, 以水一斗, 先煮二物, 取五升, 去滓, 內大黃, 更煮取
二升, 去滓, 內芒硝, 更上微火一兩沸。分溫再服, 得下, 餘勿服。"

- 소승기탕
대황 4돈, 후박, 지실 각각 1돈 5푼
이상 약을 썰어 1첩을 지어서 물에 달여 먹는다.

- 小承氣湯
大黃四錢 厚朴 枳實各一錢五分 剉作一貼 水煎服

【校正】 소승기탕도 허준이 《入門》에서 따서 《寶鑑》에 올린 것이니 《傷寒論》 원문대로 교정함이 마땅하다.

【參考】 《傷寒論》: "小承氣湯方 大黃四兩 厚朴二兩(灸, 去皮)枳實三枚(大者, 灸) 上三味, 以水四升, 煮取一升二合, 去滓, 分溫二服。初服湯當更衣；不爾者, 盡飮之。若更衣者, 勿服之。"

【評論】 大承氣湯과 小承氣湯 이 두 처방은 모두 《傷寒論》에서 나왔고 主藥이 대변이 굳은 것을 치료하는 맛이 쓰고 약성이 찬 大黃과 枳實이며 大黃은 위, 대장, 간경(肝經)에 들어가 작용하는 약이고 枳實도 역시 위, 대장, 간에 들어가 작용하는 약으로서 태음인 약으로 보아야 할 것이며 大承氣湯, 小承氣湯, 調胃承氣湯 이 세 가지 승기탕은 모두 장중경이 《傷寒論》 중에 경험한 太陰人藥으로 봐야 마땅할 것이다. 이제마 선생은 일찍 《東醫四象草本》에서 "소음인 약은 마땅히 중초(위)를 따뜻하게 해야지 장(腸)을 차게 하는 것은 마땅하지 않다(少陰之藥宜溫中 而不宜淸腸)."라고 논한 바 있다. 세 가지 승기탕은 열을 사하고(瀉熱)기를 운행(行氣)시키며 변을 통하게(通便)하는 작용 강도가 대승기탕이 소승기탕보다 크고 소승기탕이 조위승기탕보다 클 뿐이지 모두 大黃 4냥을 주약으로 사용하였으며 그 목적 또한 상한 열병에서 대변을 통하게 하여 열을 내리고 증상을 치료하는 것이었다. 소음인병을 논하는 이 대목에서는 거론하는 것이 타당하지 않다고 사료된다.

송·원·명 3대 의학자들의 저술 중

소음인병에 경험한 13가지 처방과 파두가 들어 있는 6가지 처방

宋元明三代醫家著述中少陰人病經驗行用要藥十三方巴豆藥

> **• 십전대보탕**
>
> 인삼, 백출, 백작약, 구감초, 황기, 육계, 당귀, 천궁, 백복령, 숙지황, 각각 1돈, 생강 3쪽, 대추 2매
> 이 처방은 송나라 때 《局方》에서 나왔는데 허로를 치료한다. 나는 지금 이 처방을 다시 고치니 이 처방에서 백복령, 숙지황을 빼고 사인, 진피를 쓸 것이다.

• 十全大補湯

人蔘 白朮 白芍藥 灸甘草 黃芪 肉桂 當歸 川芎 白茯苓 熟地黃 各一錢 薑三片 棗二枚

此方出於王好古海藏書(局方)中 治虛勞

今考更定 此方當去白茯苓 熟地黃 當用砂仁 陳皮

【校正】이 처방은 원래 《宋-太平惠民和劑局方》에서 수록된 처방이다. "王好古海藏書"에서 나온 처방이 아니므로 "局方"을 넣어 교정한다.

【참고】《太平惠民和劑局方-十全大補湯》: "人参 肉桂(去粗皮, 不见火) 川芎 地黄(洗, 酒蒸, 焙) 茯苓(焙) 白术(焙) 甘草(炙) 黃芪(去芦) 川当归(洗, 去芦) 白芍药(各等分) 上一十味, 锉为粗末。每服二大钱, 水一盏, 生姜三片, 枣子二个,

同煎至七分, 不拘时候温服。"

· 보중익기탕

황기 1돈5푼, 구감초, 인삼, 백출 각각 1돈, 당귀, 진피 각각 7푼,
승마, 시호 각각 3푼, 생강 3쪽, 대추 2매.
이 처방은 이고(李杲)의 《東垣書》중에 있는데 勞倦虛弱으로 신열
이 있고 번조하고 自汗倦怠한 데 쓴다.
지금 이 처방을 다시 고치니 이 처방에 황기는 3돈을 쓸 것이며 마
땅히 승마, 시호를 빼고 곽향, 자소엽을 쓸 것이다.

· 補中益氣湯

黃芪一錢五分 甘草灸 人蔘 白朮各一錢 當歸 陳皮各七分 升麻 柴
胡各三分 薑三片 棗二枚 此方出於李杲東垣書中 治勞倦虛弱 身熱
而煩 自汗倦怠今考更定 此方黃芪當用三錢 而當去升麻 柴胡 當用
藿香 紫蘇葉

【校正】이 처방은 이동원의 《脾胃論》에서 처음 나왔는데 허준의 보감에도
수록되어 있고 《正傳》에도 기록되어 있지만 생강과 대추는 없다. 아마 이제
마 선생이 가미하지 않았는가 의심되며 비위론에 근거하여 生薑, 大棗를 빼
버려 교정함이 마땅하다.

【參考】《脾胃論》: "補中益氣湯 黃芪(病甚勞役, 熱者一錢) 甘草(灸)以上各五分,
人蔘(去蘆, 有嗽去之)三分(以上三味, 除濕熱, 煩熱之聖藥也), 當歸身(酒焙幹, 或日幹,
以和血脈)二分, 橘皮(不去白以導氣, 又能益元氣, 得諸甘藥乃可, 若獨用瀉脾胃)二分
或三分, 升麻(引胃氣上騰而複其本位, 便是行春升之令) 二分或三分, 柴胡(引清氣,
行少陽之氣上升)二分或三分, 白术(降胃中熱, 利腰脊[臍]間血)三分。上件藥㕮父
咀, 都作一服, 水二盞, 煎至一盞, 量氣弱氣盛, 臨病斟酌水盞大小, 去渣, 食

遠, 稍熱服。如傷之重者, 不過二服而愈 ; 若病日久者, 以權立加減法治之。"

• 향사육군자탕

향부자, 백출, 백복령, 반하, 진피, 후박, 백두구 각각 1돈, 인삼, 감
초, 목향, 축사, 익지인 각각 5푼, 생강 3쪽, 대추 2매,

이 처방은 공신의 《의감》중에 있으니 식욕이 없고 음식이 소화되
지 않으며 먹은 후 도포에 쓴다.

지금 이 처방을 다시 고쳐서 이 처방에 마땅히 백복령을 빼고 백하
수오를 쓸 것이다.

• 香砂六君子湯

香附子 白朮 白茯苓 半夏 陳皮 厚樸 白豆蔲各一錢 人蔘 甘草 木香
縮砂 益智仁各五分 薑三片 棗二枚 此方出於龔信醫鑑書中 治不思
飮食 食不下 食後倒飽 今考更定 此方 當去白茯苓 當用白何首烏

• 목향순기산

오약, 향부자, 청피, 진피, 후박, 지각, 반하 각각 1돈, 목향 축사 각
각 5푼, 계피, 건강, 구감초 각각 3푼 생강 3쪽, 대추 2매

이 처방은 공신의 《萬病回春》중에 있는데 中氣병을 치료한다. 중
기란 것은 사람과 서로 다투어 대단히 노하여 노기가 북받쳐 어지
러워서 넘어지는 것이다. 먼저 생강탕으로 구원하고 정신을 차린
후에 이 약을 쓴다.

• 木香順氣散

烏藥 香附子 靑皮 陳皮 厚朴 枳殼 半夏各一錢 木香 縮砂各五分
桂皮 乾薑 灸甘草各三分 薑三片 棗二枚

此方出於龔信萬病回春書中 治中氣病 中氣者 與人相爭 暴怒氣逆

而暈倒也 先以薑湯救之 甦後用此藥

> ### • 소합향원
>
> 백출, 목향 침향, 사향, 정향, 안식한, 백단향, 가자피, 필발 서각,
> 주사 각각 2냥(주사 절반은 옷을 입힌다), 소합유(안식향고 안에 넣고), 유
> 향, 용뇌 각각 1냥
>
> 이상 약을 합하여 가루 내어 안식향고와 졸인 꿀에 반죽하여 매 1
> 냥을 나누어 40알을 만들어 매번 2~3알씩 정화수(井華水) 혹은 온
> 수에 먹는다. 일체 기병(氣疾)의 중기, 상기, 기역, 기울, 기통 등에
> 쓴다. 이 처방은《국방(局方)》에서 나온 것이다。
>
> 허숙미(許叔微)의《본사방(本事方)》에 쓰여 있기를 대체로 사람이
> 지나치게 기뻐하면 양기를 상하고 지나치게 성내면 음기를 상한
> 다. 근심하면 기운이 흔히 궐역(厥逆)되는 데 반드시 이 약을 쓴다.
> 만약 함부로 중풍으로 치료하면 흔히 사람을 죽일 것이다.
>
> 위역림의《得效方》에 쓰여 있기를 중풍은 맥이 부(浮)하고 몸이 따
> 듯하며 입에 담연이 많고 중기는 맥이 침(沈)하고 몸이 차며, 입에
> 담연이 없다.
>
> 지금 이 처방을 다시 고쳐서 이 처방에 마땅히 사향, 서각, 주사, 용
> 뇌, 유향을 빼고 곽향, 회향, 계피, 오령지, 현호색을 넣을 것이다.

• 蘇合香元

白朮 木香 沈香 麝香 丁香 安息香 白檀香 訶子皮 香附子 蓽撥 犀角
朱砂各二兩 朱砂半爲衣 蘇合油入安息香膏內 乳香 龍腦各一兩
右細末 用安息香膏竝煉蜜搜和千搗 每一兩分作四十丸 每取二三
丸 井華水或溫水下 治一切氣疾 中氣 上氣氣逆 氣鬱 氣痛 此方出
於局方

【註解】이 처방은 대체상《局方》원문과 같으므로 교정하지 않는다.

【參考】《和劑局方》: "蘇合香圓 白朮 青木香 烏犀屑 香附子(炒去毛) 朱砂(研, 水飛) 訶黎勒(煨, 去皮) 白檀香 安息香(別為末, 用無灰酒一升熬膏) 沉香 麝香(研) 丁香 蓽茇(各二兩) 龍腦(研) 蘇合香油(入安息香膏內, 各一兩) 薰陸香(別研一兩即乳香) 上為細末, 入研藥勻, 用安息香膏並煉白蜜和劑, 每服旋丸如梧桐子大。早朝取井華水, 溫冷任意, 化服四丸。老人, 小兒可服一丸。"

許叔微本事方曰 凡人暴喜傷陽 暴怒傷陰 憂愁怫(失)意 氣多厥逆 當用 此藥 若概作中風治 多致殺人

危亦林得效方曰 中風 脈浮 身溫 口多痰涎 中氣 脈沈 身涼 口無痰涎

今考更定 此方 當去麝香 犀角 朱砂 龍腦 乳香 當用藿香 茴香 桂皮 五靈脂 玄胡索

• 곽향정기산

곽향 1돈 5푼, 자소엽 1돈, 후박, 대복피, 백출, 진피, 반하, 감초, 길경, 백지, 백복령 각각 5푼, 생강 3쪽, 대추 2매

이 처방은 송나라 때《局方》에서 나왔는데 상한을 치료한다.

지금 이 처방을 다시 고쳐서 이 처방에서 마땅히 길경, 백지, 백복령을 빼고 마땅히 계피, 건강, 익지인을 쓸 것이다.

• 藿香正氣散

藿香一錢五分 紫蘇葉一錢 厚朴(薑汁灸) 大腹皮 白朮 陳皮 半夏(麴) 甘草(灸) 桔梗 白芷 白茯苓各五分 薑三片 棗二枚 此方出於龔信醫鑑書中 治傷寒 今考更定 此方當去桔梗 白芷 白茯苓 當用桂皮 乾薑 益智仁

【校正】이 처방은《太平惠民和劑局方》에서 나왔는데 약량이 다르다.《醫鑑》과《入門》에도 전재되어 있는데《局方》이거나《醫鑑》에 근거하여 약량

을 교정함이 맞다고 본다. 《국방》에는 후박은 (薑汁炙)로 甘草는 (炙)로 되어
있고 반하는 半夏麴로 기록되어 있다. 참고문을 참조하기 바란다.

【參考】《和劑局方》: "藿香正氣散 治傷寒頭疼, 憎寒壯熱, 上喘咳嗽, 五勞
七傷, 八般風痰, 五般膈氣, 心腹冷痛, 反胃嘔惡, 氣瀉霍亂, 臟腑虛鳴, 山嵐
瘴瘧, 遍身虛腫, 婦人産前, 産後, 血氣刺痛; 小兒疳傷, 並宜治之。

大腹皮 白芷 紫蘇 茯苓(去皮, 各一兩) 半夏曲 白朮 陳皮(去白) 厚樸(去粗皮, 薑
汁炙) 苦梗(各二兩) 藿香(去土, 三兩) 甘草(炙, 二兩半)

上爲細末。每服二錢, 水一盞, 薑錢三片, 棗一枚, 同煎至七分, 熱服。如欲
出汗, 衣被蓋, 再煎並服。"

《古今醫鑑》: " 藿香(二錢) 紫蘇(一錢五分) 陳皮(一錢) 厚樸(薑制, 一錢) 半夏(薑
制, 一錢) 白朮(一錢, 炒) 茯苓(一錢) 大腹皮(一錢) 桔梗(一錢) 白芷(一錢) 甘草(炙,
一錢)。上銼一劑, 生薑三片, 棗二枚, 水煎熱服。"

• 향소산

향부자 3돈, 자소엽 2돈 5푼, 진피 1돈 5푼, 창출, 감초 각각 1돈,
생강 3쪽, 총백 2경
이 처방은 위역림의 《得效方》 중에 있으니 사시온역에 쓴다. 《局方》
에 쓰여 있기를 옛적 한 노인이 있어 이 처방을 한 사람에게 주어 쓰
게 하였는데 성내에 모든 온역 환자들이 이 약을 먹고 다 나았다.

• 香蘇散

香附子(炒香, 去毛)三錢 紫蘇葉二錢五分 陳皮一錢五分 蒼朮 甘草(炙)
各一錢 薑 三片 蔥白二莖 此方出於危亦林得效方書中 治四時瘟疫
局方曰 昔有一老人授此方與一人 令其合施 城中大疫 服此皆愈

【校正】香蘇散은 원래 《局方》에서 나온 뒤에 《得效方》에 전재되었다. 그러

나 허준 선생은 《입문》에서 인용하여 《보감》에 올린 것이라고 하지만 그 약용량이 《入門》과 다르게 기록되어 있으며 향부자에 (炒香, 去毛)를 넣고 감초에 (灸) 자를 교정해야 한다.

【參考】《局方》："香蘇散 治四時瘟疫, 傷寒。香附子(炒香, 去毛) 紫蘇葉(各四兩) 甘草(灸, 一兩) 陳皮(二兩, 不去白)。上爲粗末。每服三錢, 水一盞, 煎七分, 去滓, 熱服, 不拘時候, 日三服。若作細末, 只服二錢, 入鹽點服。(嘗有白髮老人授此方與一富人家, 其家合施, 當大疫, 城中病者皆愈。"

《世醫得效方》："香蘇散 治四時傷寒傷風, 傷濕傷食, 大人小兒皆可服。香附子 (五兩, 炒去毛) 紫蘇(去根, 二兩半) 陳皮(二兩) 甘草(二兩) 蒼朮(二兩, 切片, 米泔浸, 炒黃)上剉散。每服四錢, 水盞半, 生薑三片, 蔥白二根煎, 不拘時候, 得汗爲妙。"

> ### ・계지가(부)자탕
> 포부자, 계지 각각 3돈, 백작약 2돈, 구감초 1돈, 생강 3쪽, 대추 2매
> 이 처방은 이천의 《醫學入門》에 있으니 땀이 흘러 멎지 않으며 손발에 경련을 일으켜 구부렸다 폈다 하기 어려운 것을 치료한다.

・桂枝(加)附子湯
炮附子 桂枝各三錢 白芍藥二錢 灸甘草一錢 薑三片 棗二枚
此方出於李梴醫學入門書中 治汗漏不止 四肢拘急 難以屈伸

【校正】 이 탕은 허준 선생이 《入門》에 잘못 수록된 《傷寒論》의 "桂枝加附子湯"을 "桂枝附子湯"으로 《寶鑑》에 올렸고 이제마 선생이 또 《寶鑑》대로 《保元》에 인용하였다. 계지부자탕과 계지가부자탕은 그 적응증이 각기 다르므로 반드시 계지가부자탕으로 교정해야 마땅하다. 이것 역시 두 선생이 傷寒論을 보지 못한 데서 기인된 문제라고 사료된다. 이 오류는 《입문》의 저자 이천(李梴)으로부터 시작된 것이다.

【參考】《入門》: "桂枝附子湯: 桂枝, 附子各三錢, 芍藥二錢, 甘草一錢, 薑五片, 棗二枚, 水煎溫服. 治太陽病發汗, 遂漏汗不止, 惡風, 溺難, 四肢拘急, 難以屈伸; 兼治傷寒八九日, 風濕相搏, 身體煩疼不能轉側, 不嘔不渴, 脈浮虛澀."

《傷寒論-20條》: "太陽病, 發汗, 遂漏不止, 其人惡風, 小便難, 四肢微急, 難以屈伸者, 桂枝加附子湯主之. 桂枝(去皮, 三兩) 芍藥(三兩) 甘草(炙, 三兩) 生薑(切, 三兩) 大棗(擘, 十二枚) 附子(一枚, 炮, 去皮, 破八片) 上六味, 以水七升, 煮取三升, 去滓, 溫服一升. 本雲桂枝湯, 今加附子, 將息如前法."

《傷寒論-174條》: "伤寒八九日, 风湿相搏, 身体疼烦, 不能自转侧, 不呕, 不渴, 脉浮虚而涩者, 桂枝附子汤主之. 若其人大便硬, (一云脐下心下硬)小便自利者, 去桂加白术汤主之. 桂枝附子汤方: 桂枝(去皮, 四兩) 附子(炮, 去皮, 破, 三枚) 生姜(切, 三兩) 大枣(擘, 十二枚) 甘草(炙, 二兩) 上五味, 以水六升, 煮取二升, 去滓, 分温三服."

• **인진사역탕**

인진 1냥, 포부자, 포건강, 구감초 각각 1돈

음황병에 식은땀이 멎지 않는 데 쓴다.

• **茵蔯四逆湯**

茵蔯一兩 炮附子 炮乾薑 炙甘草各一錢

治陰黃病 冷汗不止

【校正】茵蔯四逆湯은 허준 선생이 우단(虞搏)의 《醫學正傳》에서 따서 《寶鑑》에 올릴 때 이 처방의 출처를 《正傳》에 따라서 《活人》으로 잘못 기록하였다. 이 처방은 최초로 陰黃證論을 창시한 韓祗和의 《傷寒微旨論-陰黃證篇》에 기록된 처방이며 그 약량 또한 틀리게 기록하였으니 교정해야 마땅하다. 《傷寒微旨論》에 근거하여 茵蔯二兩, 乾薑兩半, 炙甘草二兩, 附子一個(破八片)으로 고쳐 주어야 한다. 이제마 선생의 원문은 그대로 둔다.

【參考】《傷寒微旨論》: "茵陳四逆湯 治病人脈沉細遲, 肢體逆冷, 腰以上自汗。茵陳 炙甘草各(二兩) 乾薑(炮, 兩半) 附子(一個, 破八片)右爲末, 水二升, 煮取二升, 去滓放溫, 分作三服。"

• 인진부자탕

인진 1냥 반, 건강 1냥 반 부자 2개(8쪽으로 쪼갬) 구감초 각각 1돈
음황으로 몸이 차고 땀이 멎지 않는 데 쓴다.

• 茵蔯附子湯

茵蔯一兩 附子炮 甘草灸各一錢
治陰黃病身冷。

【校正】 茵蔯附子湯은《傷寒微旨論-阴黄証篇》에 附子二個 (破八片) 乾薑 茵蔯各兩半으로 기록되어 있으나 灸甘草一錢는 없다. 그러므로 한지화의 《傷寒微旨論》에 근거하여 乾薑을 가미하고 灸甘草一錢은 빼 버려 교정하지 않을 수 없다.

【參考】《傷寒微旨-陰黃證篇》: "茵陳附子湯 治病人服茵陳四逆湯身冷汗出不止者。附子(二個, 破八片) 乾薑 茵陳(兩半) 右爲末, 水二升, 煮一升, 煮取升去滓放溫分作三服。"

• 인진귤피탕

인진 1냥, 진피, 백출, 반하, 생강 각각 1돈
음황병으로 숨차고 구역이 나며 갈증이 나지 않는 데 쓴다.
이상 세 가지 처방은 주굉의《活人書》중에서 나온 것이다.

• 茵蔯橘皮湯

茵蔯一兩 陳皮 白朮 半夏 薑各一錢

治陰黃病 喘嘔不渴

右三方出於朱肱活人韓祗和-傷寒微旨論書中

【校正】茵蔯橘皮湯을 비롯한 3가지 처방이 모두 韓祗和의《傷寒微旨論-陰黃證篇》에 최초로 기재된 것이지 주굉의 활인서에서 나온 것이 아니다. 그러므로 상한미지론에 근거하여 교정함이 마땅하다. 원문은 그대로 남겨두고 아래 참고문대로 교정하면 될 것이다.

【參考】《傷寒微旨論》:"茵蔯橘皮湯 茵陳 橘皮 生薑(各一兩) 白朮(二錢半) 半夏 茯苓(各五錢)上用水四升, 煮取二升, 放溫, 分作四服。治病人脈沈細數, 身熱手足寒, 喘嘔, 煩躁不可者"

• 삼미삼유탕

오수유 3돈, 인삼 2돈, 생강 4쪽, 대추 2매

이 처방은 궐음증으로 메스꺼워 침을 게울 때, 소음증으로 궐랭 번조할 때, 양명증으로 음식 먹은 것을 토하려고 하는 데 모두 잘 듣는다.

• 三味蔘萸湯

吳茱萸三錢 人蔘二錢 薑四片 棗二枚

治厥陰證 嘔吐涎沫 少陰證 厥冷 煩躁 陽明證 食穀欲嘔 皆妙

【校正】이 처방은 허준 선생이《入門》에서 따서 탕명을 三味蔘萸湯으로《寶鑑》에 기록해 넣은 것인데《傷寒論》에는 吳茱萸湯으로 되어 있으니 傷寒論에 근거하여 교정하는 것이 옳다고 본다.

【參考】《入門》："三味參萸湯 治厥陰病, 幹嘔吐涎, 頭痛甚極；及少陰吐利, 手足逆冷, 煩躁欲死；陽明食穀欲嘔, 得湯反劇, 屬上焦寒等證尤妙。吳萸三錢, 人參二錢, 生薑四錢, 棗二枚, 水煎溫服。"

《傷寒論》："少陰病, 吐利, 手足逆冷, 煩躁欲死者, 吳茱萸湯主之。吳茱萸(一升) 人參(二兩) 生薑(切, 六兩) 大棗(擘, 十二枚)上四味, 以水七升, 煮取二升, 去滓, 溫服七合, 日三服。"

• 벽력산

부자 1개를 포하여 찬 재로 30분간 배하여 낸다. 반 개를 가늘게 썰어 납다(臘茶) 1돈과 같이 물 한 잔에 넣어 달여 6분이 되면 찌끼를 내버리고 꿀 반 숟가락을 조합하여 식혀서 먹으면 좀 있다가 답답한 증상이 멎고 잠을 자며 땀이 나고 낫는다.

음성격양증에 쓴다. 위에 두 처방은 이천의《입문》중에서 나왔다.

• 霹靂散

附子一個 炮過 以冷灰培(焙)半時取出 切半個細剉 入臘茶一錢 水一盞 煎至六分 去渣 入熟蜜半匙 放冷服之 須臾躁止 得睡 汗出差 治陰盛隔陽證 右二方出於李梴醫學入門書中

【校正】霹靂散은 원래《類證活人書》에 처음 기재되어 있던 처방인데 허준이《入門》에 전재된 것을 따서《寶鑑》에 기록해 넣는 과정에서 다소 오류가 생겼는데 培 자는 焙 자로 교정한다. 아래의 참고문을 대조해 보라.

【參考】《入門》："治陰毒傷寒, 煩躁渴悶。霹靂散: 附子一枚, 炮過取出, 用冷灰焙半時, 切半枚, 入真臘茶一錢, 水一盞, 煎六分, 去渣入熟蜜半匙, 調勻頓冷服之, 須臾躁止得睡, 汗出乃瘥。"《活人書》："(霹靂散)治陰盛隔陽, 煩躁不飲水。附子一枚及半兩者, 炮熟取出, 用冷灰焙之, 去皮臍為粗末。真臘茶一大錢, 細研同和, 分作二服。每服用水一盞, 煎六分, 臨熟入蜜半匙, 放溫冷服之。須臾躁止得睡, 汗出即瘥。"

- 온백원

천오포 2냥 5돈, 오수유, 길경, 시호, 석장포, 자원, 황련, 건강포, 육계, 천초(초), 적복령, 조각(구), 후박, 인삼, 파두상 각각 5돈

이상 약을 가루를 만들어 달인 꿀에 반죽하여 오자만 하게 알약을 만들어 생강 달인 불에 3일씩 혹은 5~7알씩 먹는다.

이 처방은 《국방》에서 나온 것인데 적취와 징벽과 황달과 고창과 10종의 수기와 9종의 심통과 8종의 비색과 5종의 임질과 여러 해 된 학질에 쓴다.

공신의 《의감》에 쓰여 있기를 부인의 배 속에 적취가 있어 임신된 것 같이 배가 부르고 여위고 피곤하며 혹은 노래하거나 울기도 하여 사수(邪祟) 같은데 이 약을 먹으면 저절로 낫는다. 오래된 병에 먹으면 다 벌레나 뱀 같은 나쁜 고름 등의 물질을 배출한다.

- 溫白元

川烏炮二兩五錢 吳茱萸 桔梗 柴胡 石菖蒲 紫菀 黃連 乾薑炮 肉桂
川椒炒 赤茯苓 皂角炙 厚朴 人蔘 巴豆霜各五錢

右為末 煉蜜和丸 梧子大 薑湯下三丸或五丸至七丸

此方出於局方治積聚 癥癖 黃疸 鼓脹 十種水氣 九種心痛 八種痞塞 五種淋疾 遠年瘧疾

龔信醫鑑曰 婦人腹中積聚 有似懷孕 羸瘦困弊 或歌哭如邪祟 服此藥自愈 久病服之 則皆瀉出蟲蛇惡膿之物

【參考】《和劑局方》: "治心腹積聚, 久症癖塊, 大如杯碗, 黃疸宿食, 朝起嘔吐, 支滿上氣, 時時腹脹, 心下堅結, 上來搶心, 傍攻兩脅。十種水病, 八種痞塞, 翻胃吐逆, 飲食噎塞, 五種淋疾, 九種心痛, 積年食不消化, 或瘧疾連年不瘥。及療一切諸風, 身體頑痺, 不知痛癢, 或半身不遂, 或眉髮墮落。及療七十二種風, 三十六種遁屍疰忤, 及癲癇。或婦人諸疾, 斷續不生, 帶下淋瀝, 五邪失心, 愁憂思慮, 意思不樂, 飲食無味, 月水不調。及腹中一切諸疾, 有似懷孕, 連年累月, 羸瘦困弊, 或歌或哭, 如鬼所使, 但服此藥, 無不除愈。川烏(炮, 去皮, 臍, 二兩半) 柴胡(去蘆) 桔梗 吳茱萸(湯洗七次, 焙乾, 炒) 菖蒲 紫菀(去苗, 葉及土) 黃連(去須) 乾薑(炮) 肉桂(去粗皮) 茯苓(去皮) 蜀椒(去目及閉口, 炒出汗) 人參 厚朴(去粗皮, 薑汁制) 皂莢(去皮, 子, 炙) 巴豆(去皮, 心, 膜, 出油, 炒, 研, 各半兩) 上為細末, 入巴豆勻, 煉蜜為丸, 如梧桐子大。每服三丸, 生薑湯下, 食後或臨臥服, 漸加至五, 七丸。"

> **• 장달환**
> 인진, 치자, 대황, 망초 각각 1냥, 행인 6돈, 상산, 별갑, 파두상 각각 4돈, 두시 2돈
> 이상의 것을 가루로 하여 증병으로 반죽하여 오자만 하게 알약을 만들어 3알씩 혹은 5알씩 따뜻한 물에 먹는다.
> 이 처방은 손사막의《千金方》중에서 나왔다. 인진환이라고도 한다.
> 유행하는 온역 및 장학(瘴瘧)과 황달과 습열병을 치료한다.

• 瘴疸丸
茵蔯 梔子 大黃 芒硝各一兩 杏仁六錢 常山 鱉甲 巴豆霜各四錢 豆豉二錢

右為末 蒸餅和丸 梧子大 每三丸或五丸 溫水送下
此方出於危亦林得效方書(千金方)中 一名茵蔯丸 治時行瘟疫及瘴瘧 黃疸 濕熱病

【校正】이 처방은 李梴이 孫思邈의《備急千金要方》에서 인용하여《入門》에 瘴疸丸으로 탕명을 고쳐서 올린 것인데 허준 선생이 또 자기의《寶鑑》에 수록하였다. 危亦林의《得效方》과는 상관이 없으며 약용량이 다르므로《千金方》에 근거하여 교정하는 것이 맞다. "茵蔯 梔子 芒硝 杏仁各三兩 巴豆五钱 恒常山 鱉甲各二兩 豆豉五合 大黃五兩"으로 원방 대로 약량을 설정하는 것이 맞다고 사료됨.

【參考】《千金方卷十, 傷寒發黃五》: "治時行病急黃, 並瘴癘疫氣及痎瘧, 茵蔯方。茵陳 梔子 芒硝 杏仁(各三兩) 巴豆(半兩) 恒山 鱉甲(各二兩) 豉(五合) 大黃(五兩)上九味為末, 以餳和丸, 如梧子大, 飲服三丸, 以吐利為佳。不知加一丸。初覺體氣有異, 急服之即瘥, 神效。"

・ 삼능소적환
삼능, 봉출, 신곡 각각 7돈, 파두(멥쌀과 같이 새까맣게 초하여 쌀과 껍질을 버린다), 청皮, 진皮, 회향 각각 5돈, 정향皮, 익지인 각각 3돈

이상의 것을 가루로 하여 초로 쑨 풀로 반죽하여 오자만 하게 알약을 만들어 생강 달인 물에 30~40알을 먹는다.
이 처방은 이고의《동원서》중에서 나왔는데 날것, 찬 것, 굳은 음식물에 상하여 소화가 되지 않고 명치가 그득하고 답답한 데 쓴다.

・ 三稜消積丸
三稜 蓬朮 神麴各七錢 巴豆 (和粳米同炒焦黑去米) 青(橘)皮 陳皮 茴香(以上) 各五錢 丁香皮 益智仁各三錢
右為末 醋糊和丸 梧子大 薑湯下三四十丸
此方出於李杲東垣書中 治(傷)生冷(硬)物 不能消(化 心腹)滿悶

【校正】이 처방은 이동원의《脾胃論》에서 나온 처방인데 적응증에서 여러 글

자를 빼놓았거나 다르다.《脾胃論》원문에 근거하여 괄호 안에 한자들을 보충해 넣고 밑줄을 그은 원문과 다른 글자는 빼 버려 교정한다. 이 처방은 허준이 《正傳》에서 따서《寶鑑》에 수록한 탓에 오류가 생긴 것이다. 참고문을 보라.

【參考】《醫學正傳》"三棱消枳丸 治傷生冷硬物, 不能消化, 心腹滿悶。

京三棱(醋煮) 廣朮(醋煮) 神曲(炒, 各七錢) 淨青皮 巴豆(和皮米炒焦黑, 去米及皮)

茴香 陳皮(去白, 各五錢) 丁香 益智(去殼, 各三錢)

上為細末, 醋調麵糊為丸, 如梧桐子大, 每服十丸, 加至二十丸, 生薑湯送下, 食前, 量虛實加減。如更衣, 止後服。"

《李東垣-脾胃論》: "三棱消積丸 治傷生冷硬物, 不能消化, 心腹滿悶。

丁香皮 益智(以上各三錢) 巴豆(炒, 和粳米炒焦黑去米) 茴香(炒) 陳皮 青橘皮(以上各五錢) 京三棱(炮) 廣朮(炮) 炒曲(以上各七錢)

上件為細末, 醋打麵糊為丸, 如梧桐子大。每服十丸至二十丸, 溫生薑湯送下, 食前。量虛實加減, 得更衣, 止後服。"

【註解】《丁香皮》는 정향나무 껍질인데《脾胃論》에는 丁皮로 쓰여 있다.

• 비방화체환

삼능, 봉출(모두 외하여) 각각 4돈 8푼푼 반하국, 목향, 정향, 청피, 진피(모두 흰 것을 버리고), 황련 각각 2돈 5푼, 파두육(초에 잠기게 하여 하룻밤 담갔다가 졸여 말린 것) 6돈

이상 약을 가루로 만들어 오매 가루에다 밀가루를 조금 넣어 풀을 쑤어 반죽하여 기장 쌀만 하게 일약을 만들어 매번 5, 7, 10알씩 먹는다. 설사를 시키려면 뜨거운 물에 먹고 적(積)을 녹여 내려면 진피 달인 물에 먹고 설사를 멈추려면 냉수에 먹는다.

이 처방은 方廣의《丹溪心法附餘》중에서 나왔으니 일체 기(氣)를 다스리며 일체 적(積)을 없어지게 하며 오랜 고질병은 녹아서 저절

로 없어지게 하고 갑자기 생긴 적은 인도하여 없어지게 하는 데 막힌 것을 통하게 하는 좋은 효과가 있으며 음양을 고르게 하여 보하고 사하는 묘리가 있다.

· 秘方化滯丸

三稜 蓬朮竝煨各四錢八分 半夏麴 木香 青皮 陳皮竝去白 黃連各二錢五分 巴豆肉醋浸一宿熬乾六錢 右爲末 以烏梅末 入麵少許 煮作糊和丸 黍米大 每服五 七丸至十丸 欲通利則以熱湯下 欲磨積則陳皮湯下 欲止泄則飮冷水
此方出於朱震亨丹溪心法方廣-丹溪心法附餘書中 理一切氣 化一切積 久堅沈痼 磨之自消 暴積乍留 導之立去 奪造化有通塞之功 調陰陽有補瀉之妙

【校正】 이 처방은 명나라 때 方廣의《丹溪心法附餘》에서 나온 것이지 주진형의《丹心》에서 나온 글이 아니다. "朱震亨丹溪心法"을 빼고 "方廣丹溪心法附餘"를 넣어 교정해야 한다. 일일이 다 교정할 수는 없으니 약의 용량과 제법은 참고문을 참조하라.

【參考】《方廣-丹溪心法附餘》: "祕方化滯丸 理一切氣, 化一切積, 奪造化有通塞之功, 調陰陽有補瀉之妙。久堅沉痼, 磨之自消；暴積乍留, 導之立去。南木香堅實者, 不見火 丁香去苞, 不見火 青皮四花者, 去穰 紅橘皮去濕, 去白 黃連大者, 各二錢半 京三棱慢火煨
莪朮慢火煨, 各四錢八分 半夏曲揀白淨半夏研末, 搗, 生薑自然汁和爲餅, 曬乾, 二錢五分, 前八味曬乾, 和研爲細末 巴豆(去殼, 滾湯泡, 逐一研開去心膜, 以瓦器盛, 用好醋浸過一指, 慢火熬至乾, 六錢重, 碾細, 將前藥末和, 再碾令勻, 入後烏梅肉膏, 馬豆若干, 止用四錢五分 烏梅用肉厚者, 打碎去核, 細銼, 火焙乾爲細末, 秤五錢重, 用米醋調, 略請, 慢火熬成膏, 和入前

藥上通和匀了, 用白麵八錢重, 水調得所, 慢火調, 糊爲丸, 如粟米大, 每服
五七丸, 人盛者十丸, 五更空心用橘皮湯下。"

> **• 삼물백산**
>
> 길경, 패모 각각 3돈, 파두(껍질과 심(心)을 버리고 검게 초하여 연지
> 처럼 갈아) 1돈
> 이상 약을 가루로 한 후 고루 섞어 따뜻한 물에 5푼씩 먹는데 약한 사
> 람은 절반만 쓴다. 혹 토하며 혹 설사한다. 설사하지 않으면 뜨거운 죽
> 한 사발을 먹이고 설사가 나서 멎지 않으면 찬 죽 한 사발을 먹인다.

• 三物白散

桔梗 貝母各三錢 巴豆去皮心熬研如脂一錢 右爲末 和匀 白湯和服
半錢 弱人減半 或吐或利 不利進熱粥一碗 利不止進冷粥一碗

【校正】 이 처방은 장중경의 《傷寒論》에서 나온 것인데 허준 선생이 傷寒論
을 보지 못하였기에 《入門》에서 이 구절을 따서 《寶鑑》에 수록해 넣었다.
이제마 선생 또한 이 구절을 보고 "진한(秦漢) 시대의 의방치법에 변비를 대
황(大黃)으로 치료하는 방법은 있었지만 파두(巴豆)로 치료하는 방법은 없었
다."라고 말하였는데 이것은 사실과 다르다. 삼물백산(三物白散)이 바로 장중
경의 《傷寒論》에서 나온 처방일 뿐만이니라 《금궤요략》의 길경백산(桔梗白
散)도 역시 진한 시대에 이미 파두로 변비를 치료하는 방법이 있었다는 것을
증명한다. 이 구절도 상한론 원문에 근거하여 교정함이 마땅하다고 본다.

【參考】《傷寒論》: "三物白散方: 桔梗(三分) 巴豆(去皮心, 熬黑, 研如脂, 一分) 貝母
(三分) 上三味爲散, 內巴豆, 更於臼中杵之, 以白飮和服, 强人半錢匕, 羸者減
之。病在膈上必吐, 在膈下必利。不利, 進熱粥一杯；利過不止, 進冷粥一杯。"
《金匱要略》: "《外臺》桔梗白散 治咳而胸滿, 振寒, 脈數, 咽乾不渴, 時出濁唾腥

臭, 久久吐膿如米粥者, 爲肺癰。桔梗 貝母(各三分) 巴豆(一分, 去皮, 熬研如脂)

上三味, 爲散, 強人飮服半錢匕, 羸者減之。病在膈上者, 吐膿血 ; 膈下者瀉

出 ; 若下多不止, 飮冷水一杯則定。"

· 여의단

천오포 8돈, 빈랑, 인삼, 시호, 오수유, 천초, 백복령, 백강, 황련, 자
원, 후박, 육계, 당귀, 길경, 조각, 석창포 각각 5돈, 파두상 2돈 5푼
이상 약을 가루로 만들어 달인 꿀에 반죽하여 오자만 하게 알약을
만들고 주사로 옷을 입히어 매번 5알 혹은 7알 따스한 물에 먹는
다. 전적으로 온역과 일체 귀수에 쓴다.
이 처방은 이천의《醫學入門》중에서 나왔다.

· 如意丹

川烏炮八錢(二兩半) 檳榔 人蔘 柴胡 吳茱萸 川椒 白茯苓 白薑 黃連
紫菀 厚朴 肉桂 當歸 桔梗 皂角 石菖蒲各五錢 巴豆霜二錢五分(半兩)
右爲末 煉蜜和丸 梧子大 朱砂爲衣 每五丸或七丸 溫水下(生薑湯下)
專治瘟疫及一切鬼祟
右一方出於李梴醫學入門書中

【校正】如意丹은 허준이《入門》에서 따서 적응증에서 瘟疫과 邪祟만 남기
고 나머지는 모두 삭제하고《寶鑑》에 수록해 넣었는데 이 처방은《入門》에
서 나온 것이 아니라《局方》의 溫白圓에 檳榔, 當歸를 가미한 처방이다. 그
약량이 다르니 局方에 근거하여 약량을 교정해야 한다.《局方》에는 "川烏
(炮)二兩半"으로 되어 있고 나머지 약은 "各五錢"으로 되어 있다. 그리고 국
방에서는 생강탕에 복용하라고 하였다.

【參考】《入門-傷寒用藥賦》: "如意丹: 川烏八錢, 檳榔, 人蔘, 柴胡, 吳茱萸,

川椒, 白薑, 白茯苓, 黃連, 紫菀, 厚朴, 肉桂, 當歸, 桔梗, 皂角, 石菖蒲各五
錢, 巴豆二錢半, 擇吉日於不聞雞犬處, 靜室誠心修合, 各取淨末, 煉蜜為丸
梧子大, 朱砂為衣, 每三丸, 或五丸, 七丸。專治溫疫及一切鬼祟。伏屍, 傳
痨, 癲狂失心, 山嵐瘴氣, 棗湯或白湯下, 風疫及宿患大風, 身體頑麻, 不知
痛癢, 眼淚不下, 睡臥不安, 面如蟲行, 日久鬚眉癢脫, 唇爛齒焦;偏頭痛,
紫癜, 瘡癬, 左癱右瘓, 鶴膝風疼一切風疾, 荊芥煎下。"

《局方》: "溫白圓 川烏(炮, 去皮, 臍, 二兩半) 柴胡(去蘆) 桔梗 吳茱萸(湯洗七次,
焙乾, 炒) 菖蒲 紫菀(去苗, 葉及土) 黃連(去須) 乾薑(炮) 肉桂(去粗皮) 茯苓(去皮)
蜀椒(去目及閉口, 炒出汗) 人參 厚朴(去粗皮, 薑汁制) 皂莢(去皮, 子, 炙) 巴豆(去
皮, 心膜, 出油, 炒, 研, 各半兩)。加檳榔, 當歸。

上為細末, 入巴豆勻, 煉蜜為丸, 如梧桐子大。每服三丸, 生薑湯下, 食後或
臨臥服, 漸加至五, 七丸。"

말하자면 이상 파두가 든 5가지 처방은 즉 옛사람의 각자가 설치하
고 경험한 처방들이다. 이 6가지 처방이 다 같이 한 가지 파두의 힘
이며 사용한 바가 또한 다름이 없이 하나같은 것이다. 대개 파두는
소음인병에 반드시 써야 하겠으나 함부로 쓰지 말아야 한다. 또한
의심스러우면 쓰지 말아야 할 약이다.

그러므로 6가지 처방을 연달아 기록하여 경험을 소개하니 그 이치를
잘 아는 자는 쓰면 반드시 적중할 것이나 경솔하게 쓸 수 없는 것이다.

論曰 右巴豆六方 卽古人之各自置方 各自經驗 而此六方 同是一巴
豆之力 則所用亦無異 而 同歸於一也 蓋巴豆少陰人病之必不可不
用 而又不可輕用 必不可浪用 而又不可疑用之藥故聯錄六方 備述
經驗 昭明其理者 欲其用之必中 而不敢輕忽也

새로 설정한 소음인병에 쓰는 중요한 약 24가지 처방

新定 少陰人病 應用要藥 二十四方

• 황기계지부자탕

계지, 황기 각각 3돈, 백작약 2돈, 당귀, 구감초 각각 1돈, 포부자 1돈 혹은 2돈, 생강 3쪽, 대추 2매

• 黃芪桂枝附子湯

桂枝 黃芪各三錢 白芍藥二錢 灸甘草 當歸各一錢 炮附子一錢或二錢 薑三片 棗二枚

• 인삼계지부자탕

인삼 4돈, 계지 3돈, 백작약, 황기 각각 2돈, 당귀, 구감초 각각 1돈, 포부자 1돈 혹은 2돈, 생강 3쪽, 대추 2매

• 人蔘桂枝附子湯

人蔘四錢 桂枝三錢 白芍藥 黃芪各二錢 當歸 灸甘草各一錢 炮附子一錢或二錢 薑三片 棗二枚

• 승양익기부자탕

인삼, 계지, 백작약, 황기 각각 2돈, 백하수오, 관계, 당귀, 구감초 각각 1돈 포부자 1돈 혹은 2돈, 생강 3쪽, 대추 2매

• 升陽益氣附子湯

人蔘 桂枝 白芍藥 黃芪各二錢 白何首烏 官桂 當歸 灸甘草各一錢 炮附子一錢或二錢 薑三片 棗二枚

> ### • 인삼관계부자탕
> 인삼 5돈 혹은 1냥, 관계, 황기 각각 3돈, 백작약 2돈, 당귀, 구감초 각각 1돈, 포부자 2돈 5푼, 생강 3쪽, 대추 2매

• 人蔘官桂附子湯

人蔘五錢或一兩 官桂 黃芪各三錢 白芍藥二錢 當歸 灸甘草各一錢 炮附子二錢或二錢五分 薑三片 棗二枚

> 위에 4가지 처방은 다 망양(亡陽)의 위중한 병에 쓰는 약이다. 망양이 된 병자가 소변이 희고 많은 것은 좀 위태한 것이니 부자 1돈을 1일 두 번씩 먹고, 소변이 붉고 적은 것은 몹시 위태한 것이니 부자 2돈을 1일 2~3번 먹인다. 병이 장차 위태한 경우에는 1돈을 쓰며 병이 위태함을 면하였을 경우에도 1돈씩 쓰며 병이 나아서 조리할 때도 1돈씩 1일 2번 쓸 것이다.

右四方 皆亡陽危病藥也 亡陽病人 小便白而多 危有餘地 則用附子一錢 日再服 小便赤而少 危無餘地 則用附子二錢 日二三服 病在將危 用一錢 病在免危 用一錢 病在調理亦一錢 日再服

> ### • 승양익기탕
> 인삼, 계지, 황기, 백작약 각각 2돈, 백하수오, 관계, 당귀, 구감초 각각 1돈, 생강 3쪽, 대추 2매

- **升陽益氣湯**

人蔘 桂枝 黃芪 白芍藥各二錢 白何首烏 官桂 當歸 灸甘草各一錢 薑 三片 棗二枚

> - **보중익기탕**
> 인삼, 황기 각각 3돈, 구감초, 백출, 당귀, 진피 각각 1돈, 곽향, 소엽 각각 3푼 혹은 5푼씩, 생강 3쪽, 대추 2매

- **補中益氣湯**

人蔘 黃芪各三錢 灸甘草 白朮 當歸 陳皮各一錢 藿香 蘇葉各三分 或各五分 薑三片 棗二枚

> - **황기계지탕**
> 계지 3돈, 백작약, 황기 각각 2돈, 백하수오, 당귀, 구감초 각각 1돈, 생강 3쪽, 대추 2매

- **黃芪桂枝湯**

桂枝三錢 白芍藥 黃芪各二錢 白何首烏 當歸 灸甘草各一錢 薑三片 棗二枚

> - **천궁계지탕**
> 계지 3돈, 백작약 2돈, 천궁, 창출, 진피, 구감초 각각 1돈, 생강 3쪽, 대추 2개

- **川芎桂枝湯**

桂枝三錢 白芍藥二錢 川芎 蒼朮 陳皮 灸甘草各一錢 薑三片 棗 二枚

- 궁귀향소산

향부자 2돈, 자소엽, 천궁, 당귀, 창출, 진피, 구감초 각각 1돈, 파흰 밑 5대, 생강 3점, 대추 2알

- 芎歸香蘇散

香附子二錢 紫蘇葉 川芎 當歸 蒼朮 陳皮 灸甘草 各一錢 蔥白五莖 薑三片 棗二枚

- 곽향정기산

곽향 1돈 5푼, 자소엽 1돈, 창출, 백출, 반하, 진피, 청피, 대복피, 계피, 건강, 익지인, 구감초 각각 5푼, 생강 3점, 대추 2알

- 藿香正氣散

藿香一錢五分 紫蘇葉一錢 蒼朮 白朮 半夏 陳皮 青皮 大腹皮 桂皮 乾薑 益智仁 灸甘草各五分 薑三片 棗三枚

- 팔물군자탕

인삼 2돈, 황기, 백출, 백작약, 당귀, 천궁, 진피, 구감초 각각 1돈, 생강 3쪽, 대추 2개
이 처방에 백하수오로 인삼을 바꾸면 백하오군자탕이라 부르며, 이 처방에 인삼과 황기를 각각 1돈씩 쓰고 백하수오와 관계를 각각 1돈씩 가미하면 십전대보탕이라 부르며, 이 처방에 인삼 1냥과 황기 1돈을 쓰면 독삼팔물탕이라 부른다.

- 八物君子湯

人蔘二錢 黃芪 白朮 白芍藥 當歸 川芎 陳皮 灸甘草各一錢 薑三片 棗二枚

本方以白何首烏 易人蔘 則名曰白何烏君子湯本方 用蔘芪各一錢
加白何首烏 官桂各一錢 則名曰十全大補湯本方 用人蔘一兩 黃芪
一錢 則名曰獨蔘八物湯

> • 향부자팔물탕
>
> 향부자, 당귀, 백작약 각각 2돈, 백출, 백하수오, 천궁, 진피, 구감
> 초 각각 1돈, 생강 3쪽, 대추 2개
> 일찍이 한 부인이 근심, 걱정으로 비(脾)를 상하여 목과 혀가 마르
> 며 은은히 머리가 아픈 병을 치료하였는데 이 약으로 신기한 효력
> 이 보았다.

• 香附子八物湯

香附子 當歸 白芍藥各二錢 白朮 白何首烏 川芎 陳皮 灸甘草各一
錢 薑三片 棗二枚

嘗治婦人思慮傷脾 咽乾舌燥 隱隱有頭痛 神效

> • 계지반하생강탕
>
> 생강 3돈, 계지, 반하 각각 2돈, 백작약, 백출, 진피, 구감초 각각 1돈
> 허한으로 인한 구토, 수결흉 등의 증세를 치료한다.

• 桂枝半夏生薑湯

生薑三錢 桂枝 半夏各二錢 白芍藥 白朮 陳皮 灸甘草各一錢

治虛寒嘔吐 水結胸等證

> • 향사양위탕
>
> 인삼, 백출, 백작약, 구감초, 반하, 향부자, 진피, 건강, 산사육, 사
> 인, 백두구 각각 1돈, 생강 3쪽, 대추 2알

• 香砂養胃湯

人蔘 白朮 白芍藥 灸甘草 半夏 香附子 陳皮 乾薑 山查肉 砂仁 白
豆蔲各一錢 薑三片 棗二枚

> ## • 적백하오관중탕
>
> 백하수오, 적하수오, 양강, 건강, 청피, 진피, 향부자, 익지인 각각
> 1돈, 대추 2알
> 사지가 권태로우며 소변이 잘 나오지 않으며 음경이 일어나지 않
> 으며 장차 부종이 생길 징조가 있는 자에게 쓴다.
> 이 처방에 후박, 지실, 목향, 대복피 각각 5푼을 가미하면 또한 기
> 맥을 통하는 효력이 있으니 비록 부종이 생긴 환자라 해도 마음과
> 생각을 안정하고 1일 2번씩 100일만 먹으면 낫지 않는 것이 없다.
> 이 처방에 인삼으로 적하수오를 바꾸면 인삼백하오관중탕이라고
> 부르며 당귀로 적하수오를 바꾸면 당귀백하오관중탕이라 부른다.
> 옛 처방에 건강, 양강, 청피, 진피를 등분하여 탕 혹은 알약을 지어
> 관중탕이라 부르니 일찍이 소음인이 오줌을 잘 누지 못하며 음경
> 이 일어나지 않으며 사지가 권태하여 무력한 데 쓰면 반드시 낫는
> 다. 또 관중환은 이 처방에 오령지, 익지인 각각 1돈을 가한 것인데
> 배가 아픈 데에 신기하게 효과가 있다.

• 赤白何烏寬中湯

白何首烏 赤何首烏 良薑 乾薑 青皮 陳皮 香附子 益智仁各一錢 棗
二枚
治四體倦怠 小便不快 陽道不興 將有浮腫之 漸者用之 本方加厚朴
枳實 木香 大腹皮各五分 則又有通氣脈之功力 雖浮腫已成者 安心
靜慮一百日 而日再服 則自無不效之理 本方以人蔘易赤何首烏 則
名曰人蔘白何烏寬中湯 以當歸易赤何首烏 則名曰當歸白何烏寬中

湯古方有乾薑 良薑 青皮 陳皮等分作湯丸 名曰寬中湯 嘗治少陰人
小便不快 陽道不興 四體倦怠無力者 用之必效 百發百中 又寬中丸
本方加五靈脂 益智仁各一錢 則治腹痛神效

· 산밀탕

백하수오, 백출, 백작약, 계지, 인진, 익모초, 적석지, 앵속각, 각각
1돈, 생강 3쪽, 대추 2개, 대산 5뿌리, 청밀 반 숟가락
이 처방은 이질(痢疾)를 치료한다.

· 蒜蜜湯

白何首烏 白朮 白芍藥 桂枝 茵蔯 益母草 赤石脂 罌粟殼各一錢 薑
三片 棗二枚 大蒜五根 清蜜半匙 治痢疾

· 계삼고

인삼 1냥, 계피 1돈, 닭 1마리를 잘 고아서 먹는다. 후추와 꿀로 맛
을 조절하여도 무방하다.
이 처방은 예로부터 있던 처방인데 학질과 이질을 치료하는 데 신
기하게 효력이 있다. 일찍이 오랜 학질을 치료하는 데 먼저 파두를
써 대변을 통하게 한 후에 2~3일을 계속하여 계삼고를 쓰니 잘 나
았다. 계피는 혹 계심으로 대용한다.

· 雞蔘膏

人蔘一兩 桂皮一錢 雞一首濃煎服 或以胡椒 清蜜助滋味無妨
此方自古有方 治瘧疾 痢疾神效 嘗治久瘧 先用巴豆通利大便後 數
三日連用雞蔘膏 快效 桂皮或以桂心代用

- 파두단

파두 한 알을 까서 알을 따뜻한 물에 한 알 혹은 반 알을 먹고 다음 먹을 약을 달이는데 약을 달이는 사이에 파두는 위와 장을 통하여 절반이상 약 기운을 낸 후에 탕약을 먹으면 탕약이 파두와 같이 위장을 잘지나서 그 기운을 올려 밀 것이니, 다시 탕약을 달였다가 대변이 통한후에 또 연복한다. 파두 통알은 설사시키고 반 알은 적을 없앤다.

- 巴豆丹

巴豆一粒 去殼取粒 溫水吞下全粒 或半粒 仍煎湯藥 以煎藥時刻巴豆獨行腹胃間 太半用力 然後服湯藥 則湯藥可以與巴豆同行 通快腹胃 升提其氣也 再煎湯藥 大便通後 又連服之巴豆全粒下利 半粒化積

- 인삼진피탕

인삼 1냥, 생강, 사인, 진피 각각 1돈, 대추 2개
이 처방에 생강을 포건강으로 바꾸고 또 계피 1돈을 가하면 더욱위를 덥게 하고 냉을 쫓는 힘이 있는 것이다. 이 처방으로 일찍이돌이 못 되는 어린이의 음독 만경풍을 치료하는 데 연달아 수일을먹이니 병이 나았고 그 후에 다시 약을 먹지 않았더니 재발하여 치료하지 못하였다.

- 人蔘陳皮湯

人蔘一兩 生薑 砂仁 陳皮各一錢 棗二枚
本方以炮乾薑易生薑 又加桂皮一錢則 尤有溫胃逐冷之力 以本方嘗治未周年小兒 陰毒 慢風 連服數日 病快癒矣 病癒後 更不服藥再發不治

- 인삼오수유탕

인삼 1냥 오수유 생강 각 3돈 백작약 당귀 관계 각 1돈

- 人蔘吳茱萸湯

人蔘一兩 吳茱萸 生薑各三錢 白芍藥 當歸 官桂各一錢

- 관계부자이중탕

인삼 3돈, 백출, 포건강, 관계 각각 2돈, 백작약, 진피, 구감초 각각 1돈, 포부자 1돈 혹은 2돈

- 官桂附子理中湯

人蔘三錢 白朮 炮乾薑 官桂各二錢 白芍藥 陳皮 灸甘草各一錢 炮附子一錢或二錢

- 오수유부자이중탕

인삼, 백출, 포건강, 관계 각각 2돈, 백작약, 진피, 구감초, 오수유, 소희향, 파고지 각각 1돈, 포부자 1돈 혹은 2돈

- 吳茱萸附子理中湯

人蔘 白朮 炮乾薑 官桂各二錢 白芍藥 陳皮 灸甘草 吳茱萸 小茴香 破故紙各一錢 炮附子一錢或二錢

- 백하오부자이중탕

백하수오, 백출(초), 백작약(미초), 계지, 포건강 각각 2돈, 진피, 구감초, 포부자 각각 1돈

- 白何烏附子理中湯

白何首烏 白朮炒 白芍藥微炒 桂枝 乾薑炮各二錢 陳皮 灸甘草 附子炮各一錢

- 백하오이중탕

백하수오, 백출, 백작약, 계지, 포건강 각각 2돈, 진피, 구감초 각각 1돈

인삼이 있으면 인삼을 쓰고 인삼이 없으면 백하수오를 쓴다.

백하수오는 인삼과 성미가 서로 근사하나 맑고 시원한 힘은 인삼보다 못하고 따뜻이 보하는 힘은 인삼보다 더하여 다르기도 하고 같은 측면도 없지 않다. 험한 병과 위중한 증상에 인삼 2돈 이상을 써야 할 때에 전혀 백하수오로 대용해서는 안 된다. 옛 처방에서 경험이 많지 못하고 약재를 구별하는 데 서투르기 때문이다. 그러나 이 한 가지 약은 반드시 보약 가운데서 버리지 못할 것이며 옛 처방 하인음에 백하수오 5돈을 써서 학질병을 치료한 예가 있다.

- 白何首烏理中湯

白何首烏 白朮 白芍藥 桂枝 炮乾薑各二錢 陳皮 灸甘草各一錢

有人蔘則用人蔘 無人蔘則用白何首烏

白何首烏與人蔘性味相近 而淸越之力不及 溫補之力過之 不無異同之處 險病 危證 人蔘二錢以上 不可全恃 白何首烏代用 古方經驗不多 藥材生疎故也 然 此一味 必不可遺棄於補藥中 而古方何人飮 用白何首烏五錢 治瘧病

위의 소음인 약 여러 가지 중에서 부자는 포하여 쓰고 감초는 구워서 쓰고 건강은 포하여 쓰거나 혹은 생으로 쓰고 황기는 구워서 쓰거나 혹은 생으로 쓸 것이다.

右少陰人藥諸種 附子炮用 甘草炙用 乾薑炮用或生用 黃芪炙用或
生用

> 궁항벽촌(窮巷僻村)에서 병이 갑자기 생기면 비록 한 단방약이라도
> 쓰면 대책 없이 가만히 있기보다 백 배 나을 것이니 양명병에 다만
> 황기, 계지, 인삼, 작약이라도 쓸 것이고, 소음병에 다만 부자, 작
> 약, 인삼, 감초라도 쓸 것이며, 태양병에 다만 소엽, 총백, 황기, 계
> 지라도 쓸 것이고 태음병에 다만 백출, 건강, 진피, 곽향이라도 또
> 한 쓸 것이니, 우선 간단한 처방을 쓰는 한편 완전한 처방 약을 구
> 하여 쓰면 병을 치료함에 기회를 놓치지 않을 수 있다. 그러나 반드
> 시 전방(全方)에 있던 약을 써야 할 것이며 전방에 없던 약은 쓰지
> 말아야 한다.

窮巷僻村 病起倉卒 雖單方猶百勝於束手無策 陽明病 雖單黃芪 桂
皮 人蔘 芍藥 亦可用 少陰病 雖單附子 芍藥 人蔘 甘草 亦可用 太
陽病 雖單蘇葉 蔥白 黃芪 桂枝 亦可用 太陰病 雖單白朮 乾薑 陳
皮 藿香 亦可用 為先用單方 而一邊求得全方 則必無救病失機之理
然 當用全方中所有之藥 不當用全方中所無之藥

【註解】① 窮巷僻村은 의료 시설이 없는 시골이거나 산간, 오지를 지칭하는
것이고 全方이란 芎歸香蘇散 혹은 藿香正氣散처럼 전체 약이 다 있는 처방
을 말한다.
② 전방(全方)은 人蔘官桂附子湯 혹은 窮歸香蘇散 처럼 모든 약을 구비하고
있는 약방을 이르는 말이다.

소양인의 비가 찬 것을 받아
표가 찬 병을 논함
少陽人脾受寒表寒病論

> 장중경이 말하기를 태양(중풍)병에 맥이 부하고 긴하며 열이 나고
> 오한이 나며 몸에 동통이 나고 땀이 나지 않고 번조하면 대청룡탕
> 을 주로 쓰라고 하였다.

張仲景曰 太陽(中風)病 脈浮緊 發熱惡寒 身(疼)痛 不汗出而煩躁者
大靑龍湯主之

【校正】 이 구절은 허준이 말로는《活人書》에서 따온 것이라고 하나《상한
론》원문이나《활인서》의 글이 똑같다. 傷寒論에 근거하여 위에 (中風)과
(疼) 자를 가첨하여 교정한다. 이 구절 역시 허준이《傷寒論》원문을 보지 못
하고《寶鑑》에 편집해 넣은 결과로 보인다. 이제마도《寶鑑》을 따라 적어서
오류가 생긴 것이다.

【參考】 傷寒論《38條》: "太陽中風, 脈浮緊, 發熱, 惡寒, 身疼痛, 不汗出而
煩躁者, 大靑龍湯主之。"

> 말하건대 열이 나고 오한이 나며 맥이 부하며 긴하고 몸이 아프고
> 땀이 나지 않고 번조한다면 바로 소양인이 비(脾)가 한기를 받은 표
> 한병(表寒病)이니 이 병증에는 대청룡탕을 쓰지 말고 마땅히 형방
> 패독산을 써야 한다.

論曰 發熱惡寒 脈浮緊 身痛 不汗出而煩躁者 卽 少陽人脾受寒表
寒病也 此證 不當用大靑龍湯 當用荊防敗毒散

> 장중경이 말하기를 소양병이 되면 입이 쓰고 목이 마르고 어지럼
> 증이 난다고 말했다

張仲景曰 少陽之為病 口苦 咽乾 目眩(也)

【校正】 이 구절과 아래 구절까지 두 구절 모두가 허준 선생이 《醫學綱目》에서
따온 글인데 이 구절에 어조사 (也) 자가 빠져 있어 원문에 근거하여 보충한다.

【參考】 《傷寒論263條》: "少陽之為病, 口苦, 咽乾, 目眩也。"

【註解】 이 구절에 반드시 원문대로 《也》자를 넣어야 할 것이다.

> 어림증이 나고 입이 쓰며 혀가 마르는 것은 소양에 속한다.

眩而口苦 舌乾者 屬少陽

【校正】 이 구절은 《醫學綱目》의 글이지 《傷寒論》의 글이 아니다.

【參考】 《醫學綱目》: "眩而口苦舌幹者, 屬少陽。"

【註解】 이 구절은 허준이 《東醫寶鑑》에서 장중경의 글이라고 기록했으나
실은 《醫學綱目》의 글인데 이제마 선생이 허준 선생을 따라 잘못 기록한 것이
다. 이것 역시 이제마 선생이 《傷寒論》원문을 보지 못하였다는 하나의 증
거가 될 것이다.

입이 쓰고 귀가 먹고 가슴이 그득한 것은 소양중풍이다.

口苦耳聾 胸滿者 少陽傷(中)風 證也

【校正】 이 구절은 허준이 《醫學綱目》에서 따온 것인데 편집에 약간 오류가 있다. 《보감》에 상풍과 중풍을 혼동하여 적은 예가 적지 않다. 《綱目》과 《상한론》을 근거로 교정한다.

【參考】 《醫學綱目》: "口苦咽乾, 又耳聾胸滿者, 少陽中風。" 《傷寒論-少陽病篇264條》: "少陽中風, 兩耳無所聞, 目赤, 胸中滿而煩者, 不可吐下, 吐下則悸而驚。"

【註解】 이 구절 또한 《의학강목》의 글인데 "소양중풍"을 "소양상풍증"으로 잘못 기록한 허준의 《동의보감》을 따르다 보니 이제마도 이 구절을 傷寒論의 원문으로 둔갑시킨 것이다. 중풍을 상풍으로 기록하기 시작한 사람은 주 굉(朱肱)이다.

입이 쓰고 목이 마르고 어지럼증이 나고 귀가 먹고 옆구리 밑이 뜬뜬하고 그득하며 한열이 왕래하며 아직 토하게 하거나 설사를 시키지 않았는데 맥이 침하고 긴하다면 소시호탕을 투여하여 화해하여야 한다.

口苦 咽乾 目眩 耳聾 胸脇(下硬)滿 或 幹嘔不能食 往來寒熱 (尙未吐下)而嘔 屬少陽 忌吐 下 宜脈沈緊者 與小柴胡湯和之

【校正】 이 구절은 허준이 《醫學綱目》에서 따와 편집을 거쳐 《寶鑑》에 수록한 것이다. 그러나 오류가 있어 약간 교정을 하였다. 아래 참고문과 대조하여 보라.

【參考】《醫學綱目-少陽病篇》: "口苦咽幹, 又耳聾胸滿者, 屬少陽, 忌吐下, 宜柴胡湯, ", "脅滿幹嘔, 往來寒熱者, 屬少陽。"《傷寒論-266條》: "本太陽病不解, 轉入少陽者, 脅下硬滿, 幹嘔不能食, 往來寒熱, 尚未吐下, 脈沉緊者, 與小柴胡湯。"

논하자면 이 증상에는 소시호탕을 쓰지 말아야 하며 형방패독산이나 형방도적산이나 형방사백산을 써야 한다.

論曰 此證 不當用小柴胡湯 當用荊防敗毒散 荊防導赤散 荊防瀉白散

장중경이 말하기를 소양병에 입이 쓰고 목이 마르고 가슴과 옆구리가 그득하고 혹은 한열이 왕래하는 증은 곧 소양인의 신 부위(腎局)의 음기가 열사에 함락된 바가 되고 그런데 비 부위(脾局)의 음기가 열사에 막힌 바가 되어서 내려가서 신 부위(腎局)에 연접하지 못하고 등골뼈 사이에 엉기고 모여 굳어져서 막힌 병이다. 이 증상에 구토가 나는 것은 외한(外寒)이 속의 열기(裡熱)를 싸서 질병을 끼고 위로 거슬러 올라가기 때문이고, 한열이 왕래하는 것은 비 부위(脾局)의 음기가 내려가려고 하여도 내려가지 못하거나 혹은 내려가기도 하기 때문에 한과 열이 오락가락하는 것이고, 입이 쓰고 목이 마르고 어림증이 나며 귀가 먹는 것은 음기가 등골뼈 속에 머물러 막혀서 내려가려고 하여도 내려가지 못하므로 다만 춥기만 하고 열이 없어서 귀가 먹게 되는 것이다. 입이 쓰고 목이 마르고 어림증이 나는 것은 으레 있던 증상이다. 귀가 먹는 것은 중증이고 가슴과 옆구리가 그득한 것은 결흉이 전조증상이다. 옆구리가 그득한 것은 오히려 경한 것이지만 가슴이 그득한 것은 중증이다. 옛사람이 이 증상에 한(汗), 토(吐), 하(下) 세 가지 방법을 쓰면 그 병이 그만 헛소리를 하는 괴증이 생겨서 더 위험하여지므로 중경이 이것을 변통하여 소시호탕을 써서 담을 삭이게 하고 담을 없애게 하며 온약과 냉약을 서로 섞어 골고루 화해하여 그 병이 전변되지 못하고 저절로 낫게 하려는 것이니, 이 방법을 한(汗), 토(吐), 하(下) 세 가지 방법을 가지고 말하면 잘 되었다고 할 만하나 이 소시호탕도 또한 평화롭게 골고루 화해하여 병을 전변하지 못하게 하는 약은 아니니 예로부터 지금까지 이 병에 걸린 사람은 참으로 한심하다. 귀가 먹고 가슴이 그득한 상풍병을 어찌 소시호탕을 가지고 치료할 수 있겠는가? 후세에 와서 공신이 창제한 형방패독산은 소양인의 표한병에 삼신산불사약이 아니겠는가? 이 증에 이열을 없애고 표음을 내리면 담음이 스스로 흩어지고 결흉증도 예방하여 생기지 못하게 할 것이다. 담을 삭게 하고 담을 없애면 음을 내리고 담을 흩어지게 하는 데 무익하고, 시일이 늦어지게 되어 결흉이 장차 될 것이며 혹은 다른 이상한 증상이 생기게 된다.

張仲景所論少陽病 口苦咽乾 胸脇滿 或往來寒熱之證 卽少陽人腎局陰氣爲熱邪所陷 而脾局陰氣爲熱邪所壅不能下降 連接於腎局而凝聚膂間 膠固因滯之病也 此證嘔者 外寒包裡熱 而挾疾上逆也 寒熱往來者 脾局陰氣欲降未降 而或降 故寒熱 或往或來也 口苦咽乾 目眩耳聾者 陰氣因滯膂間欲降未降 故但寒無熱 而至於耳聾也 口苦咽乾 目眩者 例證也 耳聾者 重證也 胸脇滿者 結胸之漸也 脇滿者 猶輕也 胸滿者 重證也 古人之於此證用汗 吐 下三法則 其病輒生譫語壞證 病益危險故 仲景變通之 而用小柴胡湯 淸痰 燥痰 溫冷 相雜 平均和解 欲其病不轉變而自愈 此法以汗 吐 下三法論之 則 可謂近善而巧矣 然此小柴胡湯 亦非平均和解 病不轉變之藥 則 從古斯今得此病者 眞是寒心矣 耳聾 脇滿 傷風之病 豈可以小柴胡湯擬之乎 噫 後來 龔信所制荊防敗毒散 豈非少陽人表寒病三神山不死藥乎 此證淸裡熱而降表陰 則痰飮自散而結胸之證預防不成也

清痰而燥痰 則無益於陰降痰散 延拖結胸將成 而或別生奇證也

> 주굉이 말하기를 땀을 내는데 허리 이상은 땀이 즐비하게 흐르는
> 데 허리 아래에서 발바닥까지가 약간 축축하면 병이 종당에는 풀
> 리지 못한다.

朱肱曰 凡發汗 腰以上(流漓)雖淋漓 而腰以下至足(心)微潤 則病終
不解

【校正】 이 구절은 허준이 《活人書》에서 따와서 《寶鑑》에 편집해 넣은 것인데
원문에 근거하여 雖淋漓와 則 자는 빼고 (流漓)와 (心) 자를 넣어 교정한다.

【參考】《類證活人書》:"凡發汗 … 腰以上流漓, 而腰以下至足心 微潤, 病
終不解。"

> 내가 논하자면 소양인병은 표리병을 막론하고 손 발바닥에 땀이
> 있으면 병이 풀리고 손, 발바닥에 땀이 나지 않으면 비록 전신에 다
> 땀이 나도 병이 풀리지 못한다.

論曰 少陽人病 無論表裏病 手足掌心有汗則病解 手足掌心不汗 則
雖全體皆汗 而病不解

> 소양인의 상한병에 재통 삼통에 땀을 내게 하고 낫는 자가 있는데 이
> 병은 두 번 세 번 풍한을 촉감하여 재통에 발한하고 삼통에 발한하는
> 것이 아니다. 소양인 두통이 나며 뒤통수가 뻣뻣하고 한열이 왕래하고
> 귀가 먹고 가슴이 그득한 것이 더욱 심한 병은 원래 이러한 것이니 표
> 에 사기가 깊이 맺혀서 삼통까지 앓은 뒤라야 풀린다. 초통, 재통, 삼통

을 막론하고 형방패독산이나 형방도적산, 형방사백산을 매일 2첩씩 쓰되 병이 풀릴 때까지 쓰며 병이 풀린 뒤에도 10여 첩을 더 쓸 것이니 이렇게 하면 자연히 후유증이 없이 완전히 건강하게 될 것이다.

少陽人傷寒病 有再痛 三痛 發汗而愈者 此病 非再三感風寒而再痛 發汗 三痛發汗也 少陽人 頭痛腦强 寒熱往來 耳聾 胸滿尤甚之病 元來如此 表邪深結 至於三痛 然後方解也 無論初痛 再痛 三痛 用 荊防敗毒散 或荊防導赤散 荊防瀉白散 每日二貼式至病解而用之 病解後 又用十餘貼 如此 則自無後病而完健

장중경이 말하기를 태양중풍에 그 사람이 축축하게 땀이 나고 명치 끝이 트직하며 딴딴하고 그득하며 옆구리 밑이 당기면서 아프고 헛구역질을 하고 숨이 차고 땀이 나며 오한이 나지 않는 자는 표(表)는 풀리고 이(裡)는 아직 조화되지 않은 것이니 십조탕을 주로 쓸 것이다. 만일 설사를 시켜야 합당한데 설사시키지 않으면 배가 불어나 그득하며 온몸에 부종이 생기게 된다.

張仲景曰 少陽證(太陽中風) (其人)濈濈汗出 心下痞硬滿 引脇下痛 乾嘔 短氣(汗出) 不惡寒(者) 表解裡未和也 宜十棗湯(主之) 若合下 不下 令人脹滿 遍身浮腫

【校正】 이 구절은 허준이 《綱目》에서 모두 따온 글인데 《寶鑑》에 올릴 때 잘못하여 《綱目》에도 없던 "少陽症"을 기록해 넣고 중경의 글이 아닌 "若合 下不下 令人脹滿 遍身浮腫"을 오기하여 넣었으며 "汗出"과 "者"는 기록해 넣지도 않았다. 傷寒論 원문에 근거하여 밑줄을 그은 漢字는 모두 빼고 괄호 안에 漢字는 모두 기입하여 교정해야 마땅하다.

【參考】《綱目》: "太陽中風, 下利嘔逆, 表解者, 乃可攻之。其人执执汗出, 發作有時, 頭痛, 心下痞滿硬, 引脅下痛, 幹嘔短氣, 汗出不惡寒者, 此表解裡未和也, 宜 十棗湯 。"《綱目》:"若合下不下, 令人脹滿遍身浮腫也。"
《傷寒論-152條-太陽中風》:"太陽中風 … 其人执执汗出, 發作有時, 頭痛, 心下痞硬滿, 引脅下痛, 幹嘔短氣, 汗出不惡寒者, 此表解裡未和也, 十棗湯主之。"《明-樓英-醫學綱目》:"若合下不下, 令人脹滿遍身浮腫也。"

【註解】 이 구절은 《傷寒論》에서 태양중풍의 증상과 치료를 논한 글인데 명나라 루영(樓英)의 《醫學綱目》에 인용한 것을 허준이 《東醫寶鑑》을 편집할 때 아예 첫머리에 《少陽證》이라고 덧붙여 놓아서 이제마 선생도 《寶鑑》을 따라 그대로 기입한 것이다. 이 글에서 태양중풍의 증상과 치료를 논한 것이지 소양증을 말한 것이 아니다.

> 상한에 표증이 풀리지 않았는데 의사가 도리어 설사를 시켜서 가슴속이 막히고 아파서 손을 댈 수 없으며 명치 아래가 딴딴한 것이 바로 결흉이니 대함흉탕이 주로 쓸 것이다.

傷寒表未解 醫反下之 膈內拒痛 手不可近 心下滿而硬痛 此(則)為結胸 宜大陷胸湯(主之)

【校正】 이 구절은 허준이 《綱目》과 《活人書》의 결흉에 대한 논술을 참작하고 편집하여 《寶鑑》에 오린 글인데 《傷寒論》 원문에 근거하여 此 자와 宜 자를 빼고 (則) 자와 (主之)를 보충해 넣어 교정한다.

【參考】《醫學綱目》: "病發於陽, 而反下之, 熱入因作結胸;病發於陰, 而反下之, 因作痞。所以成結胸者, 以下之太早故也。… 若心滿而硬痛者, 此為結胸也, 大陷胸湯主之…頭痛發熱, 微盜汗出, 而反惡寒者, 表未解也。醫反

下之, 動數變遲, 膈內拒痛, 胃中空虛, 客氣動膈, 短氣躁煩, 心中懊憹 ; 陽
氣內陷, 心下因硬, 則爲結胸, 大陷胸湯之." 《傷寒論134條》: "頭痛發熱,
微盜汗出, 而反惡寒者, 表未解也, 醫反下之, 動數變遲, 膈內拒痛, (一云頭痛
即眩)胃中空虛, 客氣動膈, 短氣躁煩, 心中懊憹, 陽氣內陷, 心下因硬, 則爲
結胸, 大陷胸湯主之."

【註解】心下滿而硬痛은 명치끝이 그득하며 뜬뜬하고 아픈 것을 의미하는데
이 구절은 아마 《活人書》에서 인용한 것 같다.

> 갈증이 나서 물을 마시고자 하나 물이 들어가면 바로 토하는 것을
> 수역이라고 하는데 오령산을 주로 쓴다.

渴欲飲水 水入卽(則)吐(者) 名曰水逆 五苓散主之

【校正】이 구절은 허준이 《醫學綱目》에서 따서 보감에 수록해 넣은 글인데
《傷寒論》에 근거하여 卽 자는 (則)로 바꾸고 (者) 자를 보충해 넣어 교정한다.

【參考】《活人書-卷之十四-五苓散》: "中風發熱, 六七日不解而煩, 有表裡
證, 渴欲飲水, 水入則吐, 名曰水逆者"《綱目》: "中風發熱, 六七日不解而煩,
有表裡症, 渴欲飲水, 水入則吐者, 名曰水逆, 五苓散主之."
《傷寒論74條》: "中風發熱, 六七日不解而煩, 有表裡證, 渴欲飲水, 水入則
吐者, 名曰水逆, 五苓散主之."

【註解】이 구절에서 "發熱, 六七日不解而煩, 有表裏證"을 삭제하고 인용하
였는데 중대한 실수라고 사료되며 표증(表證)과 이증(裏證)이 다 있는 상황에
서 갈증이 나서 물을 마시려 하나 물이 들어가면 바로 토하는 증상이 나타나
야 수역증이 되는 것이다.

두임이 말하기를 속이 조화롭지 못한 것은 대개 담과 건조한 기운이 중초에 막힌 까닭으로 해서 머리가 아프고 헛구역질을 하고 숨이 차고 땀이 나며 담이 가슴에 막힌 것이니 십조탕이 아니면 치료하지 못한다.

杜壬曰 裏未和者 蓋痰與燥氣 壅於中焦 故頭痛(疼) 乾嘔 (短氣)汗出 痰(膈)隔也 非十棗湯不治

【校正】 이 구절은 허준이 《醫學綱目》에서 따다가 《寶鑑》에 수록해 넣은 글인데 누락된 글자가 있어 《綱目》에 근거하여 痛 자와 隔 자를 삭제하고 疼 자와 (短氣), (膈)를 넣어 교정한다.

【參考】《醫學綱目-少陽病篇》: "杜曰: 裡未和者, 蓋痰與燥氣壅於中焦, 故頭疼幹嘔, 短氣汗出, 是痰膈也, 非十棗不治。"

【註解】 두임(杜壬)은 북송(北宋) 때 의학가로서 《두임방(杜壬方)》과 《의준(醫准)》이라는 의서를 저술한 사람이다.

공신이 말하기를 만일 명치 아래를 누르면 딴딴하고 아파서 손을 댈 수 없고 조갈증이 나고 헛소리를 하며 대변이 굳어지고 맥이 침(沈)하며 실(實)하고 힘이 있는 것은 결흉증이니 대함흉탕에 지실, 길경을 가미하여 설사시킬 것이다. 이때 도리어 번조증이 나면 죽는다. 소결흉병은 바로 명치 아래에 있어서 누르면 아프고 맥이 부활(浮滑)하면 주로 소함흉탕을 쓸 것이다.

龔信曰 (若按)心下硬痛 手不可近 燥渴譫語 大便實 脈沈實有力 為 大結胸(證) (急宜)大陷胸湯(加枳桔)下之… 反加煩躁者 死 小結胸

(病) 正在心下 按之則痛 (脈浮滑者) 宜小陷胸湯(主之)

【校正】이 구절은 허준이 《古今醫鑑》의 글을 인용하여 《寶鑑》에 올린 것인데 약간의 오류가 있어 《醫鑑》에 근거하여 大 자와 宜 자를 빼고 괄호 안에 써넣은 漢字는 모두 보충해 넣어 교정한다. 이 구절에서 小結胸病 이하의 글은 《醫鑑》의 소함흉탕 적응증에서 인용한 것인데 《傷寒論》 원문과 같다. 아래 참고문과 잘 대조하여 보라.

【參考】《古今醫鑒》: "若按心下硬痛, 手不可近, 燥渴譫語, 大便實, 脈沉實有力, 爲結胸證, 急宜大陷胸湯加枳桔下之. 量元氣虛實, 緩而治之, 反加煩躁者死." 《傷寒論138條》: "小結胸病, 正在心下, 按之則痛, 脈浮滑者, 小陷湯主之."

내가 논하기를 위에 말한 장중경이 논한바 세 가지 증상은 다 結胸病인데 가슴이 아파서 손을 댈 수 없고 조갈증(燥渴證)이 나며 섬어(譫語)를 한다면 이것은 결흉의 가장 우심한 증상이고, 물을 마시면 바로 토하며 명치 끝이 트직하고 딴딴하며 그득하고 헛구역질이 나며 숨이 찬 것은 그 버금에 가는 증상이다.
대개 결흉병이 다 약을 먹으면 곧 토하는데 오직 감수(甘遂) 가루를 입에 넣어 입침으로 삼키고 이어 따뜻한 물로 양치질하여 넘기면 약을 다시 토하지 않는다. 일찍이 결흉을 치료하데 감수산을 따뜻한 물에 타서 먹였더니 다섯 번은 다시 토하고 여섯 번째에 가서 다시 토하지 않고 설사를 한 번 하고 그 이튿날에 또 물을 다시 토하므로 다시 감수를 쓰니 한번 통쾌하게 설사한 뒤에 병이 나았다.
대개 결흉이 험증이 아닌 것이 없으나 마땅히 먼저 감수를 쓰고 이어서 형방도적산을 달여 먹여서 제압해야 한다. 헛구역질을 하고 숨이 차나 약을 다시 토하지 않는 데는 감수를 쓰지 않고 다만 형방도적산에 복령, 택사를 각각 1돈을 가미하여 2~3회 먹고 또 연일 먹으면 병이 낫는다. 입이 조갈증이 나며 헛소리를 하는 것은 매우 심한 험증이니 급히 감수를 쓰고 이어 지황백호탕 3~4첩을 달여 먹여 제압하고 또 연일 지황백호탕을 먹여야 한다. 장중경이 말하기를 상한에 표증이 풀리지 않았는데 의사가 도리어 설사시켰다고 말한 것은 大承氣湯으로 설사시키는 것을 말한 것이고 十棗湯이나 陷胸湯으로 설사시키는 것을 말하는 것은 아니다. 그러나 십조탕, 함흉탕이 甘遂 한 가지만 쓰거나 甘遂天一丸을 쓰는 것만 못하다. 結胸에 감수 가루를 보통 3푼을 쓰고 大結胸에는 5푼을 쓴다. 龔信이 말한바 갈증이 나며 섬어를 하고 번조하면 죽는다고 한 것이라도 만일 십조탕으로 설사시킨 뒤에 이어 섬어증으로 다스려서 백호탕을 연속하여 쓰면 번조한 것도 반드시 치료하지 못할 이치는 없을 것이다.

論曰 右張仲景所論三證 皆結胸病 而膈內拒痛 手不可近 燥渴譫語者 結胸之最尤甚證也 飮水 水入卽吐 心下痞硬滿 乾嘔 短氣者 次證也 凡結胸病 皆藥湯入口輒還吐 惟甘遂末入口 口涎含下 因以溫水漱口 而下則藥不還吐 嘗治結胸 用甘遂散 溫水調下五次輒還吐至六次不還吐 而下利一度 其翌日又水還吐 又用甘遂 一次快通利而病癒 凡結胸無非險證 當先用甘遂 仍煎荊防導赤散以壓之 乾嘔短氣 而 藥不還吐者 不用甘遂 但用荊防導赤散加茯苓 澤瀉各一錢二三服 又連日服 而亦病癒 燥渴譫語者 尤極險證也 急用甘遂 仍煎地黃白虎湯 三四貼以壓之 又連日服地黃白虎湯 張仲景曰 傷寒表未解 醫反下之雲者 以

大承氣湯下之之謂也 非十棗陷胸下之之謂也 然十棗陷胸 不如單用甘遂 或用甘遂天一丸 結胸 甘遂末例用三分 大結胸 用五分 龔信所論燥渴譫語煩躁死者 若十棗湯下後 因以譫語證治之 連用白

虎湯 則煩躁者 必無不治之理

> 감수는 표한병에 물이 몰린 것을 없애는 약이고 석고는 裏熱病에
> 대변을 통하게 하는 약이다. 표병(表病)에는 감수를 쓸 수 있지만,
> 석고는 쓸 수 없다. 이병(裡病)에 석고는 쓸 수 있으나 감수는 쓸 수
> 없다. 그러나 손을 내젓고 발길질을 하며 물이 당기고 설사를 하는
> 증후에는 석고를 쓸 것이며 비풍(痺風)으로 무릎이 차며 대변이 통
> 하지 않는 증후에는 감수(甘遂)를 써야 한다.

甘遂 表寒病 破水結之藥也 石膏裡熱病通大便之藥也 表病可用甘
遂 而不可用石膏 裡病可用石膏 而不可用甘遂 然揚手擲足 引飮泄
瀉證用石膏 痺風膝寒大便不通證用甘遂

> 소음인 상한병에 아랫배가 뜬뜬하고 그득한 증상이 있으며 소양인
> 의 상한병에 명치 아래에 결흉증도 있으니 이 두 가지 증상은 모두
> 표기(表氣)의 음양이 허약하여 정기와 사기가 서로 싸워서 여러 날
> 이 되어도 결판이 나지 못하였는데 이기(裡氣) 또한 막혀서 순조롭
> 지 못하여 이 증상으로 변생(變生)하는 것이다.

少陰人傷寒病 有小腹硬滿之證 少陽人傷寒病 有心下結胸之證 此
二證 俱是表氣陰陽虛弱 正邪相爭 累日不決之中 裡氣亦秘澁不和
而變生此證也

> 이자건의 《傷寒十勸》에는 상한 복통에도 열이 있으면 경솔하게 더
> 운 약을 복용하면 안 된다고 하였고, 또 말하기를 상한에 저절로 설
> 사를 한다면 마땅히 음증인가 양증인가를 보아야 할 것이고 예사
> 롭게 보약이나 더운 약이거나 지사약(止瀉藥)을 먹여서는 안 된다.

李子建傷寒十勸 論曰傷寒腹痛 亦有熱證 不可輕服溫煖藥 又曰 傷寒自利當(看)觀陰陽證 不可例服溫煖及止瀉藥

【校正】 이 구절은 허준이 《局方》에 수록된 남송 때의 李子建의 傷寒十勸에서 4勸과 5勸의 글을 인용하여 《寶鑑》에 올린 것 같다. 이 구절은 《局方》과 《活人書》에 모두 기록되어 있는데 "不可輕服溫暖藥"은 《局方》의 문구와 같지만 "傷寒自利當觀"은 "當看"으로 기록되어 있다. "不可例服溫暖"은 《局方》에는 "補藥"으로 《活人書》에는 "補暖"으로 기록되어 있다. 이 구절에서 當觀을 當看으로 교정하고 나머지는 그대로 둔다. 李子建의 十勸 자체가 모순되고 모호한 점이 많다. 주해에서 자세히 언급하려 한다. 참고하기 바란다.

【參考】 《太平惠民和劑局方》: 四, 五勸之文" 傷寒腹痛亦有熱證, 不可輕服溫暖藥。傷寒自利, 當看陰陽證, 不可例服補藥及止瀉藥。《類證活人書卷之二十二》: " 傷寒腹痛 亦有熱證, 不可服溫暖藥。傷寒自利, 當看陰陽證, 不可例服補暖及止瀉藥。", 上兩書無(觀)一字。《和劑局方》"溫暖"作"補藥"。《活人書》"溫暖"作補暖。

【註解】 張景岳은 "李子建이 운운한 바에 의하면 傷寒腹痛에 혹 열증이 있으니 경솔하게 溫暖한 약을 복용해서는 안 된다고 말하였다면 바로 한증이 다수를 점한다는 것이다. 한통(寒痛)이 많다면 어찌하여 경솔하게 한량(寒凉)한 약을 복용해서는 안 된다고 말하지 않고 특별하게 온난한 약을 금할 것만을 강조한 것은 무엇 때문인가?
당신만 홀로 張仲景이 복통에 眞武湯, 通脈四逆湯, 四逆散에 附子를 가미하여 쓴 것을 보지 못한 것 같다. 말하자면 수족이 궐랭하며 아래 배가 그득한데 누르면 아픈 것은 냉(冷)이 방광 하원이 뭉친 것이다. 이렇다고 해서 이 증상에도 역시 溫暖藥을 꺼리게 한다면 한(寒)이 음분(陰分)에 쌓여 어찌 죽지 않게 할 수 있겠는가? 이것이 네 번째 허망한 말이다."라고 비판하였다.

李子建이 또 말하기를 "상한에 저절로 설사를 하는데도 마땅히 음증인가 양증인가를 관찰해야지 예사롭게 온난한 약이거나 지사약을 복용할 수 없다." 라고 하였는데 음증으로 인한 설사라면 반드시 써야 할 것이다. 양증(혹은 열증)으로 인한 복통이나 설사라면 寒凉한 약을 써야 할 것이다.

> 주진형(방광)은 傷寒陽證에 몸이 열하고 맥이 삭(數)하며 번갈이 나서 물이 당기고 저절로 설사가 나는 데는 시령탕을 써야 한다고 말하였다.

朱震亨(方廣)曰 傷寒陽證 身熱脈數 煩渴引飮 大便自利 宜柴苓湯

【校正】 주진형의 《丹溪心法》에는 이 구절이 없다. 柴苓湯은 명나라 때 方廣의 《丹溪心法附餘》에 수록된 글이다. 이 구절에서 朱震亨을 (方廣)으로 교정해야 한다.

【參考】《明-方廣-丹溪心法附餘》: "柴苓湯 治發熱泄瀉裡虛者。 柴胡一錢六分 半夏湯泡七次 七分 黃芩 人參 甘草各六分 白朮 豬苓 茯苓各七分半 澤瀉一錢二分半 桂心五分。 上用水二盞, 生薑三片, 煎至一盞, 溫服。 廣按: 此方卽小柴胡湯, 五苓散相合是也。 除傷寒表證不治, 外邪傳半表半裡, 及內傷發熱, 雜病發熱, 無不治也。 以上數方補虛散邪之劑。"《龔信-古今醫鑒》: "柴苓湯 治泄瀉發熱口渴, 裡虛之症。"

> 반룡산(盤龍山) 노인이 말하기를 소양인의 신열, 두통, 설사가 나는 데는 마땅히 저령차전자탕이나 형방사백산을 써야 하고 몸이 차고 배가 아프고 설사가 나는 데는 마땅히 활석고삼탕이나 형방지황탕을 써야 한다. 이 병을 이름하여 망음병(亡陰病)이라고 부른다.

盤龍山老人論曰 少陽人 身熱 頭痛 泄瀉 當用豬苓車前子湯 荊防
瀉白散 身寒 腹痛 泄瀉 當用滑石苦參湯 荊防地黃湯 此病名謂之
亡陰病

소양인이 몸에 열이 나며 머리가 아프고 설사를 1~2일 혹은 3~4
일 하다가 설사가 까닭 없이 저절로 그치고 신열과 두통이 낫지 않
고 대변이 도리어 막힌다면 이것은 위험한 증상이니 여기에서 섬
어증이 멀지 않다는 것이다.

少陽人 身熱 頭痛 泄瀉一二日 或 三四日 而泄瀉無故自止 身熱 頭
痛不愈 大便反秘者 此危證也 距譫語不遠

설사한 뒤에 대변이 1주야에 간신히 한 번 설사했거나 혹은 3, 4,
5회 조금씩 설사하고 몸이 열하고 두통이 계속 있다면 이것은 변비
될 징조이니 섬어하기 전에 이 증상이 있으면 섬어가 금방 수일 안
에 있게 될 것이고 섬어한 뒤에 이 증상이 있으면 바로 풍이 동할
것이 지척에 와 있다.

泄瀉後 大便一晝夜間 艱辛一次滑利 或三四五次 小小滑利 身熱頭
痛因存者 此便秘之兆也 譫語前有此證則 譫語當在數日 譫語後有
此證 則動風必在咫尺

소양인이 갑자기 토하면 반드시 기이한 증상이 생길 것이니 마땅히
형방패독산을 쓴 뒤에 동정을 보아서 몸에 열이 나고 머리가 아프고
설사를 하다면 의심할 것 없이 석고를 써야 하고 몸이 차고 머리가
아프고 설사를 하다면 의심할 것 없이 황련과 고삼을 써야 한다.

少陽人 忽然有吐者 必生奇證也 當用荊防敗毒散 以觀動靜 而身熱
頭痛 泄瀉者 用石膏無疑 身寒 頭痛 泄瀉者 用黃連苦參無疑

일찍이 본 일인데 소양인 아이가 생후 1년이 못 되어 갑자기 한 번
토한 다음에 설사를 하고 신열, 두통이 나고 손을 내젓고 발길질을
하며 몸을 이리 뒤척, 저리 뒤척거리고 물이 당기며 설사를 4, 5, 6
차 하거나 도수(度數)가 없이 한다면 형방사백산을 하루에 3첩씩
이틀에 6첩을 쓴 뒤에야 설사가 그치고 신열과 두통이 말끔이 사라
져서 다시 5~6첩을 쓰고 안정이 되었다.

嘗見少陽人兒 生未一周年 忽先一吐 而後泄瀉 身熱 頭痛 揚手擲
足 轉輾其身 引飲泄瀉 四五六次 無度數者 用荊防瀉白散 日三貼
兩日六貼 然後 泄瀉方止 身熱 頭痛淸淨 又五六貼 而安

소양인이 신열과 두통이 나고 손을 내젓고 발길질을 하며 물이 당
기면 이것은 위험한 증상이니 비록 설사를 하더라도 반드시 石膏
를 써야 한다. 설사의 유무를 막론하고 마땅히 荊防瀉白散에 黃連
과 瓜蔞 각각 1돈씩을 가미하거나 혹은 지황백호탕을 써야 한다.

少陽人 身熱頭痛 揚手擲足 引飲者 此險證也 雖泄瀉 必用石膏 無
論泄瀉有無 當用荊防瀉白散加 黃連 瓜蔞各一錢 或地黃白虎湯

소양인이 신열과 두통이 있으면 벌써 경증이 아닌데 겸하여 설사
가 있으면 험한 증상이니 반드시 형방사백산을 하루 2~3회 복용하
고 또 연일 복용하여서 신열과 두통이 말끔히 없어진 뒤라야 위험
을 면할 수 있다.

凡少陽人 有身熱頭痛 則已非輕證 而兼有泄瀉 則危險證也 必用
荊防瀉白散 日二三服 又連日服 身熱頭痛 淸淨然後 可免危險

소양인이 몸이 차고 복통이 나며 설사를 1주야간 3, 4, 5차 한다면
마땅히 활석고삼탕을 써야 하고 몸이 차고 복통이 있고 2~3주야간
설사가 없거나 혹은 간신히 한번 설사를 한다면 활석고삼탕이나
혹은 숙지황고삼탕을 써야 한다.

少陽人 身寒 腹痛 泄瀉 一晝夜間 三四五次者 當用滑石苦蔘湯 身
寒 腹痛 二三晝夜間 無泄瀉 或艱辛一次泄瀉者 當用滑石苦參湯
或用熟地黃苦參湯

일찍이 본 일인데 소양인이 항상 복통으로 고생하는 사람이 있어 육
미지황탕 60첩을 쓰고 병이 나았고 또 소양인이 10여 년 복통으로
고생을 하였는데 한 번 아프기 시작하면 5~6개월 혹은 3~4개월 혹
은 1~2개월 심한 고통을 호소하던 사람을 통증이 시작할 때마다 급
히 활석고삼탕 10여 첩을 쓰고 아프지 않을 때는 마음을 편안히 하
고 사려(思慮)를 안정시키고 항상 슬퍼하는 마음과 노여워하는 마음
을 경계하여 이렇게 하기를 1년을 견지하였더니 병이 나았다.
또 소양인 소년이 항상 체증(滯證)이 있어 배가 트직하며 그득하고 간
혹 복통과 요통이 있고 또 구안와사의 초기 증상이 있는 것을 독활지
황탕을 100일 내에 200첩을 복용시키고 그로 하여금 마음을 편안
하게 하고 사려(思慮)를 안정시키고 슬퍼하는 마음과 노여워하는 마
음을 경계하였더니 100일이 되어 몸이 건강하여지고 병이 나았다.

嘗見少陽人 恒有腹痛患苦者 用六味地黃湯六十貼而病癒 又見少
陽人 十餘年腹痛患苦 一次起痛 則或五六個月 或三四個月 一二個

月 叫苦者 每起痛 臨時急用 滑石苦參湯十餘貼 不痛時 平心靜慮
恒戒哀心怒心 如此延拖一周年而病癒 又見少陽人小年兒 恒有滯
證 痞滿 間有腹痛 腰痛 又有口眼喎斜 初證者 用獨活地黃湯 一百
日內 二百貼服 使之平心靜慮 恒戒哀心怒心 一百日而身健病癒

옛 의학자가 말하기를 머리는 냉하여서 아픈 것이 없고 배는 열하
여서 아픈 것이 없다고 하였으나 이 말은 틀린 말이다. 어찌하여 그
런가 하면 소음인은 원래 냉이 우세하기 때문에 그 두통도 또한 자
연히 열통이 아니고 냉통이며, 소양인은 원래 열이 우세하기 때문
에 그 복통도 또한 자연히 냉통이 아니고 열통이다.
옛 의학자가 또 말하기를 땀이 많이 나면 망양(亡陽)이 되고 설사를
많이 하면 망음(亡陰)이 된다고 하였는데 이 말은 옳다. 왜 그런가
하면 소음인이 비록 냉이 우세하나 음이 성하여 양을 항거하여 손
상된 양이 밖으로 밀려나서 번열이 나고 땀이 많이 나는 이것을 망
양병이라고 하고, 소양인이 비록 열이 우세하나 양이 성하여 음과
항거하여 손상된 음이 안으로 숨어들어 찬 것을 두려워하고 설사
를 하니 이것을 망음병이라고 한다. 망양, 망음병은 약을 쓰지 않으
면 반드시 죽게 되니 급히 다스리지 않으면 반드시 죽는다.

古醫有言 頭無冷痛 腹無熱痛 此言非也 何謂然耶 少陰人元來冷勝
則其頭痛 亦自非熱痛而卽 冷痛也 少陽人 元來 熱勝則 其腹痛 亦
自非冷痛 而卽熱痛也
古醫又言 汗多亡陽 下多亡陰 此言是也 何謂然耶 少陰人 雖則冷
勝 然陰盛格陽 敗陽外遁 則煩熱而汗多也 此之謂 亡陽病也 少陽
人 雖則熱勝 然陽盛格陰 敗陰內遁 則畏寒而泄下也 此之謂亡陰病
也 亡陽亡陰病 非用藥必死也 不急治必死也

망양(亡陽)이란 것은 양이 상승하지 못하고 도리어 하강하는 것이 바로 망양이다. 망음(亡陰)이란 것은 음이 하강하지 못하고 도리어 상승하는 것이 바로 망음이다.

음이 성하여 양이 위에서 가로막히면 양이 음에 억압되어서 가슴에 올라가지 못하고 아래로 대장에 빠져 내려가서 밖으로 방광에 들어가서 숨어 버리므로 등 밖에 번열이 나며 땀이 나는 것이다. 번열이 나면서 땀이 나는 것은 양이 성한 것이 아니고 이것이 이른바 속은 얼음 같고 밖은 숯불 같다는 것이니 양이 장차 없어지려는 징조이다. 양이 성하여 음이 아래에서 가로막히면 음이 양의 막음을 받아서 방광에 내려가지 못하고 위로 등골에 거슬러 올라가서 속으로 가슴속에 들어가서 숨어 버리므로 위장이 찬 것을 두려워하면서 설사하는 것이다. 찬 것을 두려워하면서 설사하는 것은 음이 성한 것이 아니라 이것이 이른바 속은 숯불 같고 밖은 얼음 같다는 것이니 음이 장차 없어지려는 징조이다.

亡陽者 陽不上升而反爲下降 則亡陽也 亡陰者 陰不下降而反爲上升 則亡陰也

陰盛格陽於上 則陽爲陰抑 不能上升於胸膈 下陷大腸 而外遁膀胱 故背表煩熱而汗出也 煩熱而汗出者 非陽盛也 此所謂內氷外炭 陽將亡之兆也

陽盛格陰於下 則陰爲陽壅 不能下降於膀胱 上逆背膂 而內遁膈裏 故腸胃畏寒 而泄下也 畏寒而泄下者 非陰盛也 此所謂內炭外氷 陰將亡之兆也

소음인의 병이 첫날에 땀이 나는데 양기가 위로 올라가서 인중혈(人中穴)에 먼저 땀이 나면 반드시 병이 나을 것이고, 2~3일을 땀이 그치지 않고 병이 낫지 않으면 양이 올라가지 못하여 망양(亡陽)이 될 것이 틀림이 없다.

소양인병이 첫날에 설사하는데 음기가 아래로 내려가서 손, 발바닥에 먼저 땀이 나면 병이 반드시 나을 것이고, 2~3일 설사가 그치지 않고 병이 낫지 않으면 음이 내려가지 못하여 망음(亡陰)이 될 것이 틀림이 없다.

대개 망양증과 망음증은 의학의 이치를 잘 아는 사람이라면 병들기 전에 미리 집증(執證)할 수 있고 병든 지 1~2일이면 명백히 쉽게 보아 낼 수 있을 것이며 3일이 되면 비록 우둔한 사람이라도 증상 파악이 불을 보듯 훤할 것이다.

약을 쓰는 데 반드시 2~3일을 넘기지 말아야 할 것이다. 4일이면 늦고 5일이면 위험에 처하게 될 것이다.

少陰人病 一日發汗 陽氣上升 人中穴先汗 則病必愈也 而二日 三日汗不止病不愈 則陽不上升 而亡陽無疑也

少陽人病 一日滑利 陰氣下降 手足掌心先汗 則病必愈也 而二日 三日泄不止病不愈 則陰不下降 而亡陰無疑也

凡亡陽 亡陰證 明知醫理者 得病前可以預執證也 得病一二日 明白易見也 至於三日 則雖愚者 執證亦明若觀火矣 用藥必無過二三日矣 四日則晩矣 五日則臨危也

소음인으로 평상시에 속이 답답하고 땀이 많은 사람은 병이 들면 반드시 망양이 된다. 소양인으로 평상시에 표(表)가 차고 설사를 많이 하는 사람은 병이 들면 반드시 망음이 된다. 망양이나 망음이 되는 사람은 평상시에 음을 보하거나 양을 보해서 미리 치료하는 것이 가하고 망양이나 망음이 되어서 위험하게 된 뒤에 병을 치료하려고 하지 말아야 한다.

少陰人平居 裡煩汗多者 得病則必成亡陽也 少陽人平居 表寒下多
者 得病則必成亡陰也 亡陽 亡陰人 平居預治 補陰補陽可也 不可
至於亡陽 亡陰 得病臨危 然後救病也

> 소음인의 병이 나을 땀은 인중에 먼저 나고 한 번 땀이 나면 가슴이
> 시원하고 활발하여지나 망양이 될 땀은 인중에 땀이 나기도 하고
> 안 나기도 하며 여러 번 땀이 났는데도 가슴이 답답하고 초조하며
> 기운이 아래로 빠져버린다.
> 소양인의 병이 나을 설사는 손 발바닥에 먼저 땀이 나고 한 번 설
> 사하면 표기(表氣)가 맑고 편안해져서 정신이 상쾌하고 명랑하여지
> 나, 망음이 될 설사는 손 발바닥에 땀이 나지 않고 여러 번 설사를
> 하면 표의 기(表氣)가 한기를 맞아 정신이 흐릿하게 된다.

少陰人 病癒之汗 人中先汗 而一次發汗 胸膈壯快 而活潑 亡陽之
汗 人中或汗或不汗 屢次發汗 胸膈悶燥而下陷也
少陽人 病癒之泄 手足掌心先汗 而一次滑泄 表氣清寧 而精神爽明
亡陰之泄 手足掌心不汗 屢次泄利 表氣溯寒 而精神鬱冒

> 소음인의 위가실(胃家實)한 병과 소양인의 결흉병은 정기와 사기,
> 음과 양이 서로 적수가 되어서 서로 막기 때문에 오랜 뒤에야 위중
> 한 증상이 비로소 나타나는 것이다. 소음인의 망양병과 소양인의
> 망음병은 정기와 사기, 음과 양이 적수가 되지 않고 서로 막기 때문
> 에 처음 증상이 이미 험증이 되어서 연이어서 위중한 증상이 된다.
> 비유하면 용병하는데 양군이 교전하여 첫날 싸움에서 정병(正兵)이
> 사병(邪兵)에게 패하여 정병이 얼마의 병사를 잃고 2일에 또 싸워 또
> 패하여서 또 얼마의 병사를 잃고 3일에 또 싸워 또 패하여서 또 얼
> 마의 병사를 잃어서 3일간 교전을 본다면 장차 싸우면 싸울수록 더

욱더 패하고 더 꺾일 것이다. 만일 4일에 다시 싸우고 5일에 다시 싸우면 정병의 전군이 복멸(覆滅)할 것을 가히 알 수 있으니 그렇기에 약을 씀에 있어서 반드시 3일을 넘기지 말아야 한다는 것이다.

少陰人胃家實病 少陽人結胸病 正邪陰陽 相敵而相格 故 日久而後 危證始見也 少陰人亡陽病 少陽人亡陰病 正邪陰陽不敵而相格 故 初證 已為險證 繼而因為危證矣
譬如用兵合戰交鋒 初一日合戰 正兵為邪兵所敗 折正兵幾許兵數 二日又戰又敗 又折幾許
數 三日 又戰又敗 又折幾許數 以三日交鋒 觀之 則將愈益戰 而愈 益敗 愈益折矣 若四日復戰 五日復戰 則正兵之全軍覆沒可知矣 所 以用藥必無過三日也

반룡산(盤龍山) 노인이란 것은 이옹(李翁)이 살고 있는 곳에 반룡산이 있기 때문에 이옹이 반룡산 노인이라고 자칭한 것이다. 이 저서 가운데 "나는 말하기를"이라고 말한 구절은 반룡산 노인의 말이 아닌 것이 없으나 이 장에서 특히 반룡산 노인이라고 들어 말한 것은 대개 망양과 망음이 가장 험한 병인데도 사람들이 반드시 심상하게 보아서 보통 증상으로써 다스리기 쉬우므로 별도로 반룡산 노인의 이름을 제기하여 놀라게 하여 경각심을 가지도록 한 것이다.

盤龍山老人者 李翁所居地有盤龍山 故李翁自謂盤龍山老人也 此 書中 論曰二字 無非盤龍山老人之論 而此章 特擧盤龍山老人者 蓋 亡陽 亡陰最是險病 而人必尋常視之 易於例治故 別以盤龍山老人 提擧驚呼 而警覺之也

망음증에 대하여서는 옛 의사들이 별로 약 쓴 경험을 말한 데가 없고 이자건과 주진형의 저서 가운데서 약간 논급하였으나 명확한 경험이 없으니 대개 이 병이 예로부터 지금까지 사람을 죽이는 것이 맹랑하게 매우 급속하여서 미처 경험할 겨를이 없어서 그 내용을 습득 할 수 없었던 까닭이다.

亡陰證 古醫別無經驗用藥頭話 而李子建 朱震亨書中 若幹論及之 然自無明的快驗 蓋此病 從古以來 殺人孟浪甚速 未暇經驗獵得裡 許故也

장중경이 말하기를 본래 태양병이 풀리지 않고 소양에 전입되면 옆구리 아래가 딴딴하며 그득하고 헛구역질이 나서 먹지 못하고 한열이 왕래하는 환자가 아직 토하거나 설사시키지 않았는데 맥이 침(沈)하고 긴(緊)하면 소시호탕을 투여하고 만일 이미 토하게 했거나 설사를 시키고 땀을 내고 온침을 놓아 헛소리를 하며 시호탕증이 없어졌다면 이것은 괴병이 된 것이니 괴병 치료법으로써 치료해야 한다.

張仲景曰 (本)太陽病不解 轉入少陽者 脇下硬滿 乾嘔不能食 往來 寒熱者 尚未吐下 脈沈緊者 與小柴胡湯 若已吐 下 發汗(溫針) 譫語 柴胡(湯)證 證罷 此為壞病(知犯何逆) 依(以)壞法治之

【校正】 이 구절은 장중경의 《傷寒論-辨少陽病脈證幷治 266條, 267條》에서 인용한 글인데 《傷寒論》 원문에 근거하여 괄호 안에 漢字들을 보충해 넣고 밑줄을 그은 依 자는 삭제하여 교정한다.

【參考】 《傷寒論266, 267條》: "本太陽病不解, 轉入少陽者, 脅下硬滿, 幹嘔不能食, 往來寒熱, 尚未吐下, 脈沉緊者, 與小柴胡湯。若已吐下發汗溫針, 譫語, 柴胡湯證罷, 此爲壞病。知犯何逆, 以法治之"

> 상한에 맥이 현세하며 머리가 아프고 열이 나면 소양에 속하니 발한시키지 말 것이다. 땀을 내게 하면 헛소리(譫語)를 한다.

傷寒 脈弦細 頭痛 發熱者 屬少陽 (少陽)不可發汗 發汗則 譫語

【校正】 이 구절도 《傷寒論》에서 인용한 것인데 (少陽)이란 두 글자를 누락시키고 수록해 넣었으니 《傷寒論》에 근거하여 교정해야 마땅하다.

【參考】《傷寒論265條》: "傷寒, 脈弦細, 頭痛發熱者, 屬少陽。少陽不可發汗, 發汗則譫語。"

내가 일찍이 소양인이 상한에 발광하며 헛소리하는 증상를 다스린 일이 있는데 그때가 을해년(乙亥年) 청명(淸明)시기였다. 소양인 한 사람이 상한에 한다열소(寒多熱少)의 병에 걸려 4~5일 뒤 오미시(午未時)에 숨이 차고 짧은데 그때에는 아직 경험이 미숙하여 다만 소양인에게 써야 할 약은 육미탕이 가장 좋다는 이치만 알았기 때문에 감히 다른 약을 쓰지 못하고 다만 육미탕(六味湯) 한 첩만 썼더니 병자의 숨 차는 증상이 곧 멎었다. 또 수일 뒤에 병자가 발광하며 헛소리하고 숨 차는 증상이 또 발작해서 또 육미탕 한 첩을 썼더니 숨 차는 증상이 비록 조금 안정되기는 했지만 전일과 같이 바로 멎지는 않았다. 병자가 연 3일을 발광하고 오후에 또 숨이 찬 증상이 발작하여서 또 육미탕을 썼는데 숨이 차는 증상이 조금도 안정되지 못하고 좀 있다가 혀가 말리며 풍이 동하여 입을 악물고 말을 못 하므로 여기서 비로소육미탕으로 될 수 없는 것을 알고 급하게 백호탕(白虎湯) 한 첩을 달여서 대통(竹管)으로 병자의 코에 불어 넣어 목구멍으로 내려가게 하고 그 동정을 살폈더니 혀가 말리고 입을 악물던 증상은 풀리지 않고 병자의 배 속에서 약간 소리가 났다. 그래서 두 개의 화로로 약을 달여 계속해서 코에 2~3첩을 부어 넣은 뒤에야 병자의 배 속에서 큰소리가 나며 방귀가 나갔다. 세 사람이 병자를 붙들고 대통으로 코에 약을 불어 넣으니 환자가 기력이 더욱 강하여 세 사람이 붙드는 힘으로는 거의 당하지 못하였다. 또 계속해서 코에 부어 미신시(未申時)로부터 해자시(亥子時)에 이르기까지 모두 석고 8냥을 썼는데 마지막에 병자의 배가 크게 불어나고 각궁반장(角弓反張)의 증상이 나타나더니 각궁반장 뒤에 조금 있다가 땀이 나며 잠이 들었다. 이튿날 아침에 병자가 또 백호탕 한 첩을 먹고 해가 돋은 뒤에 묽은 변을 한 번 보고 병이 나았다. 병이 나은 뒤에 눈병이 나서 석고와 황백 가루 각각 1돈을 하루에 2번씩 먹고 7~8일 뒤에 눈병도 나았다. 그때 아직 대변으로 징험하는 법을 알지 못하였으므로 대변을 며칠이나 못 보았는지 살피지 못하였으나 생각건대 그 환자가 반드시 먼저 표한병(表寒病)으로부터 병이 든 뒤에 대변이 막히고 나서 이 증상이 발생하였다.

嘗治少陽人傷寒發狂譫語證 時則乙亥年淸明節候也 少陽人一人 得傷寒寒多熱少之病 四五日後 午未辰刻 喘促 短氣伊時經驗未熟 但知少陽人 應用藥六味湯 最好之理故 不敢用他藥 而祗用六味湯一貼 病人喘促卽時頓定 又數日後 病人發狂 譫語 喘促又發 又用六味湯一貼 則喘促雖少定而不如前日之頓定矣 病人發狂連三日 午後喘促又發 又用六味湯 喘促略不少定 有頃 舌卷動風 口噤不語 於是而始知六味湯之無能爲也 急煎白虎湯一貼 以竹管吹入病人鼻中下嚥 而察其動靜 則舌卷口噤之證不解 而病人 腹中微鳴 仍以兩爐煎藥 荏苒灌鼻數三貼後 病人腹中大鳴 放氣出焉 三人扶持病人 竹

管吹鼻灌藥 而病人氣力益屈強 三人扶持之力幾不能支當矣 又荏
苒灌鼻 自未申時至亥子時 凡用石膏八兩 末境病人腹中大脹 角弓
反張之證出焉 角弓反張後 少頃得汗而睡 翌日平明 病人又服白虎
湯一貼 日出後滑便一次 而病快愈 愈後有眼病 用石膏 黃柏末各一
錢 日再服 七八日後眼病亦愈
伊時未知大便驗法 故不察大便之秘閉幾日 然想必此病人先自表寒
病得病 後有大便秘閉 而發此證矣

그 뒤에 또 어떤 소양인 한 사람이 상한에 열다한소(熱多寒少)병에
걸렸는데 어떤 사람이 꿩고기탕을 먹게 하여 이어 양독발반(陽毒發
斑)이 되었기에 내가 이르기를 백호탕 3첩을 연복하라고 하였더니
그 사람이 다만 반 첩을 먹고 수일 뒤에 헛소리를 하고 병이 중하여
병자 집에서 급하다고 말하므로 바삐 뛰여 가보니 병자의 외증(外
證)이 정신이 혼미하여지고 이미 풍이 동할 징조가 보이고 귀가 먹
고 헛소리하고, 혀 위에 백태가 끼어 있었다.
나의 약 주머니에 다만 석고 1근과 활석 1냥이 있고 다른 약이 없
었으므로 급히 석고 1냥, 활석 1돈을 달여서 한꺼번에 먹이고 그
이튿날 또 석고 1냥, 활석 1돈을 먹였더니 2일간은 대변이 1주야
를 지나지 않았다. 제3일이 되어 병자의 집에서 석고를 너무 많이
쓴다고 탓하므로 1일간 석고를 쓰지 않았더니 제4일에 이르러 병
자 집에서 급하다고 하므로 바삐 가보니 병자가 대변이 막힌 지 두
밤 하고도 한 낮이 되자 말소리가 분명하지 않고 입을 꼭 다물어서
물도 마시는 것이 들어가지 않았다.
급히 석고 2냥을 달여 간신히 목구멍으로 넘겨 보내니 절반은 토하
고 절반은 목구멍으로 넘어가서 잠시 후에 입은 열렸으나 말소리
가 분명치 못한 것은 여전하였다. 또 연속하여 석고 1냥을 쓰고 그
이튿날에는 오후에 풍이 동하면서 약이 목으로 넘어가지 못할 염

려가 있었으므로 미리 오전에 약을 써서 풍이 동하는 것을 예방하고 또 5~6일 써서 전후에 석고를 모두 14냥을 썼다. 나중에 수일 동안 발광하고 나서 목소리가 웅장하여지면서 병이 나았다. 수개월 뒤에야 집 밖을 나가게 되었다.

其後 又有少陽人一人 得傷寒 熱多寒少之病 有人教服雉肉湯 仍成陽毒發斑 餘教服白虎湯 連三貼 而其人只服半貼 數日後 譫語而病重 病家懇急 顚倒往觀 則病人外證昏憒 已有動風之漸 而耳聾 譫語 舌上白胎藥囊祗有石膏一斤 滑石一兩而無他藥 故急煎石膏一兩 滑石一錢 頓服 而其翌日 又服石膏一兩 滑石一錢 此兩日 則大便 皆不過一晝夜至於第三日 病家 以過用石膏歸咎 故一日不用石膏矣 至於第四日 病家懇急 顚倒往觀 則病人大便秘閉 兩夜一晝 而語韻不分明 牙關緊急 水飲不入 急煎石膏二兩 艱辛下嚥 而半吐半下嚥 少頃 牙關 開 而語韻則不分明如前又連用石膏一兩 其翌日 則以午後動風 藥不下嚥之慮 故預爲午前用藥 以備動風 而又五六日用之 前後用石膏凡十四兩 而末境發狂數日 語韻宏壯而病癒 數月然後 方出門庭

그 뒤에 또 어떤 소양인 한 사람이 처음에 신열, 두통이 나는 표한병에 걸린 지 8~9일이 되었다. 그 사이에 황련, 과루, 강활, 방풍 등속을 쓰니 병세가 좀 나았으나 아주 통쾌하게 낫지 못하더니 이어 발광한 지 3일이 되었는데 병자 집에서는 예사로운 보통 증상으로 보고 다만 황련, 과루 등속만 쓰다가 또 섬어한 지 수일 만에 비로소 지황백호탕 1첩을 쓰니 이 이튿날 오후에 풍이 동하기에 급히 지황백호탕을 달여 계속 3첩을 써서 구급하여 간신히 목구멍으로 내려가게 하고 그 이튿날에는 백호탕에 석고 1냥을 가하여 오전에 써서 풍이 동할 것을 예방하고 연 3일을 썼더니 병자가 저절로 일어나 앉고 서며 대소변도 보게 되어 병세가 전보다 훨씬 덜하고 회복되었지만 불행하게도 병이 조금 나은 데서 더하여진다는 것을 생각하지 못하고 완치에 주도면밀하지 못하여 이 사람을 마침내 구명하지 못하였다.

한스러운 것은 오전에 다만 백호탕 2첩을 써서 풍이 동할 것을 예방하기만 하고 오후에는 전혀 약을 쓰지 않은 것이 잘못된 것이다. 이 세 사람의 병으로 본다면 발광섬어증(發狂譫語證)에 백호탕을 다만 7~8첩, 10여 첩을 써서 밤낮을 계속하면 좋을 것이며 반드시 헛소리하는 것을 기다려서 약을 쓸 것이 아니고 발광하는 때에 반드시 약을 써야 하며 발광하는 것을 본 뒤에 약을 쓸 것이 아니고 발광하기 전에 발광의 징조를 일찍이 살펴서 약을 쓰는 것이 좋다.

其後 又有少陽人一人 初得頭痛身熱表寒病 八九日其間用黃連 瓜蔞 羌活 防風等屬 病勢少愈 而永不快祛矣 仍為發發狂三日 病家 以尋常例證視之 而祗用黃連 瓜蔞等屬 又譫語數日 始用地黃白虎 湯一貼 其翌日 午後動風 急煎地黃白虎湯 連三貼救急 而艱辛下嚥 其翌日 則白虎湯加石膏一兩 午前用之以備動風 而連三日用之 病 人自起坐立 能大小便病勢比前快蘇快壯矣 不幸病加於少愈 慮不 周於完治 此人竟不救 恨不午前祗用白虎湯二貼 以備動風 而午後 全不用藥 以繼之也 以此 三人病觀之 則發狂譫語證 白虎湯非但午 前用藥 以備動風而已矣 日用五六貼 七八貼 十餘貼 以晝繼夜則好 矣 不必待譫語後而用藥 發狂時當用藥可也 不必待發狂後而用藥 發狂前早察發狂之漸 可也

그 뒤에 또 소양인으로 17세 여자 하나가 있었는데 평소 증상이 간혹 딸꾹질이 나고 음식에 체하고 배가 아픈 일이 있었다. 하루는 갑자기 두통이 나고 추웠다가 더웠다 하고 음식이 체했는데 어떤 의원이 소합원(蘇合元) 3개를 생강 달인 물에 타서 먹였는데 여전히 설사하게 되어 하루에 수십 번 하며 10여 일이 되어도 그치지 않고 자꾸 물을 먹으며 잠을 자지 못하고 간혹 섬어증(譫語證)이 있었는데 그때가 기해년(1899년) 겨울 11월 23일이었다. 바로 그 밤으로 생지황, 석고를 각각 6냥, 지모 3냥을 썼더니 그날 밤에 설사의 도수가 절반으로 감소하였다. 그 이튿날 형방지황탕(荊防地黃湯)에 석고 4돈을 가미하여 2첩을 연복하고 편안히 잠을 자며 소변이 통할 수 있었으니 형방지황탕 2첩의 약효가 지모백호탕(知母白虎湯)의 10배나 되는 것 알 수 있었다. 그래서 매일 약 4첩씩 쓰는데 낮에 2첩을 연복하고 밤에 2첩을 연복하여 수일간 쓰니 설사가 완전히 그치고 머리의 양쪽 귀밑머리 있는 데 땀이 나고 병자가 섬어증이 변하여 발광증(發狂證)이 되기에 병자 가족에서 놀래고 당혹하여 2주야를 의심하여 약을 쓰지 못하였는데 병세가 위태하게 되어서 머리에 땀이 나지 않으며 소변이 막히고 입에 얼음 조각을 씹으며 인사불성이 되어 그 예후가 험악하였다. 병세가 어찌할 수 없어서 부득이 한 계책으로 형방지황탕에 석고 1냥을 가미하여서 하룻밤 사이에 10첩을 연속해서 입에 부어 넣었더니 그날 밤 소변을 3사발이나 누고 광증은 그치지 않았지만 사람을 알고 얼굴을 보며 약간 지각(知覺)이 있었다.

그 이튿날에 또 6첩을 쓰고 연 5일간 하루에 4, 5, 6첩을 쓰니 발광이 비로소 그치고 야간에 혹 잠시는 잠드나 오래가지는 못하고 곧 깨기에 또 하루에 3~4첩씩 써서 5일을 연속하니 머리의 정수리와 양쪽 귀밑머리에 땀이 나고 반 시각 정도 잠자게 되고 죽을 조금씩 먹게 되었다.

그 뒤에 매일 형방지황탕에 석고 1돈을 가미하여 하루에 2첩을 쓰되 대변을 1일 못 보면 4돈을 가하여 썼는데 12월 23일에 가서 비로소 위태함을 면하고 안방에서 일어서게 되었다.

한 달 안에 석고를 쓴 것이 모두 45냥이 되었다. 새해 정월 15일에

능히 1리가 되는 데를 걸어와서 나를 보고 갔다. 그 뒤에도 형방지
황탕에 석고 1돈을 가하여서 새해 3월까지 연속하여 썼다.

其後 又有一少陽人 十七歲女兒 素證 間有悖氣 食滯腹痛矣 忽一
日頭痛 寒熱 食滯 有醫用蘇合元三個 薑湯調下 仍為泄瀉 日數十
行 十餘日不止 引飲不眠 間有譫語證 時則己亥年冬十一月二十三
日也 卽夜用生地黃 石膏各六兩 知母三兩 其夜泄瀉度數減半 其翌
日 用荊防地黃湯加石膏四錢 二貼連服 安睡而能通小便 荊防地黃
湯二貼藥力十倍於知母白虎湯可知矣 於是 每日用此藥四貼 晝二
貼連服 夜二貼連服 數日用之泄瀉永止 頭部兩鬢有汗 而病兒譫語
證變為發狂證 病家驚惑二晝夜疑不用藥 病勢遂危 頭汗不出 小便
秘結 口囕氷片 不省人事 爻象可惡矣 勢無奈何 以不得已之計 一
夜間用荊防地黃湯加石膏一兩 連十貼 灌口 其夜小便通三碗 狂證
不止 然知人看面稍有知覺 其翌日又用六貼 連五日 日用四五六
貼 發狂始止 夜間或曇時就睡 然不能久睡便覺 又日用三四貼 連
五日 頭頂兩鬢有汗 而能半時刻就睡 稍進粥飲少許其後 每日荊防
地黃湯加石膏一錢 日二貼用之 大便過一日 則加四錢至於十二月
二十三日 始得免危 能起立房室中一朔內 凡用石膏 四十五兩 新年
正月十五日能行步一裏地 而來見我 其後又連用荊防地黃湯加石膏
一錢 至於新年三月

나는 논하기를 소양인의 병은 화열이 그 증상이 되기 때문에 변동
이 심히 빠르니 초증을 경솔하고 쉽게 보지 말아야 한다. 대개 소양
인의 표병에 두통이 있거나 이병(裏病)에 변비가 있으면 이미 중병
이 된 것이니 중병에는 쓰지 못할 약을 1, 2, 3첩만 잘못 써도 필시
사람을 죽이게 한다. 험한 병과 위태한 병증에 반드시 써야 할 약을
1, 2, 3첩을 쓰지 못하여도 역시 생명을 구원하지 못한다.

論曰 少陽人病 以火熱為證 故變動甚速 初證不可輕易視之也 凡
少陽人 表病有頭痛 裏病有便秘 則已為重病也 重病不當用之藥
一二三貼 誤投則必殺人 險病危證 當用之藥一二三貼不及 則亦不
救命

소양인이 위에 열을 받아 이가 열한 병을 논함

少陽人 胃受熱 裡熱病論

장중경이 말하기를 태양병이 8~9일에 학질의 증상 같아서 열이 나며 오한이 나는데 열(熱)이 많고 한(寒)이 적으며 그 사람이 대소변을 저절로 보고 발열과 오한이 하루에 2~3번 발작하면 병이 나으려는 것이다. 맥이 미(微)하고 오한이 나면 이것은 음양이 다 허한 것이니 다시 땀을 내거나 다시 설사시키거나 다시 토하게 해서는 안 된다. 면색(面色)이 도리어 붉은 빛이 있으면 아직 풀리려고 하지 않는 것이다. 그리하여 땀이 조금도 나지 못하면 몸이 반드시 가려울 것이니 계(지)마(황)각반탕이 좋다.

張仲景曰 太陽病(得之)八九日 如瘧狀 發熱惡寒 熱多寒少(其人不嘔, 圊便欲自可, 一日二三度發 脈微緩者, 爲欲愈也) 脈微而惡寒者 此陰陽俱虛 不可更發汗 更下 更吐(也) 面色反有熱色者 未欲解也 (以其)不能得小汗出 身必癢 宜桂(枝)麻(黃)各半湯

【校正】 이 구절은 허준이 《醫學綱目》에서 따다가 자의로 일부를 생략한 다음 《寶鑑》에 올린 글인데 《綱目》과 《상한론》에 근거하여 괄호 안에 써넣은 글을 모두 보충해 넣어 교정한다. 참고문의 글과 잘 대조해 보기 바람.

【參考】《醫學綱目-太陽病》: "太陽病得之八九日, 如瘧狀, 發熱惡寒, 熱多寒少. 又其人不嘔, 圊便欲自可, 一日二度, 脈微緩者, 爲欲愈也, 脈微而惡寒者, 此陰陽俱虛, 不可更發汗, 更下, 更吐. 面色反有熱色者, 未欲解

也, 以其不能得小汗出, 身必癢, 宜桂枝麻黃各半湯."《傷寒論23條》:"太陽病, 得之八九日, 如瘧狀, 發熱惡寒, 熱多寒少, 其人不嘔, 圊便欲自可, 一日二三度發。脈微緩者, 爲欲愈也; 脈微而惡寒者, 此陰陽俱虛, 不可更發汗, 更下, 更吐也; 面色反有熱色者, 未欲解, , 以其不能得小汗出, 身必癢, 宜桂枝麻黃各半湯."

> 태양병에 열이 나고 오한이 나는데 열이 많고 한이 적으면 마땅히 桂枝二越婢一湯이 좋다. 맥이 미약(微弱)한 것은 양(陽)이 없어진 것이니 몸이 가렵지 않으면 땀을 내게 할 수 없다.

太陽病 <u>似瘧</u> 發熱惡寒 熱多寒少 脈微弱者 此亡(無)陽也 <u>身不癢</u> 不可發汗 宜桂(枝二)(越)婢(一)<u>各半湯</u>

【校正】이 구절은 허준이《綱目》에서 따온 글인데 보태거나 생략하여 보감에 올린 글이다.《綱目》과《傷寒論》원문에 근거하여 似瘧과 亡 자와 各半을 빼고 (無) 자를 넣어 주고 생략하였던 "桂婢各半湯"은 (桂枝二越婢一湯)으로 고쳐 주고 (身不癢)은《綱目》과《傷寒論》에 기록된 글이 아니므로 삭제하여 교정한다.

【參考】《醫學綱目-太陽病》:"太陽病, 發熱惡寒, 熱多寒少, 脈微弱者, 此無陽也, 不可發汗, 宜桂枝二越婢一湯."
《傷寒論-27條》:"太陽病, 發熱惡寒, 熱多寒少, 脈微弱者, 此無陽也, 不可發汗。宜桂枝二(越)婢一湯."
傷寒論 원문에는 (似瘧)이 없고 (亡) 자는 (無)로 되어 있고 (身不癢)은 없는 단어이다.

【註解】이 구절은 자고로 논란이 많았던 구절이다. 이 구절은 본래《傷寒

論》에서 나온 글인데 그 뜻은 태양병에 발열과 오한이 나는데 열이 많고 한이 적은 데는 桂枝二越婢一湯이 마땅하고 맥이 미약하면 양이 없어(허약해)진 것이니 땀을 낼 수 없다는 말이지 결코 망양(亡陽)을 논한 말이 아니다. 그리고 땀이 난다고 하여 무작정 망양이라고 보기에는 무리가 있다.

> 나는 말하기를 이 증상에 대변이 1주야를 지나지 않아서 통하는 것은 마땅히 형방사백산을 써야 할 것이고 대변이 1주야를 지나도 통하지 않는다면 지황백호탕을 써야 할 것이다.

論曰 此證 大便 不過一晝夜而通者 當用荊防瀉白散 大便過一晝夜而不通者 當用地黃白虎湯

> 장중경이 말하기를 양명증에 만일 맥이 부하고 열이 나며 갈증이 나서 물을 마시려고 하며 소변이 잘 나오지 않는 데는 저령탕을 주로 쓴다고 하였다.

張仲景曰 陽明證 (若脈浮發熱 渴欲飲水) 小便不利(者) 脈浮而渴 豬苓湯主之

【校正】 이 구절은 허준이 朱肱의《類證活人書》에서 따온 것이다. 장중경의《傷寒論》원문대로 괄호 안의 (若脈浮发热 渴欲饮水)(者) 자는 보충해 넣고 밑줄을 그은 (脈浮而渴)은 빼고 교정되어야 마땅할 것이다. 이것 역시 허준과 이제마 선생이《傷寒論》원문을 보지 못하였다는 하나의 증거가 될 것이다.

【參考】《傷寒論223條》: "若脈浮發熱, 渴欲飲水, 小便不利者, 豬苓湯主之。"
《朱肱-活人書七十二》: "陽明證小便不利, 汗少脈浮而渴者, 方可與之。"

【註解】이 구절은 양명병 맥이 부하며 열이 나고 갈증 나서 물을 마시려 하는데 소변이 순리롭지 못하면 저령탕을 써야 한다는 뜻이다.

> 삼양합병(三陽合病)에 배가 그득하고 몸이 무거워 돌아눕기 어려워 하며 입에 탈이 생기고 얼굴에 때가 끼며 섬어와 유뇨가 생기고 만일 저절로 땀이 난다면 백호탕을 주로 쓴다.

三陽合病 (腹滿身重) 難以轉側 頭痛(口不仁)面垢 譫語遺尿 中外俱熱 自汗煩渴 腹痛身重 (若自汗出者)白虎湯主之

【校正】이 구절은 이천이《醫學入門》에서 白虎湯의 적응증을 논할 때《傷寒論》의 원문을 자의대로 수정하여《入門》에 올린 글이다. 그것을 허준이 그대로《寶鑑》에 인용하였는데《傷寒論》원문과는 틀리게 수록하였다. 상한론에 근거하여 밑줄을 그은 한자는 다 삭제하고 괄호 안에 써넣은 漢字를 보충해 넣어 교정해 주어야 마땅할 것이다.

【參考】《醫學入門-白虎湯主治》: "白虎湯 主治傷寒汗後, 脈洪大而渴, 中外俱熱 … 三陽合病, 頭痛面垢, 譫語遺尿, 身重難以轉側"《傷寒論219條》: "三陽合病, 腹滿身重, 難以轉側, 口不仁面垢, 譫語遺尿。發汗則譫語, 下之則額上生汗, 手足逆冷。若自汗出者, 白虎湯主之。"

> 나는 말하기를 양명증이란 것은 열만 있고 한(寒)이 없는 것을 말하는 것이고 삼양 합병이란 것은 태양, 소양, 양명증이 모두 있다는 것을 말하는 것이다. 이 증상에는 저령탕이나 백호탕을 써야 한다. 그러나 옛 처방인 저령탕이 새 처방인 저령차전자탕(猪苓車前子湯)의 구비한 것만 못하고 옛 처방인 백호탕이 새 처방인 지황백호탕(地黃白虎湯)의 완전한 것만 못하다. 만일 양명증에 소변이 잘 나오

지 않는 자가 겸하여 대변이 건조하여 잘 안 나오면 마땅히 지황백
호탕을 써야 한다.

論曰 陽明證者 但熱無寒之謂也 三陽合病者 太陽 少陽 陽明證俱
有之謂也 此證當用 豬苓湯 白虎湯 然古方豬苓湯不如新方豬苓車
前子湯之俱備 古方白虎湯不如新方地黃白虎湯之全美矣 若陽明證
小便不利者兼大便秘燥 則當用地黃白虎湯

주굉이 말하기를 열궐이란 것은 처음 병이 들었을 때 반드시 몸
에 열이 나고 머리가 아프고 밖에 따로 양증이 있어서 2~3일에서
4~5일이 되어서야 궐증이 일어나고 열궐을 겸하게 되어 궐증이 반
날이 되어서 도리어 몸에 열이 난다. 대체로 열기가 심하면 궐증이
일어날 수 있다. 만일 약간 궐하고 바로 발열하는 것은 열이 미약하
기 때문이다. 그 맥이 비록 침복(沈伏)하나 누르면 활(滑)한 것은 속
에 열이 있는 것이다. 그 사람이 혹 열한 것을 두려워하거나 혹은
물을 마시며 혹은 손발을 내젓고 혹은 번조하여 잠을 자지 못하며
대변이 막히거나 소변이 붉으며 외증이 대체로 혼미하다면 백호탕
을 쓴다.

朱肱曰 陽(熱)厥者 初得(中)病 必身熱頭痛 外(別)有陽證 (至二三日
乃) 至四五日方 發厥 (兼熱厥者) 厥至半日卻身熱 蓋熱氣深 (則)方能
發厥 若微厥卻(即)發熱者 熱甚(微)故也 其脈雖(沈)伏 按之(而)滑者
爲裏(有)熱 (其人或畏熱) 或飲水 或揚手擲足 或煩躁不得眠 大便秘
小便赤 外證多昏憒(者) 用白虎湯

【校正】 이 구절은 허준이《活人書》에서 인용하여《寶鑑》에 올린 글인데 다
소 틀린 곳이 있어《活人書》 원문에 근거하여 밑줄을 그은 漢字는 모두 빼

고 괄호 안에 써넣은 漢字를 보충해 넣어 교정한다.

【參考】《朱肱-類證活人書二十八》:《熱厥者, 初中病, 必身熱頭痛, 外別有陽證, 至二三日, 乃至四五日方發厥, 兼熱厥者, 厥至半日卻身熱, 蓋熱氣深, 則方能發厥, 須在二三日後也；若微厥即發熱者, 熱微故也。其脈雖沉伏, 按之而滑, 為裡有熱, 其人或畏熱, 或飲水, 或揚手擲足, 煩躁不得眠, 大便祕, 小便赤, 外證多昏憒者, 知其熱厥也。白虎湯, 承氣湯, 隨證用之。》

【註解】이 구절은 活人書에서 양궐(陽厥)로 시작한 것이 아니라 열궐(熱厥)로 시작하였으며 열궐에 처음 걸리자 반드시 신열 두통이 나고 밖에 따로 양증이 있어서 4, 5만에 궐이 발작하여 열궐을 겸하는 것은 대체로 열기가 심하면 비로소 궐이 발작된다. 만일 약간 궐이 생기는 것은 바로 발열하는 사람이 열이 미약한 까닭이다. 여기에 "열이 심한 까닭이다."라고 잘못 기록하였으니 교정하는 것이 마땅하다.

나는 말하기를 소양인의 속이 열한 병에는 지황백호탕이 제일 좋은 약이 되나 이 약을 쓰는 데는 반드시 대변이 통하는가 통하지 않는가를 보아야 한다. 대변이 1주야를 넘어도 통하지 않으면 쓰는 것이 좋고 2주야에도 통하지 않으면 반드시 써야 하나 소양인의 대변이 1주야를 통하지 않으면 위에 열이 이미 맺힌 것이고 2주야를 통하지 않으면 열이 중한 것이고 3주야를 통하지 않으면 위험한 것이니 1주야 8~9신각이나 2주야에 응당 써야지 3주야의 위험한 데까지 가게 하지 말아야 한다. 만일 섬어증에 변비가 되면 1주야를 넘기지 말아야 할 것이다.

論曰 少陽人裡熱病 地黃白虎湯為聖藥 而用之者 必觀於大便之通不通也 大便一晝夜有餘 而不通則可用也 二晝夜不通則必用也 凡

少陽人 大便一晝夜不通 則胃熱已結也 二晝夜不通則熱重也 三晝
夜不通則危險也 一晝夜八九辰刻 二晝夜恰好用之 無至三晝夜之
危險 若譫語證便秘 則不可過一晝夜

소양인이 위에 열을 받으면 대변이 건조해지고 비(脾)가 한(寒)을
받으면 설사한다. 그러므로 망음증(亡陰症)은 설사를 2~3일 하고
변비가 1주야 되면 맑은 음이 장차 없어지게 되어서 위태롭고 위열
증은 대변이 3주야 통하지 않고 땀이 나면 맑은 양이 장차 고갈되
어 위태로운 지경이 된다.

少陽人 胃受熱則大便燥也 脾受寒則泄瀉也 故亡陰證 泄瀉二三日
而大便秘一晝夜則 淸陰將亡而危境也 胃熱證 大便三晝夜不通而
汗出 則淸陽將竭而危境也

소양인의 대변이 통하지 않는 병에 백호탕을 3~4회 복용하여도 당
일에 대변이 통하지 않는 것은 장차 묽어져서 통하려는 것이니 이
것은 대단히 길할 징조이다. 의심할 것 없이 이튿날에 또 2~3첩을
복용하면 반드시 통하지 않을 수 없을 것이다.

少陽人 大便不通病 用白虎湯三四服 當日大便不通者 將爲融會貫
通 大吉之兆也 不必疑惑 而翌日又服二三貼 則必無不通

소양인의 표리병(表裏病)이 맺혔는가 풀렸는가 하는 것은 반드시
대변을 보아야 할 것이니 소양인의 대변이 첫머리가 건조하고 끝
이 묽으며 덩이가 크고 잘 나오는 것은 평시에 병이 없는 사람의 대
변이다. 그다음에 대변이 묽어 1~2차 쾌하게 설사를 많이 하고 그
치면 병이 있는 사람의 병이 통쾌하게 풀리는 대변이다. 그다음에

1~2차 예사로운 활변을 본다면 병 있는 사람의 병세가 더하지 않는 대변이다. 그다음에 혹 1주야 이상이 통하지 않거나 혹은 1주야 동안에 3, 4, 5차 조금씩 활변이 나오는 것은 장차 변비가 될 징후이니 좋은 대변이 아니니 예방하는 것이 좋다.

少陽人 表裏病 結解 必觀於大便 而少陽人大便頭燥尾滑 體大而疏通者 平時無病者之大便也 其次 大便滑一二次快滑泄 廣多而止者 有病者之病快解之大便也 其次 一二次尋常滑便者 有病者病勢不加之大便也 其次或過一晝夜有餘不通 或一晝夜間 三四五次 小小滑利者 將澁之候也 非好便也 宜預防

소음인의 속이 찬 병에 배꼽 주위가 냉한 증상에는 병든 초기에 이미 배에서 소리가 나고 설사할 기미와 증험이 있어서 그 기미가 심하게 나타나면 그 병은 집증(執症)하기 쉽기 때문에 약을 일찍이 쓸 수 있으나, 소양인의 이열병(裡熱病)에 흉격열증은 병이 든 초기에 비록 가슴이 답답하고 초조불안한 기미와 증험이 있으나 그 기미가 뚜렷하게 나타나지 않으면 집증하기 어려워서 약을 쓰는 것이 너무 늦게 된다. 만일 소양인병이 가슴이 답답하고 초조불안한 것이 뚜렷하게 나타나서 사람이 그것을 감지할 수 있게 되었다면 그 병은 이미 험하게 되어서 손쓰기 어려울 것이다.

대개 소양인 표병에 두통이 있다면 이것은 표병에 쉽게 볼 수 있는 초기의 증상이다. 만일 다시 물을 마시고 소변이 붉어지면 무서운 병이다. 설사하고 손발을 내저으면 대단히 무서운 병이다. 소양인 이병(裡病)에 대변이 1주야 이상 통하지 않으면 이것은 이병(裡病)을 똑똑하고 쉽게 볼 수 있는 초기 증상이다. 만일 대변이 3주야를 지나도 통하지 않으면 위험할 것이다.

배옹(背癰), 뇌저(腦疽), 순종(脣腫), 전후풍(纏喉風), 인후병, 등은 병이 든 날에 이미 위험한 증상이 된 것이고, 양독발반(陽毒發斑), 유주단독(流注丹毒), 황달병 등은 병든 날에 이미 험증이 된 것이고, 얼굴, 눈, 입, 코, 치아의 병은 병이 든 날에 모두 중증이 된 것이다. 소양인이 표병에 두통이 나는 증상이 있으면 반드시 형방패독산을 쓸 것이고 이병(裡病)에 대변이 1주야를 지나도 통하지 않는 증상이 있으면 백호탕을 쓸 것이다.

少陰人裡寒病 臍腹冷證 受病之初 已有腹鳴泄瀉之機驗 而其機甚顯
則其病執證易見 而用藥可早也 少陽人裡熱病 胸膈熱證 受病之初
雖有胸煩悶燥(躁)之機驗 而其機不甚顯 則執證難見 而用藥太晩也
若使少陽人病 胸煩悶燥(躁)之驗 顯然露出 使人可覺 則其病已險
而 難爲措手矣
凡少陽人表病有頭痛 則自是表病明白易見之初證也 若復引飮 小
便赤 則可畏也 泄瀉揚手擲足 則大畏也
少陽人裡病 大便過一晝夜有餘而不通 則自是裡病明白易見之初證
也 若復大便過三晝夜不通 則危險矣
背癰 腦疽 脣瘇 纏喉風 咽喉等病 受病之日 已爲危險證也 陽毒發
斑 流註 丹毒 黃疸等
病 受病之日 已爲險證也 面目口鼻牙齒之病 成病之日 皆爲重證也
凡少陽人表病 有頭痛證 則必用荊防敗毒散 裡病 有大便過一晝夜
不通證 則用白虎湯

양사영이(楊士瀛) 말하기를 갈병에 세 가지가 있으니 소갈(消渴), 소중(消中), 소신(消腎)이다. 열기가 위로 올라가서 가슴속이 번조하고 혀가 붉고 입술이 붉다. 이 갈증은 물은 늘 많이 먹는데 소변은 잦고 양이 적으니 이 병은 상초에 속하는데 소갈이라고 한다.
열이 중초에 쌓여서 소화가 잘되어 배가 고파 음식을 평시의 배나 먹어도 살이 찌지 못한다. 이 갈증도 역시 별로 번조하지는 않고 소변이 잦고 맛이 달다. 이 병은 중초에 속하는데 소중이라 한다.

열이 아래에 잠복하여 있어서 허벅다리와 무릎이 말라서 가늘어지고 뼈마디가 저리고 아프며 이 갈증에 물을 많이 마시지는 않으나 바로 소변으로 나와서 소변이 많고 탁하다. 이 병은 하초에 속하는데 소신이라고 한다. 또 다섯 가지 광석 약물을 과도하게 쓴 사람들이 진기(眞氣)는 모두 없어지고 광석약의 기운만 남아 있어서 음경이 강하게 일어나서 성교하지 않아도 정액을 설하는 것을 강중이라고 한다. 소갈은 경한 증세이고 소중은 심하고 소신은 더욱 심한 것이다. 만일 강중(强中)이 되면 바로 죽음을 기다려야 할 것이다.

<u>王好古</u>(楊士瀛)曰 渴病有三 曰消渴 曰消中 曰消腎 熱氣上騰 胸中煩躁 舌赤脣紅 此渴引飮常多 小便數而少 病屬上焦 謂之消渴 熱蓄於中 消穀善饑 飮食倍常 不生肌肉 此渴
亦不甚煩 小便數而甜 病屬中焦 謂之消中 熱伏於下 腿膝枯細 骨節痠疼 (此渴)水(飮) 不多 隨卽尿下 小便多而濁 病屬下焦 謂之消腎 又有五石過度之人 眞氣旣盡 石勢獨留 陽道興强 不交精泄 謂之强中 消渴輕也 消中甚焉 消腎尤甚焉 若强中 則其斃可立而待也

【校正】 이 구절은 허준 선생이 《仁齋直指方論》에서 인용하여 《寶鑑-消渴形證》에 수록해 넣은 것이지 왕호고의 글이 아니다. 《直指方論》에 근거하여 王好古 대신 (楊士瀛)을 넣고 (此渴水飮不多)로 교정한다. 참고문과 대조하여 보라. 허준 선생은 출처를 정확히 밝혔으나 이제마 선생이 잘못하여 왕호고의 글로 만든 것이다.

【參考】《南宋-楊士瀛-仁齋直指方論》: "渴之爲病有三: 曰消渴, 曰消中, 曰消腎, … 熱氣上騰, … 胸中煩躁, 舌赤脣紅, 此渴引飮常多, 小便數而少,

病屬上焦, 謂之消渴。熱蓄於中, …消穀善饑, 飮食倍常, 不生肌肉, 此渴亦
不甚煩, … 小便數而甜, 病屬中焦, 謂之消中。熱伏於下…腿膝枯細, 骨節
酸痛…此渴水飮不多, 隨卽溺下, 小便多而濁, 病屬下焦, 謂之消腎。… 又
有五石過度之人, 眞氣旣盡, 石氣獨留, … 陽道興强, 不交精泄, 謂之强中。
消渴輕也, 消中甚焉, 消腎又甚焉, 若强中 則其斃可立待也。"

【註解】 양사영(楊士瀛)은 남송 때의 유명한 의학자로서 자(字)는 등보(登父)였
고 지금의 복건성 복주(福州) 사람이며 《仁齋直指方論》과 《仁齋直指小兒方
論》의 저자이다.

> 주진형(李東垣)이 말하기를 상소(上消)는 혀 위가 붉고 찢어지며 크
> 게 갈증이 나서 물이 당기는 것이니 백호탕을 주로 쓸 것이다. 중소
> (中消)는 음식을 많이 먹어도 몸이 여위며 저절로 땀이 나고 대변이
> 굳으며 소변이 잦은데는 황련저두환을 주로 쓴다. 하소(下消)는 번
> 조하여 물이 당기고 소변이 기름 같으며 허벅다리와 무릎이 말라
> 서 가늘어지는 것이니 六味地黃湯을 주로 쓴다.

朱震亨(李東垣)曰 上消者 舌上赤裂 大渴引飮 白虎湯主之 中消者
善食而瘦 自汗 大便硬 小便(頻)數 黃連豬肚丸主之 下消者 煩躁引
飮 小便如膏 腿膝枯細 六味地 黃湯主之

【校正】 이 구절은 허준이 《醫學綱目》에 수록된 李東垣의 글을 따서 《寶鑑》
에 자의로 수정한 뒤에 기록한 것이다. 원문에 근거하여 (頻) 자를 넣어 교정
한다. 이 글은 본래 주진형의 글이 아니고 이동원의 글이다.

【參考】 《醫學綱目-消癉門》: "〔垣〕上消者, 舌上赤裂, 大渴引飮。逆調論云:
心移熱於肺, 傳爲膈消是也, 以白虎加人參湯主之。", "消者, 善食而中瘦,

自汗, 大便硬, 小便頻數。叔和雲: 口幹, 飲水多, 食亦饑, 虛癉成為消中者
是也。以調胃承氣湯及三黃丸主之。”, “下消者, 煩躁引飲, 耳輪焦幹, 小便
如膏。叔和云: 焦煩水易虧, 此腎消也, 以六味地黃丸主之。”, “熱伏於下, 腎
虛受之, 腿膝枯細, 骨節酸疼, 精走髓空, 引水自救, 此渴水飲不多, 隨即溺
下, 小便多而濁, 病屬下焦, 謂之消腎。”

> 《醫學綱目》에 쓰여 있기를 갈증이 나서 물을 많이 먹는 것은 상소
> 이고 음식이 빨리 소화되어 금시 배가 고픈 것은 중소이고 갈증이
> 나고 소변이 잦으며 기름이 있는 것은 하소이다.

醫學綱目曰 渴而多飲為上消 消穀善饑為中消 渴而尿(便)數有膏油
為下消

【校正】 이 구절은 허준이 《綱目》에서 인용하여 《寶鑑》에 올린 글인데 《綱目》
의 원문에 근거하여 尿 자와 油 자를 빼고 (便) 자를 보충해 넣어 교정한다.

【參考】《綱目-消癉門》: “渴而多飲, 為上消。消穀善饑, 為中消。渴而便數
有膏, 為下消。”

> 위역림(危亦林)이 말하기를 색욕을 탐하거나 혹은 단약이나 석재(石
> 材) 약을 복용해서 진기가 이미 탈진되어 열사(熱邪)만 홀로 왕성하
> 여져서 음식이 끓는 물에 눈 녹이듯이 소화되어 살은 날로 말라 들고
> 소변이 기름 같으며 음경이 강하게 일어나서 성교하지 않고도 정액
> 이 나오는 것은 삼소(三消) 가운데서 가장 치료하기 어려운 것이다.

危亦林曰 因耽嗜色欲 或服丹石 真氣既脫 熱邪獨盛 飲食(入腹)如
湯消(澆)雪 肌膚日(益)消瘦削 小便如膏油 陽強興盛 不交精泄 三消

之中 最爲難治

【校正】이 구절은 허준이 《世醫得效方》 중의 비소(脾消)와 石膏薺苨湯의 글을 조합하여 《寶鑑-强中證》에 올린 것인데 원문에 근거하여 (入腹), (澆), (盒) 자를 보충해 넣고 消 자와 削 자를 빼 버리어 교정한다.

【參考】《世醫得效方》: "因耽嗜色欲…或服丹石, 眞氣既脫, 藥氣陰發, 致煩渴引水, 飲食倍常, 陰氣常興, 不交精出, 故中焦虛熱, 注於下焦。三消之中, 最爲難治。", "飲食入腹, 如湯澆雪…肌膚日盒消瘦。…或陽強興盛, 不交而泄。"

> 나는 말하기를 소갈이란 것은 환자의 마음이 너그럽고 원대하고 활달하지 못하고 고집스럽고 천박하여 보는 바는 옅고 하자고 하는 바는 급하며 계책은 골몰한데 생각이 궁핍하여 대장의 맑은 양기가 상승하는 기운이 저절로 충족시키지 못하여 날로, 달로 소모되어 곤해져서 이 병이 생기는 것이다.
> 위 부위(胃局)의 맑은 양기가 상승하여 머리, 얼굴, 사지를 충족시키지 못하면 상소병(上消病)이 되고, 대장의 맑은 양기가 상승하여 위를 충족시키지 못하면 중소병(中消病)이 되는 것이다. 상소병 자체가 중증인데 중소병은 상소병보다 배가 더 중하다. 중소병 자체가 험한 증상인데 하소병은 중소병보다 배가 더 험하다.
> 상소병에 양격산화탕을 쓰는 것이 좋고, 증소에는 인동등지골피탕을 쓰는 것이 좋고, 하소에는 숙지황고삼탕을 쓰는 것이 좋으며, 더욱이 그 마음을 너그럽고 넓게 가져야 할 것이고 마음을 융통성 없고 좁게 가져서는 안 된다.
> 마음을 넓게 가지면 하고자 함이 반드시 완화되어서 맑은 양기가 위에 올라갈 것이고, 마음을 좁게 가지면 하고자 함이 반드시 졸속해져서 맑은 양기가 아래에서 없어질 것이다.

論曰 消渴者 病人胸次 不能寬遠闊達 而陋固膠小 所見者淺 所欲
者速 計策鶻突 意思艱乏 則大腸清陽上升之氣 自不快足 日月耗困
而生此病也
胃局清陽上升 而不快足於頭面 四肢 則成上消病 大腸局清陽上升
而不快足於胃局 則成中消病 上消自為重證 而中消倍重於上消 中
消自為險證 而下消倍險於中消 上消宜用 涼膈散火湯 中消宜用忍
冬藤地骨皮湯 下消宜用熟地黃苦參湯 尤宜寬闊其心 不宜膠小其
心 寬闊則所欲必緩 清陽上達 膠小則所欲必速 清陽下耗

마음을 편안하게 하고 생각을 안정하게 하면 양기가 위로 올라가
가볍고 맑은 기운이 머리, 얼굴, 사지를 충족하게 하는 것이니 이것
은 원기(元氣)이며 맑은 陽이다. 노심초사하면 양기가 아래로 빠져
내려가서 무겁고 탁해져서 머리, 얼굴, 사지에 열이 뭉치게(鬱熱)
되는 것이니 이것은 화기(火氣)여서 양기(陽氣)를 소모시킨다.

平心靜思 則陽氣上升輕清 而充足於頭面 四肢也 此元氣也 清陽也
勞心焦思則 陽氣下陷 重濁而鬱熱於頭面 四肢也 此火氣也 耗陽也

위역림이 말하기를 소갈에는 반드시 옹저(癰疽)가 발생하는 것을
예방해야 하니 인동 등을 임의대로 뿌리, 줄기, 꽃송이, 잎을 다 복
용시킬 수 있다.

危亦林曰 消渴 預防發癰疽 忍冬藤不拘多少根莖花(朶)葉 皆可服

【校正】이 구절도 허준이 消渴을 더 가첨하고 약간 수정한 뒤에《寶鑑》에
수록하였지만, 원문과 그 뜻이 대동소이하므로 이제마 원문을 보존하는 뜻
에서 그대로 둔다.

【參考】《世醫得效方-消渴門》: "忍冬丸, 治渴疾愈, 須預防發癰疽。忍冬草不以多少, 根莖花朵皆可用。"

이고(李杲)가 말하기를 소갈병에 음식을 능히 먹는 자는 종당에 가서는 반드시 뇌저(腦疽)나 등창(背瘡)이 생기고 음식을 먹지 못하는 자는 반드시 속이 그득하여지고 고창(鼓脹)으로 전변된다.

李杲曰 消渴之疾 能食者 末傳必發腦疽 背瘡 不能食者 必傳中滿鼓脹

【校正】 이 구절은 허준이 《綱目》에 기록된 李杲의 글을 약간 수정하여 《寶鑑》에 올린 것으로, 그 뜻이 기본적으로 같아서 굳이 교정할 필요가 없다고 사료된다.

【參考】《醫學綱目-消癉門》: "〔垣〕論消渴末傳能食者, 必發腦疽背瘡; 不能食者, 必傳中滿鼓脹, 皆爲不治之證。"(《東垣試效方》《類聚》)

동의(東醫)《醫方類聚》에 쓰여 있기를 오랜 소갈병이 옹저(癰疽)로 변화되기도 하고 혹은 수종이 되기도 하고 두 눈이 실명되기도 한다.

東醫醫方類聚曰 消渴之(久)病 變成發癰疽 或成水病 或雙目失明

【校正】 이 구절은 허준이 《醫方類聚》에서 인용하였다고 하는데 아직 확인하지 못했다. 《寶鑑》에 근거하여 之字를 (久) 자로 바꾼다. 이제마의 오기(誤記)로 사료된다.

【參考】《東醫寶鑑》: "消渴久病 變成發癰疽 或成水病 或雙目失明."

나는 말하기를 옹저와 눈병은 모두 다 중소(中消)의 변증(변증)이다. 중소는 자체가 험한 증상이기 때문에 상소는 마땅히 일찍이 치료해야 하고 중소는 반드시 급하게 치료해야 하며 하소는 죽음이 임박한 것이다.

論曰 癰疽 眼病 皆是中消之變證也 中消自為險證 則上消當早治也
中消必急治也 下消則濱死

왕호고가 말하기를 한 동자가 갓난아이로부터 동자가 되기까지 무릇 7년이나 도한(盜汗)이 났었다. 모든 약에 효력이 없어서 내가 양격산, 삼황환을 3일간 썼더니 병이 나았다.

王好古曰 一童子 自嬰至童 盜汗(凡)七年(矣) 諸藥不效 服(予與)涼
膈散(三黃丸) 三日病已

【校正】 이 구절은 허준이 《醫學綱目》에서 따와서 약간의 수정과 편집을 한 다음 《寶鑑》에 올린 글이다. 이 글에서 밑줄을 그은 服 자를 빼고 괄호 안에 한자는 모두 넣어 원문대로 교정한다. 참고문과 대조해 보라.

【參考】《醫學綱目-卷之三十七》"〔海〕晉郎中子, 自嬰至童, 盜汗凡七年矣, 諸藥不效, 予與涼膈散, 三黃丸三日病已."

나는 말하기를 소양인의 대장의 맑은 양기가 위를 충족하여 머리와 얼굴과 사지에 차서 넘치면 땀이 필시 나지 않는 것이다. 소양인이 땀나는 것은 양기가 약한 것인데 양격산을 쓰고 병이 나았다고

> 하니 이 병은 바로 상소(上消)인데 그러나 병이 경한 것이다.

論曰 少陽人 大腸淸陽 快足於胃 充溢於頭面 四肢則汗必不出也 少
陽人汗者 自是陽弱也 而服涼膈散病已 則此病卽上消 而其病輕也

【註解】《此病卽上消》: 이 병은 바로 상소(上消)이다. 땀이 난다고 하여 上消라
고 하는 것은 아마도 무리라고 본다. 이제마도 앞에서 上消에 대하여 여러 증
상을 언급한 바 있다. 갓난아이로부터 시작하여 7년간 땀이 나서 涼膈散을 3
일간 복용하고 병이 나은 것을 上消라고 한다면 醫理에 맞지 않는다.

> 동의《醫方類聚》에 쓰여 있기를 대체로 갈(渴)이란 자주 물을 마시
> 며 그 사람이 반드시 머리와 눈이 어지럽고 등이 차고 구역질을 하
> 는데 모두 설사를 시킨 탓에 허하게 되었기 때문이다.

東醫 《醫方類聚》曰 夫渴者 數飮水 其人必頭面(目)眩 背寒而嘔
(皆)因(利)虛故也

【校正】 이 구절은 허준이 《類聚》에서 인용하였다고 하나 기실은 《태평성혜
방》에 기재되었던 글이다. 원문에 근거하여 面 자를 빼고 (目) 자와 (皆) 자,
(利) 자를 보충해 넣어 교정한다.

【參考】《太平聖惠方-治熱渴諸方》: "夫渴者 數飮水, 其人必頭目眩, 背寒
而嘔, 皆因利虛故也。"

> 공신이 말하기를 대개 음허증은 매일 오후에 오한이 나며 발열하
> 다가 저물 때 약간 땀이 나고 풀리는 것이니 만일 학질로 잘못 다스
> 리면 흔히 구명하지 못한다.

龔信曰 凡陰虛證 每日午後 惡寒發熱 至晚亦得微汗而解 … (若)誤
作瘧(疾)治 多致不救

【校正】 이 구절은 허준이《古今醫鑑》에서 인용한 글인데 원문에 근거하여
(若) 字와 (疾) 字를 보충하여 교정한다.

【參考】《古今醫鑒》: "凡陰虛證, 每日午後惡寒發熱, 至晚亦得微汗而解, 脈
必虛濡而數, 絕類瘧疾。但瘧脈弦, 而虛脈大, 為辨耳。若誤作瘧疾治之, 多
致不救。"

> 손사막(孫思邈)의《千金方》에 쓰여 있기를 소갈병에 마땅히 삼가야
> 할 세 가지가 있는데, 첫째는 술을 마시는 것이고, 둘째는 과도한
> 성생활이고, 셋째는 짠 것과 면식이다. 능히 세 가지를 삼가면 비록
> 약을 먹지 않아도 자연히 별 탈이 없을 것이다.

孫思邈 《千金方》書曰 消渴宜慎者有三 一飲酒 二房(室)勞 三鹹
食及麵 能慎此三者 雖不服藥(而 自可無他) 亦可自愈

【校正】 이 구절은 허준이《千金方》에서 인용한 것인데 약간 틀린 곳이 있어
원문에 근거하여 밑줄을 그은 漢字는 모두 빼고 괄호 안에 써넣은 漢字는
보충해 넣어 교정한다.

【參考】《備急千金要方-消渴第一》: "其所慎者有三, 一飲酒, 二房室, 三鹹
食及麵。能慎此者, 雖不服藥而自可無他。"

> 나는 말하기를 상소와 증소는 속의 양기의 올라가는 기운이 비록 허
> 손되었으나 표의 음기가 내려가는 기운이 오히려 완건하기 때문에

그 병이 비록 험하여도 오히려 능히 오랜 세월을 버틸 수 있는 것은 이 때문이다. 만일 음이 허하여 낮에 열이 나서 물을 마시고 등이 차고 구토를 하면 이것은 표리와 음양이 모두 허손(虛損)이 된 것이니 그 까닭에 그 병이 더욱 험하여 하소와 경중(輕重)이 대략 서로 같게 된다. 그러나 능히 몸과 마음을 잘 조섭하고 약을 먹으면 10에 6~7은 오히려 살아날 수 있을 것이나 몸과 마음을 잘 조섭하지 않고 약을 먹지 않으면 100에 100이 다 죽는다. 이 증상에는 반드시 독활지황탕(獨活地黃湯)이나 십이미지황탕(十二味地黃湯)을 써야 한다.

論曰 上消 中消 裡陽升氣 雖則虛損 表陰降氣 猶恃完壯 故其病雖險 猶能歲月支撐者 以此也 若夫陰虛午熱 飲水 背寒而嘔者 表裏陰陽俱為虛損 所以為病尤險 與下消略相輕重 然能善攝身心服藥 則十之六七尚可生也 不善攝身心服藥 則百之百必死也 此證當用 獨活地黃湯 十二味地黃湯

주역의 수괘(需卦) 九三 효사(爻辭)에 쓰여 있기를 "진흙탕에서 도적이 오는 것을 기다린다."라고 하였는데 상(象)에 말하기를 "진흙탕에서 재난은 밖에 있는 것이니 나부터 도적을 오게 한 것이니 공경하고 조심하면 패하지 않을 것이다."라고 하였다. 이 뜻을 본 따서 말한다면 음이 허하여 낮에 열이 나고 등이 차고 구토하는 것은 그 병이 비록 험하나 죽음은 아직 밖에 있으니 능히 그 마음을 재계하고 그 몸을 공경하며 또 좋은 약을 먹으면 죽지 않을 것이다.

《易》之需 九三爻辭曰 需於泥 致寇至 《象》曰 需於泥 災在外也 自我致寇 敬愼不敗也 以此意而倣之曰 陰虛午熱 背寒而嘔 其病雖險 然 死尚在外也 能齋戒其心 恭敬其身 又服好藥 不死也

【參考】《周易-需卦》: "九三, 需于泥。象曰需於泥, 災在外也, 自我致寇, 敬愼不敗也。"《주역-수괘》: "구삼, 진흙탕에서 기다린다. 상(象)에 말하기를 진흙탕에서 기다린다는 것은 재난은 밖에 있는 것이니 나로부터 도적울 오게 한 것이니 공경하고 조심하여야 패하지 않을 것이다."라고 말하였다.

범론
泛論

소양인의 병은 중풍, 토혈, 구토, 복통, 식체비만(食滯痞滿)의 다섯 가지 증상이 다 같이 한 가지 등속에서 나와서 그 자체에도 경중이 있으며 부종, 천촉, 결흉, 이질, 한열왕래, 흉협만의 다섯 가지 증상이 다 같이 한 가지 등속에서 나와서 그 자체에도 경중이 있다.

少陽人病 中風 吐血 嘔吐 腹痛 食滯 痞滿 五證 同出一屬 而自有輕重 浮腫 喘促 結胸 痢疾 寒熱往來 胸脇滿 五證 同出一屬 而自有輕重

소양인의 중풍 반신불수에 한쪽 팔을 못 쓰는 것은 어찌할 수 없는 병이다. 중하면 반드시 죽고 경하면 간혹 복약하며 안정해서 회복되는데 저절로 낫기를 기다려야 하고 반드시 치료한다는 방법이 있는 병이 아니다.

少陽人 中風 半身不遂 一臂不遂 末如何之疾也 重者必死 輕者猶生 間以服藥 安而復之 待其自愈 而不可期 必治法之疾也

소양인이 토혈하는 자는 반드시 강퍅(剛愎)하고 편급한 성질과 남과 싸우려는 어리석음을 다 씻어 버리고 음식을 담백하게 먹고 약을 먹거나 수양하기를 불교도 신자 같이 하면 100일이면 조금 나을 것이고 200일이면 많이 나을 것이며 1년이면 완전하게 나을 것이고 3년이면 제 명수를 보존할 것이다.

대개 토혈은 조리와 섭양을 옳게 못 하면 반드시 재발할 것이며 재발하면 그동안의 효과가 모두 다 허사로 돌아갈 것이다. 만일 재발하면 또 재발한 날로부터 계산하여 100일이면 조금 낫고 1년이면 완전하게 나을 것이고 만약 10년 20년을 조리와 섭양하면 반드시 장수할 것이다.

少陽人吐血者 必蕩滌剛愎偏急 與人竝驅爭塗之 淡食服藥 修養如釋道 一百日 則可以少愈 二百日 則可以大愈 一周年 則可以快愈 三周年 則可保其壽
凡吐血 調養失道 則必再發 再發則前功皆歸於虛地 若再發者 則又自再發日計數 一百日少愈 一周年快愈 若十年 二十年調養 則必得高壽

소양인이 간혹 코피가 조금 나거나 혹은 입과 코의 가래나 침에 피가 있는 것은 비록 그것이 미세하다 할지라도 모두 다 토혈의 등속이다. 또 입안에서 남몰래 냉침이 올라오는 것은 비록 구토하지 않아도 그것은 역시 구토의 등속이다. 이런 증상이 있는 소년이 흔히 요절하게 되는 것은 그것을 등한히 내버려 두기 때문이다. 이 두 가지 증상은 반드시 중한병, 위험한 병의 대열에 있는 것이니 예방으로 약을 먹게 하여 영구히 병 근원을 제거한 연후에라야 가히 근심을 없앨 수 있을 것이다.

凡少陽人 間有鼻血少許 或 口鼻間 痰涎中有血 雖細微皆吐血之屬也 又口中暗有冷涎逆上者 雖不嘔吐 亦嘔吐之屬也 少年有此證者 多致夭折 以其等閒任置故也 此二證 必在重病 險病之列 不可不預防服藥 永除病根 然後可保無虞

중풍은 병을 받은 것이 너무 중하므로 반드시 낫게 한다는 치료 방법은 기대할 수 없지만, 토혈은 병을 받은 것이 오히려 경하므로 결코 낫게 하는 치료법을 기대할 수 있다. 중풍과 토혈에는 조리와 섭양이 주가 되고 복약하는 것은 그 버금이 된다. 구토 이하 복통, 식체, 비만은 복약하고 조리하고 섭양하면 그 병이 쉽게 낫는다.

中風 受病太重故 治法不可期必 吐血 受病猶輕 故治法可以期必 中風 吐血 調養為主 服藥次之 嘔吐以下 腹痛 食滯 痞滿服藥調養 則其病易愈

중풍 구토에는 반드시 독활지황탕을 쓰고 토혈에는 십이미지황탕을 쓰는 것이 마땅하다.

中風 嘔吐 宜用獨活地黃湯 吐血 宜用十二味地黃湯

부종(浮腫)이란 병은 빨리 치료해야 살고 빨리 치료하지 않으면 위태하며 약을 일찍이 쓰면 쉽게 낫고 일찍이 쓰지 않으면 맹랑하게 죽는다. 이병은 외부 나타난 병세가 느려 속히 죽을 것 같지 않으므로 사람들이 쉽게 여기나 이 병이 실상은 위급한 병증이니 4~5일 내에 반드시 치료해야 할 병이고 경솔하게 10일을 가지고 논할 수 없는 것이다.

부종이 처음 발생하였을 때 반드시 목통대안탕이나 혹은 형방지황탕에 목통을 가미하여 써야 하는데 1일 2회 먹으면 6~7일 내에 부종이 반드시 풀릴 것이니 부종이 풀린 뒤에는 100일까지 반드시 형방지황탕에 목통 2~3돈을 가미하여 매일 1~2첩 써서 소변을 맑게 하여 재발을 막아야 한다. 재발하면 치료하기 어렵다. 부종이 처음 내렸을 때는 배고픈 것을 참고 음식을 더욱 적게 먹어야 한다.

만일 건강한 사람과 같이 많이 먹으면 반드시 재발을 면치 못한다.
소변이 붉은 것이 대단히 두려운 것이다. 소변이 맑으면 부종이 내
리고 소변이 붉으면 부종이 내리지 않는다.

浮腫爲病 急治則生 不急治則危 用藥早則 容易愈也 用藥不早 則
孟浪死也 此病外勢平緩 似不速死 故人必易之 此病 實是急證
四五日內必治之疾 謢不可以十日論之也
浮腫初發 當用木通大安湯 或荊防地黃湯加木通 日再服 則六七日
內浮腫必解 浮腫解後 百日內必用荊防地黃湯加木通二三錢 每日
一二貼用之 以淸小便 以防再發 再發難治 浮腫初解 飮食尤宜忍飢
而小食 若如平人大食 則必不免再發 大畏小便赤也 小便淸則 浮腫
解 小便赤則浮腫結

소양인 중소(中消)병자가 배가 팽만하면 반드시 고창(鼓脹)이 되는
데 고창은 치료하지 못한다. 소양인의 고창병은 소음인의 장결(藏
結)병과 같아서 모두 5, 6, 7, 8개월을 지나며 혹은 1년 만에 마침내 죽는다. 대개
소음인의 장결은 표양(表陽)의 온기가 비록 거의 끊어지게 되어도 이음
(裏陰)의 온기가 오히려 완전히 건장한데 의지하며 소양인의 고창
은 이양(裏陽)의 맑은 기운이(淸氣) 비록 거의 끊어지게 되어도 표음
의 맑은 기운(淸氣)이 오히려 완전히 건장한데 의지하므로 모두 오
랫동안 경과하다가 죽는 것이다.

少陽人中消者 腹脹則必成鼓脹 鼓脹不治 少陽人鼓脹病 如少陰人
藏結病 皆經歷五六七八月 或周年而竟死 蓋少陰人藏結 表陽溫氣
雖在幾絶 裡陰溫氣猶恃完壯 少陽人鼓脹 裏陽淸氣雖在幾絶 表陰
淸氣猶恃完壯 故皆經歷久遠而死也

소양인 상한병의 喘促에는 반드시 먼저 영사(靈砂) 1푼을 온수에
타서 먹이고 이어서 달려 둔 형개, 방풍, 과루 등의 약을 먹이면 필
시 약을 달이는 시간으로 지체되어서 병을 구원하지 못하는 일이
없을 것이다.

少陽人 傷寒喘促 宜先用靈砂一分 溫水調下 因煎荊 防 瓜蔞等藥
用之 則必無煎藥時刻遲滯救病

영사(靈砂)의 약력이 급박하므로 한두 번은 쓸 수 있으나 여러 번
쓰지 말아야 한다. 대개 구급하는 약은 구급하는 데 약효가 빠를 뿐
이고 이 약은 반드시 달여 먹어야 위장에 충만되어 능히 보음(補陰)
보양(補陽)을 할 수 있다.

靈砂藥力急迫 可以一再用 而不可屢用 蓋救急之藥 敏於救急而已
藥必湯服 然後充滿腸胃 能為補陰補陽

이질(痢疾)을 결흉에 비하면 이질은 순한 병증이나, 이질을 중한 병
증이라고 말하는 것은 그것이 부종과 서로 가깝기 때문이다. 구토
를 복통에 비하면 구토는 역증(逆證) 이다. 구토를 나쁜 증상이라고
말하는 것은 그것이 중풍과 거리가 멀지 않기 때문이다.

痢疾之比結胸 則痢疾為順證也 而痢疾之謂重證者 以其與浮腫相
近也 嘔吐之比腹痛 則嘔吐為逆證也 而嘔吐之謂惡證者 以其距中
風 不遠也

소양인의 이질에는 반드시 황련청장탕을 써야 한다.

少陽人痢疾 宜用黃連淸腸湯

소양인의 학질(瘧疾)이 이틀을 두고 발작하면 이것이 바로 노학(勞瘧)이다. 노학은 천천히 치료해야지 급하게 치료할 것이 아니다. 이 증상에는 학질이 발작하지 않는 날에 독활지황탕 2첩을 아침과 저녁에 먹고, 학질이 발작하는 날에는 미리 형방패독산 2첩을 달여 두었다가 오한이 발작할 때에 2첩을 연이어 복용한다. 1개월 내에 독활지황탕 40첩과 형방패독산 20첩을 기준으로 하여 쓰면 그 학질이 필시 물러가지 않을 이치가 없다.

少陽人瘧病 有間兩日發者 卽勞瘧也 可以緩治 不可急治 此證瘧不發日 用獨活地黃湯二貼 朝暮服 瘧發日 預煎荊防敗毒散二貼 待惡寒發作時 二貼連服 一月之內 以獨活地黃湯四十貼 荊防敗毒散二十貼爲準的 則其瘧必無不退之理

소양인이 안으로 인후병이 나고 밖으로 목과 뺨이 붓는 것을 전후풍(纏喉風)이라고 하는데 2~3일 내에 사람을 살해하는 것이 가장 빠르다. 또 윗입술 인중혈이 부은 것을 순종(唇腫)이라 한다. 무릇 인중의 좌우에 손가락 하나 놓일 만한 곳에 종기가 나면 비록 그것이 좁쌀알 같아도 또한 위태한 증상이다.
이 두 가지 증상이 처음 발생하여 경한 자는 마땅히 양격산화탕이나 양독백호탕을 써야 하고 중한 자는 수은훈비방을 써야 하는데 약 한 대를 태워 코에 훈을 해서 목과 뺨에 땀이 나면 낫는다. 만일 병이 급한데 훈비약이 없다면 경분 가루 1푼
5리와 유향, 몰약, 감수 가루 각각 5푼씩을 풀에 골고루 섞어 환약을 지어 한 번에 다 먹는다.

少陽人 內發咽喉 外腫項頰者 謂之纏喉風 二三日內 殺人最急 又
上唇人中穴瘇 謂之唇瘇 凡人中左右 逼近處一指許發瘇 雖微如粟
粒 亦危證也
此二證 始發而輕者 當用涼膈散火湯 陽毒白虎湯 重者 當用 水銀
熏鼻方 一炷熏鼻 而項頰汗出則愈 若倉卒無熏鼻藥 則輕粉末一分
五厘 乳香 沒藥 甘遂末各五分 和勻糊丸 一服盡

소양인 소아가 많이 먹으나 살이 여위는 데는 반드시 노회비아환
이나 인동등지골피탕을 써야 한다.

少陽人小兒 食多肌瘦 宜用蘆薈肥兒丸 忍冬藤地骨皮湯

일찍이 소양인의 어깨 위에 독종(毒腫)이 나서 참기름을 끓여서 헌
데에 부었더니 살이 데어 익어도 뜨거운 줄을 몰랐다. 어떤 의사가
소의 뿔 조각을 숯불에 태우면서 훈을 하라고 하기에 그대로 하였
더니 연기가 창구(瘡口)에 들어가서 독즙이 저절로 흐르더니 그 종
기가 곧 낫는 것을 보았다.

嘗見少陽人肩上有毒瘇 火熬香油灌瘡 肌肉焦爛 而不知其熱 有醫
教以牛角片 置火炭上 燒而熏之 煙入瘡口 毒汁自流 其瘇立愈

일찍이 소양인인 70세 노인이 뇌저(腦疽)가 생겼는데 어떤 의사가
복어 알을 가루 내어 붙이게 하여 뇌저가 즉시 낫는 것을 본 일이
있다. 복어 알이 지독하여 돼지나 개가 먹으면 즉사하고 수풀 나무
사이에 걸어 두어도 까마귀와 까치도 감히 먹지 못하더라.

嘗見少陽人七十老人 發腦疽 有醫教以河豚卵作末傳之 其疽立愈

河豚卵至毒 麂犬食之 則立死 掛於林木間 烏鵲不敢食

일찍이 내가 소양인의 생손앓이(蛇頭瘡)를 다스릴 때 복어 알 가루를 조금 만들어서 고약 위에 뿌려 붙이되 1일에 1번씩 새 가루를 바꾸어 붙였더니 약을 붙인 지 5~6일 만에 병에 효력이 있고 새 살이 빨리 생겨나서 군살이 되었다. 이어 칼을 간 숫돌 가루를 붙였더니 군살이 곧 없어지면서 병이 나은 일이 있고, 또 이것을 연주담(連珠痰)에 여러 날 동안 붙이면 반드시 효력을 보았고, 또 이것을 숯불에 덴데와 개나 벌레에 물린 데 써서 효과를 보지 못한 것이 없다.

嘗治少陽人蛇頭瘡 河豚卵作末少許 點膏藥上傅之 而一日一次易以新末 傅藥五六日病效 而新肉急生 而有胬肉 因以磨刀砥末傅之 胬肉立消而病癒 又用之於連珠痰 多日傅之者必效 用之於為炭火所傷 與狗咬蟲咬 無不得效

일찍이 내가 소양인인 60세 노인이 중풍으로 한쪽 팔을 못 쓰는 병을 다스릴 때 경분 5리를 썼더니 그 병이 그만 더하였고, 소양인인 20세 청년이 한쪽 다리가 마비되는 비풍(痺風)에 경분감수용호단을 2~3차 써서 효과를 본 일이 있다.

嘗治少陽人六十老人 中風一臂不遂病 用輕粉五厘 其病輒加 少陽人二十歲少年 一腳微不仁痺風 用輕粉甘遂龍虎丹 二三次用之得效

일찍이 내가 소양인의 인후병을 다스릴 때 물과 미음이 전혀 넘어가지 않고 대변이 3일이나 통하지 못하고 병이 위태한 지경에 이르렀는데 甘遂天一丸을 써서 즉시 효과를 보았다.

嘗治少陽人咽喉水醬不入 大便不通三日 病至危境 用甘遂天一丸
即效

일찍이 내가 소양인인 70세 노인이 대변이 4~5일 통하지 못하거
나 혹은 6~7일 통하지 못하면서 음식은 여전하나 무릎이 시리고
두 다리가 무력한데 경분감수용호단을 썼더니 대변이 바로 통하고
그 뒤에 수일 지나서 대변이 또 막혀서 또 쓰고 이렇게 여러 번 썼
더니 마침내 대변이 1일 1회씩 표준이 되어 병이 나았고 그 노인이
마침내 80세까지 장수하였다.

嘗治少陽人七十老人 大便四五日不通 或六七日不通 飮食如常 兩
腳膝寒無力 用輕粉甘遂龍虎丹 大便卽通 後數日 大便又秘 則又用
屢次用之 竟以大便一日一度為準而病癒 此老竟得八十壽

일찍이 少陽人이 두 앞니의 잇몸에서 피가 나오기 시작해서 잠깐
사이에 여러 사발 나와서 장차 위험한 지경에 이르게 되었는데 어
떤 의사가 끓인 참기름을 새 솜에 찍어서 뜨거운 때 잇몸을 지지니
바로 피가 멎는 것을 보았다.

嘗見少陽人 當門二齒齦縫血出 頃刻間數碗 將至危境 有醫教以火
熬香油 以新綿點油 乘熱灼齒縫 仍(乃)為血止

【校正】 이 구절은 이제마 선생이 집필한 글인데 仍字가 아마 오식된 것 같
다. (乃) 자로 교정하는 것이 마땅하다.

일찍이 소양인 한 사람이 매일 한 번씩 머리를 빗고 수개월 뒤에 구
안와사(口眼喎斜)에 걸린 것을 보았으며 그 뒤에 또 소양인이 날마

다 머리를 빗다가 구안와사에 걸린 것을 세 사람이나 보았으니 대개 날마다 머리를 빗는 것은 소양인에게 금기할 것이다. 그런데 태음인인 80세 노인이 날마다 머리를 빗는 것을 본 일이 있는데 이 노인이 말하기를 이것이 내게는 좋아서 내가 날마다 머리를 빗은 지 이미 40년이나 된다고 말하였다.

嘗見少陽人一人 每日一次梳頭 數月後 得口眼喎斜病 其後 又見少陽人日梳 得喎斜病者 凡三人 蓋日梳 少陽人禁忌也 嘗見太陰人八十老人日梳者 老人自言曰 日梳極好 我之日梳 已為四十年云

장중경《상한론》중

소양인병을 경험해서
설정한 10가지 처방
張仲景傷寒論中少陽人病經驗設方 十方

- **백호탕**
석고 5돈, 지모 2돈, 감초 7푼, 경미 반 흡

- **白虎湯**
石膏五錢 知母二錢 甘草七分 粳米半合

【參考】《傷寒論》: "傷寒脈浮滑, 此以表有熱, 裏有寒, 白虎湯主之。知母(六兩) 石膏(碎, 一斤) 甘草(炙, 二兩) 粳米(六合) 上四味, 以水一斗, 煮米熟, 湯成去滓, 溫服一升, 日三服。"

- **저령탕**
저령, 적복령, 택사, 활석, 아교 각각 1돈

- **豬苓湯**
豬苓 赤茯苓 澤瀉 滑石 阿膠各一錢

【參考】《傷寒論-223條》: "若脉浮, 发热, 渴欲饮水, 小便不利者, 猪苓汤主之。猪苓(去皮) 茯苓 泽泻 阿胶 滑石(碎, 各一两)
上五味, 以水四升, 先煮四味, 取二升, 去滓 ; 内阿胶烊消。温服七合, 日三服。"

- 오령산
택사 2돈 5푼, 적복령, 저령, 백출 각각 1돈 5푼, 육계 5푼

- 五苓散
澤瀉二錢五分 赤茯苓 豬苓 白朮各一錢五分 肉桂五分

【參考】《傷寒論-71條》: "太陽病, 發汗後, 大汗出, 胃中乾, 煩躁不得眠, 欲
得飮水者, 少少與飮之, 令胃氣和則愈；若脈浮, 小便不利, 微熱, 消渴者,
五苓散主之。
豬苓(去皮, 十八銖) 澤瀉(一兩六銖) 白術(十八銖) 茯苓(十八銖) 桂枝(去皮, 半兩) 上
五味, 搗爲散, 以白飮和服方寸匕, 日三服。多飮暖水, 汗出愈, 如法將息。"

- 소시호탕
시호 3돈, 황금 2돈, 인삼, 반하 각각 1돈 5푼 감초 5푼

- 小柴胡湯
柴胡三錢 黃芩二錢 人蔘 半夏各一錢五分 甘草五分

【參考】《傷寒論-96條》: "傷寒五六日中風, 往來寒熱, 胸脅苦滿, 嘿嘿不欲
飮食, 心煩喜嘔, 或胸中煩而不嘔, 或渴, 或腹中痛, 或脅下痞硬, 或心下悸,
小便不利, 或不渴, 身有微熱, 或咳者, 小柴胡湯主之。柴胡(半斤) 黃芩(三兩)
人蔘(三兩) 半夏(洗, 半升) 甘草(炙) 生薑(切, 各三兩) 大棗(擘, 十二枚)
上七味, 以水一斗二升, 煮取六升, 去滓, 再煎取三升, 溫服一升。日三服。"

- 대청룡탕
석고 4돈, 마황 3돈, 계지 2돈, 행인 1돈5푼, 감초 1돈, 생강 3쪽,
대추 2개

・大青龍湯

石膏四錢 麻黃三錢 桂枝二錢 杏仁一錢五分 甘草一錢 薑三片 棗二枚

【參考】《傷寒論-大靑龍湯》:"太陽中風, 脈浮緊, 發熱, 惡寒, 身疼痛, 不汗出而煩躁者, 大靑龍湯主之;若脈微弱, 汗出惡風者, 不可服之。服之則厥逆, 筋惕肉瞤, 此爲逆也。大靑龍湯方。麻黃(去節, 六兩) 桂枝(去皮, 二兩) 甘草(炙, 二兩) 杏仁(去皮尖, 四十枚) 生薑(切, 三兩) 大棗(擘, 十枚) 石膏(如雞子大, 碎) 上七味, 以水九升, 先煮麻黃, 減二升, 去上沫, 內諸藥, 煮取三升, 去滓, 溫服一升, 取微似汗。汗出多者, 溫粉粉之。一服汗者, 停後服;若複服, 汗多亡陽, 遂(一作逆)虛, 惡風, 煩躁, 不得眠也。"

・계비각반탕
석고 2돈, 마황, 계지, 백작약 각각 1돈, 감초 3푼, 생강 3쪽, 대추 2개

・桂婢各半湯

石膏二錢 麻黃 桂枝 白芍藥各一錢 甘草三分 薑三片 棗二枚

【參考】《傷寒論-桂枝二越婢一湯27條》:"太陽病, 發熱惡寒, 熱多寒少, 脈微弱者, 此無陽也。不可發汗, 宜桂枝二越婢一湯。桂枝(去皮) 芍藥 麻黃 甘草(炙, 各十八銖) 大棗(擘, 四枚) 生薑(切, 一兩二銖) 石膏(碎, 綿裹, 二十四銖) 上七味, 以水五升, 煮麻黃一二沸, 去上沫, 內諸藥, 煮取二升, 去滓, 溫服一升。本雲: 當裁爲越婢湯, 桂枝湯, 合之飲一升;今合爲一方, 桂枝湯二分, 越婢湯一分。"

・소함흉탕
반하(제) 5돈, 황련 2돈 5푼, 과루(큰 것) 4분의 1

• 小陷胸湯

半夏製五錢 黃連二錢五分 瓜蔞 大者四分之一

【參考】《傷寒論-小陷胸湯》: "小結胸病, 正在心下, 按之則痛, 脈浮滑者, 小陷湯主之。

黃連(一兩) 半夏(洗, 半升) 栝蔞實(大者一枚)

上三味, 以水六升, 先煮栝蔞, 取三升, 去滓; 內諸藥, 煮取二升, 去滓, 分溫三服。"

• 대함흉탕
대황 3돈, 망초 2돈, 감수(가루) 5푼

• 大陷胸湯

大黃三錢 芒硝二錢 甘遂末五分

【參考】《傷寒論-大陷胸湯》: "太陽病, 脈浮而動數, 浮則爲風, 數則爲熱, 動則爲痛, 數則爲虛; 頭痛, 發熱, 微盜汗出, 而反惡寒者, 表未解也。醫反下之, 動數變遲, 膈內拒痛, 胃中空虛, 客氣動膈, 短氣躁煩, 心中懊憹, 陽氣內陷, 心下因硬, 則爲結胸, 大陷胸湯主之。若不結胸, 但頭汗出, 餘處無汗, 劑頸而還, 小便不利, 身必發黃。

大黃(去皮, 六兩) 芒硝(一升) 甘遂(一錢匕)

上三味, 以水六升, 先煮大黃, 取二升, 去滓; 內芒硝, 煮一兩沸; 內甘遂末, 溫服一升。得快利, 止後服。"

• 십조탕
원화(미초), 감수, 대극(초) 각각 등분하여 가루 내고 따로 대추 10개를 물 1잔에 달여 반 잔이 되면 대추를 버리고 약 가루를 타서 먹되

강한 사람은 5푼(1.5~1.8g), 약한 사람은 2.5푼(0.7~0.9g)씩 먹어 대변이 쾌히 통해서 수분이 많이 나간 뒤에 죽을 먹어서 보한다.

• 十棗湯
芫花微炒 甘遂 大戟炒 (上三味), 等分爲末 別取大棗十枚 水一盞 煎至半盞 去棗調藥末 强人一錢(匕) 弱人半錢服 大便利 下水 以粥補之

【校正】 상한론 원문에 "强人服一钱匕"로 되어 있으니 "强人一錢"이 아닌 "强人服一钱匕"로 교정하는 것이 마땅하다. 一錢은 3.75g이지만 一钱匕는 1.5~1.8g가 되니 만일 1돈으로 이해하고 약을 복용시킨다면 중독 사고가 생길 수도 있다.

【參考】《傷寒論-十棗湯152條》: "太陽中風, 下利, 嘔逆, 表解者, 乃可攻之. 其人漐漐汗出, 發作有時, 頭痛, 心下痞硬滿, 引脅下痛, 乾嘔, 短氣, 汗出不惡寒者, 此表解裏未和也, 十棗湯主之. 芫花(熬) 甘遂 大戟
上三味, 等分, 各別搗爲散. 以水一升半, 先煮大棗肥者十枚, 取八合, 去滓, 內藥末. 强人服一錢匕, 羸人服半錢, 溫服之. 平旦服. 若下少病不除者, 明日更服, 加半錢 ; 得快下利後, 糜粥自養."

• 신기환
육미지황탕에 오미자 한 가지를 가미한다.

• 腎氣丸
六味地黃湯(元) 加五味子一味

【校正】 腎氣丸은 허준 선생이 그 출처를 《易老》라고 밝혔는데 易老는 역수파(易水派)의 창시자 張元素(1131~1234년)를 존칭하는 이름이다. 張元素의

저서 《醫學啓源》에서 인용하여 腎氣丸이라고 탕명을 달고 원문을 간추려 《寶鑑》에 수록해 넣었는데 원서에 근거하여 "腎氣丸"은 빼고 "六味地黃湯은 六味地黃元"으로 교정함이 마땅하다고 본다. 참고문을 상세하게 대조해 보고 판단하기 바란다.

【參考】《醫學啟源-上卷三(十一)》: "腎虛則以熟地黃, 黃柏補之。腎本無實, 不可瀉, 錢氏止有補腎, 地黃丸, 無瀉腎之藥, 肺乃腎之母, 金生水, 補母故也, 又以五味子補之者是也。"

《寶鑑》: "腎氣丸 治虛勞腎損。六味地黃元一劑加五味子四兩, 乃滋肺之源以生腎水也。(易老)"

원·명 2대 의학자들의 저술 중

소양인병을 경험해서 쓴
긴요한 약 9가지 처방

元明二代醫家著述中 少陽人病 經驗行用要藥 九方

• 양격산

연교 2돈, 대황, 망초, 감초 각각 1돈, 박하, 황금, 치자 각각 5푼

이 처방은 《局方》에서 나온 것인데 열이 쌓여 번조하며 입과 혀에
헌 데가 생기며 눈이 붉고 머리가 흐릿한 것을 치료한다.

내가 생각하건대 이 처방에서 마땅히 대황, 감초, 황금을 빼야 한다.

• 涼膈散

連翹二錢 大黃 芒硝 甘草各一錢 薄荷 黃芩 梔子各五分

此方出於《局方》 治積熱煩躁 口舌生瘡 目赤頭昏

今考更定 此方當去大黃 甘草 黃芩

【參考】《局方》:"涼膈散 治大人, 小兒腑臟積熱, 煩躁多渴, 面熱頭昏, 唇焦
咽燥, 舌腫喉閉, 目赤鼻衄, 頷頰結硬, 口舌生瘡, 痰實不利, 涕唾稠粘, 睡
臥不寧, 譫語狂妄, 腸胃燥澀, 便溺祕結, 一切風壅, 並宜服之。川大黃 樸硝
甘草(爁, 各二十兩) 山梔子仁 薄荷葉(去梗) 黃芩(各十兩) 連翹(二斤半)
上粗末。每二錢, 水一盞, 入竹葉七片, 蜜少許, 煎至七分, 去滓, 食後溫服。
小兒可服半錢, 更隨歲數加減服之, 得利下住服。"

• 황련저두환

수퇘지 위(胃) 1개, 황련, 소맥(초) 각각 5냥, 천화분, 백복신 각각 4

냥, 맥문동 2냥

이상 약을 가루로 만들어 돼지 똥집 속에 넣고 아래위로 졸라매어 시루에 쪄서 짓찧어 알약을 오자만 하게 짓는다.

이 처방은 위역림의《득효방》중에서 나온 것이다. 강중증을 다스린다.

내가 생각하건대 이 처방 중에 맥문동 한 가지는 폐의 약이다. 폐와 신장은 하나는 올라가고 하나는 내려가서 상하가 서로 관통한다. 신의 약은 5가지이고 폐의 약은 1가지이므로 별로 큰 방해가 없을 것이니 까다롭게 논할 것이 아니다.

• 黃連豬肚丸

雄豬肚一箇 黃連 小麥炒各五兩 天花粉 白茯神各四兩 麥門冬二兩

右爲末 入豬肚中 封口 安甑中蒸爛 搗作丸 梧子大

此方出於危亦林《得效方》書中 治强中 (消渴)證

今考更定 此方中麥門冬一味 肺藥也 肺與腎一升一降 上下貫通 腎藥五味中 肺藥一味 雖爲贅材 亦自無妨 不必苟論

【校正】黃連豬肚丸은 이제마 선생이《世醫得效方》에서 따서《東醫壽世保元》에 수록한 것인데 적응증에서 (消渴)을 누락시켰으니 보충해 넣어 교정함이 마땅하다.

【參考】《世醫得效方》: "黃連豬肚丸 治强中, 消渴。服栝蔞散, 薔茈湯後, 便可服此。亦能補養。豬肚(一枚, 治如食法) 黃連(去須) 小麥(炒。各五兩) 天花粉 茯神(去木, 各四兩) 麥門冬(去心, 二兩)

上五味爲末, 內豬肚中縫塞, 安甑中蒸之極爛, 木臼小杵, 可丸如梧桐子大。每服七十丸, 米飮送下, 隨意服之。"

【評論】 지금까지도 어떤 사람들은 사상의학에서 타상약(他象药)은 절대 사용불가한 것으로 인식하고 있는데 이제마 선생은 일찍 소양인처방인 황련저두환에 태음인약 맥문동을 가미할 수 있으며 너무 까다롭게 타상약을 꺼릴 필요가 없다고하였다. 그렇다면 이 이론이 사상인 전체에 적용된다는 것을 말한 논단이라고 필자는 사료된다. 그리고 사상인 약물을 확정할 때에 귀경(歸經)학설을 참고하였을 뿐만 아니라 한약의 한(寒),열(熱),온(溫),량(凉) 사성(四性)을 참고하여 《東医四象初本》에 "태음인의 약은 밖으로 통하게 하는 것이 마땅하지만 중초를 튼튼하게 하는 약은 마땅치 않으며 태양인의 약은 마땅히 중초를 편안하게 하여야지 밖으로 나가게 하면 안되고 소음인의 약은 마땅히 중초를 따뜻하게 해야지 위장을 서늘하게 하는 것은 마땅치 않다.소양인의 약은 마땅이 위장을 서늘하게 해야지 위장을 따뜻이 하면 않된다. 太陰之藥 , 宜通外 , 而宜固中 , 太陽之藥 , 宜和中 , 而不宜通外 , 少陰之藥 , 宜溫中 , 而不宜淸腸 , 少陽之藥 , 宜淸腸 , 而不宜溫胃。"고 씌여있으니 새로운 약을 개발하는데 도움이 될것이다.

• 육미지황탕

숙지황 4돈, 산약, 산수유 각각 2돈, 택사, 목단피, 백복령 각각 1돈 5푼
이 처방은 우단(虞摶)의《醫學正傳》에서 나온 것이니 허로(虛勞)를 치료한다.
내가 생각하건대 이 처방 중에 산약 1가지는 폐의 약이다.

• 六味地黃湯

熟地黃四錢 山藥 山茱萸各二錢 澤瀉 牧丹皮 白茯苓各一錢五分
此方出於虞博《醫學正傳》書中 治虛勞
今考更定 此方中 山藥一味 肺藥也

【校正】 이 처방은 장중경의 금궤요략의 《腎氣丸》에서 비롯된 것이다. 《正

傳》,《寶鑑》,《綱目》,《得效》에 모두 六味地黃丸으로 전재되어 있다. 아마 이제마 선생이 환제를 탕제로 만든 것이 아닌가 사료된다.

> **• 생숙지황환**
> 생건지황, 숙지황, 현삼, 석고 각각 1냥
> 이상 약을 가루 내어 물에 반죽하여 오자만 하게 알약을 지어 빈속 에 차 달인 물에 50~70알씩 먹는다.
> 이 처방은 이천의 《醫學入門》에서 나온 것이니 눈이 흐릿한(眼昏) 것을 치료한다.

• 生熟地黃丸

生乾地黃 熟地黃 玄參 石膏(石斛)各一兩 糊丸 梧子大 空心 茶清下 五七十丸

此方出於李梴《醫學入門》書中 治眼昏

【校正】 生熟地黃丸은 일찍 원나라 때 주진형의 《丹溪心法-眼眶痛》에 수 록되어 있던 것을 이천이 또 《入門》에 올린 것을 허준 선생이 《寶鑑》에다 석 곡(石斛)을 石膏로 잘못 기록한 것이니 石膏를 빼고 (石斛)으로 교정하여 기 록하는 것이 맞다. 《丹心》에는 눈두덩이 뼈가 아픈 것을 치료한다고 했지만 《보감》에서는 눈이 흐릿한(眼昏) 것을 치한다고 기록하였다.

【參考】《丹溪心法-卷四-眉眶痛》: "生熟地黃丸 生地黃 熟地黃(各一两) 玄 参 金釵石斛(各一两) 上为末, 蜜丸。治眶骨痛甚。"

> **• 도적탕**
> 목통, 활석, 황백, 적복령, 생지황, 산치자, 감초(초)각각 1돈, 지각 백출 각각 5푼

이 처방은 공신(龔廷賢)의 《萬病回春》에서 나온 것인데 소변이 쌀 뜨물 같은 것을 다스리는 데는 두 번만 먹으면 낫는다.
나는 생각하건대 이 처방에서 반드시 지각, 백출, 감초를 빼야 한다.

• 導赤湯

木通 滑石 黃柏 赤茯苓 生地黃 山梔子 甘草梢各一錢 枳殼 白朮各 五分

此方出於龔信(龔廷賢)《萬病回春》書中 治尿如米泔色 不過二服愈 今考更定 此方當去枳殼 白朮 甘草

【校正】導赤湯은 이제마 선생이 잘못 기록하여 龔信의 《萬病回春》이라고 하였는데 공신의 아들 龔廷賢의 저작이니 龔信을 龔廷賢으로 바꾸어 교정해야 할 것이다. 《回春》에는 약량이 기록되지 않았으나 허준의 《寶鑑》따라 약의 양을 기록하였다.
導赤散은 일찍 송나라 때 《태평회민화제국방》에도 간단하게 기록되어 있으며 소변이 붉으며 잘 통하지 못하는 병을 치료한다고 기록되어 있다.

【參考】龔廷賢의 《萬病回春》: "導赤湯 治溺如米泔色, 不過二服即愈。
木通 滑石 甘草稍 黃柏 茯苓 生地黃 枳殼 白朮 梔子。水煎空心服。"
《局方-導赤散》: "導赤散 治大人, 小兒心經內虛, 邪熱相乘, 煩躁悶亂, 傳流下經, 小便赤澀, 淋澀, 臍下滿痛。生幹地黃 木通 甘草(生, 各等分)
上 口父咀。每服三錢, 水一盞, 竹葉少許, 同煎至六分, 去滓, 溫服, 不拘時服。"

• 형방패독산

강활, 독활, 시호, 전호, 적복령, 형개수, 방풍, 지각, 길경, 천궁, 인삼, 감초 각각 1돈, 박하 소량
이 처방은 龔信의 《醫鑑》에서 나온 것인데 상한이나 시기(時氣)로

열이 나고 머리가 아프며 목이 뻣뻣하고 사지와 몸에 번열이 나면서 아픈 것을 치료한다.

내가 생각하건대 이 처방에서 반드시 지각, 길경, 천궁, 인삼, 감초를 빼야 한다.

· **荊防敗毒散**

羌活 獨活 柴胡 前胡 赤茯苓 荊芥穗 防風 枳殼 桔梗 川芎 人蔘 甘草各一錢 薄荷少許

此方出於《醫鑑》書中 治傷寒 時氣 發熱 頭痛 項強 肢體煩疼

今考更定 此方當去枳殼 桔梗 川芎 人蔘 甘草

【參考】《古今醫鑑》: "人參敗毒散 治傷寒頭痛, 壯熱惡風, 及風痰咳嗽, 鼻塞聲重。四時溫疫熱毒, 頭面腫痛, 痢疾發熱, 諸般瘡毒。

柴胡 甘草 桔梗 人參 羌活 獨活 川芎 茯苓 枳殼 前胡 上銼, 每服一兩, 生薑, 薄荷煎服 … 風熱, 加荊芥, 防風名荊防敗毒散。"

《醫學正傳》: "荊防敗毒散 柴胡 甘草 人蔘 桔梗 川芎 茯苓 枳殼 前胡 羌活 獨活 荊芥穗 防風(各四分) 上細切, 作一服, 水一盞, 煎七分, 溫服。或加薄荷五葉。"

· **비아환**

호황련 5돈, 사군자육 4돈 5푼, 인삼, 황련, 신국, 맥아, 산사육 각각 3돈 5푼, 백복령, 백출, 감초(구) 각각 3돈, 노회(산) 2돈 5푼, 이상 약을 가루로 만들어 누런 좁쌀 물로 알약을 녹두만 하게 지어 미음에 20~30알씩 먹는다.

이 처방은 공신의 《醫鑑》에서 나온 것인데 소아 감적(疳積)을 치료한다.

내가 생각하건대 이 처방에서 마땅히 인삼, 백출, 산사육, 감초를 빼야 할 것이며 사군자 한가지는 아직 경험하지 못하여서 약의 성질을 절실히 알지 못하므로 경솔히 말하지 않는다.

· 肥兒丸

胡黃連五錢 使君子肉四錢五分 人蔘 黃連 神麯 麥芽 山査肉各三
錢五分 白茯苓 白朮 灸甘草各三錢 蘆薈煆二錢五分

右為末 黃米糊丸 綠豆大 米飮下二三十丸

此方出於《醫鑑》書中 治小兒疳積

今考更定 此方當去人蔘 白朮 山査肉 甘草 而使君子一味 未能經
驗的知藥性 故不敢輕論

【參考】《古今醫鑑-卷十四-諸疳》: "肥兒丸劉尚書傳) 消疳化積, 磨癖淸熱,
代肝補脾, 進食殺蟲, 養元氣。人參(去蘆, 三錢半) 白術(去蘆, 三錢) 白茯苓(去
皮, 三錢) 黃連(薑汁炒, 三錢半) 胡黃連(五錢) 使君子(去殼, 四錢半) 神曲(炒, 三錢
半) 麥芽(炒, 三錢半) 山楂肉(三錢半) 甘草(炙, 三錢) 蘆薈(二錢半, 碗盛, 泥封固,
置土坑中, 四面穀糠火煨透用之)

上為細末, 黃米糊為餠, 米湯化下。或作小丸亦可。每服二三十丸, 量兒大
小, 加減服之。"

· 소독음

우방자 2돈, 형개수 1돈, 생감초, 방풍 가각 5푼

이 처방은 龔信의《醫鑑》에서 나온 것인데 천연두에 발진이 잘 나
오지 못하는 때와 가슴 앞에 조밀하게 내 돋을 때 급히 3~4컵 써서
잘 내돋게 하고 해독하는 데 신기한 효과가 있다

내가 생각하건대 이 처방에서 마땅히 감초를 빼야 할 것이다.

· 消毒飮

牛蒡子二錢 荊芥穗一錢 生甘草 防風各五分

此方出於《醫鑑》書中 治痘不快出及胸前稠密 急用三四服 快透解毒 神效
今考更定 此方當去甘草

【校正】 이 처방은 《醫鑑》에 근거하여 생감초는 1돈으로 하고 방풍뒤에 各자는 빼서 교정하는 것이 마땅하다.

【參考】《古今醫鑑》: "消毒飲 治痘瘡初出, 胸前稠密者, 急進此藥三四服, 決透, 消毒應手, 神效。牛蒡子(四錢) 荊芥(二錢) 甘草(一錢, 生用) 防風(去蘆, 五分) 本方加山楂, 黃芩酒洗, 紫草煎服。減食, 加人參, 細銼一劑, 水煎, 加生犀角尤妙。"

· 수은훈비방

흑연, 수은 각각 1돈, 주사, 유향, 몰약 각각 5푼, 혈갈, 웅황, 침향 각각3푼

이상 약을 가루로 만들어 고루 섞어 종이로 말아서 심지 7개를 만들어 참기름을 묻혀 불을 달아 자리 위에 놓고 환자로 하여금 두 다리를 오그려 세우고 홑이불로 온몸을 덮고 입에 찬물을 자주 바꾸어 물면 눈이 손상되지 않는다. 첫날에 3대를 쓰고 다음 날부터 매일 1대씩 써서 코에 쐰다.

이 처방은 명나라 방광(方廣)의 《단계심법부여(丹溪心法附餘)》에서 나온 것인데 양매창(楊梅瘡) 및 천포창(天疱瘡)을 치료하는 데 매우 신기하다.

· 水銀熏鼻方

黑鉛 水銀各一錢 朱砂 乳香 沒藥各五分 血竭 雄黃 沈香各三分
右為末 和勻 卷作紙 撚七條 用香油點燈 放床上 令病人放兩腳包住 上用單被通身蓋之 口噤(噙)涼水 頻換則不損口(目) 初日用三條

後日 每用一條熏鼻

此方出於朱震亨丹溪心法(明-方廣)《丹溪心法附餘》書中 治楊梅
天皰瘡 甚奇

【校正】 이 처방은 朱震亨의《丹溪心法》에서 나온 것이 아니라 명나라 때 方
廣의《丹溪心法附餘》에서 나온 것이므로 밑줄을 그은 漢字는 모두 빼고 괄
호 안에 들어간 漢字는 모두 보충해 넣어 교정함이 마땅하다. 참고문과 원문
을 대조해 보라.

【參考】《丹溪心法附餘-熏楊梅瘡方》: "雄黃 沉香各三分 乳香 沒藥 朱砂各
五分 血竭三分 黑鉛 水銀各一錢。鍋上為末, 均作紙撚七條, 用香油點燈,
放床上, 令病人兩腿抱住, 上用單被通身蓋之, 口噙冷水, 頻頻換之, 則不損
目, 頭一日用三條, 後每日用一條熏之, 有效。"

> 나는 말하기를 수은은 적열(積熱)을 파하여 머리와 눈을 맑게 하고
> 양기를 억제하여 음기를 하초에 돌아가게 함으로 소양인의 양기를
> 누르고 음기를 부추기는 약 가운데 가장 좋은 약이다. 그러나 다만
> 당일 구급용으로만 쓸 것이고 연일 음을 보하는 약으로 쓰지 말아
> 야 한다. 그것은 그 약력이 너무 세기 때문에 한 번만 써도 병근을
> 없애는 데 다시 쓰면 도리어 해를 당할 우려가 있기 때문이다. 전후
> 풍(纏喉風)에는 반드시 써야 할 약이다.

論曰 水銀破積熱 清頭目 制陽回陰於下焦 為少陽人抑陽扶陰藥中
無敵之藥 而祗可用之於當日 救急之用 不可用之於連日 補陰之用
者 以其拔山扛鼎之力 一舉而直搗大敵之巢穴 再舉則敵已解散 反
有倒戈之患故也 纏喉風 必用之藥

소양인이 한쪽 다리를 못 쓰거나 양쪽 다리를 못 쓰는 데는 경분 가루 5리나 1푼을 연 3일 먹일 것이나 병이 낫든 낫지 않는 것을 막론하고 반드시 3일 이상 먹이지 말아야 할 것이며 또 1일에 5리나 혹은 1푼 이상 더 먹이지 말아야 한다. 바람과 냉한 것을 주의하며 금기를 지켜야 할 것이다. 한쪽 팔을 못 쓰거나 반신불수와 구안와사에는 쓰지 말아야 할 것이니 쓰면 반드시 위태할 것이다.

少陽人 一脚不遂 兩脚不遂者 輕粉末五厘或一分 連三日服 無論病之瘥不瘥 必不過三日服 又不過日服五厘或一分 謹風冷慎禁忌 一臂不遂 半身不遂 口眼喎斜 不可用 用之必危

급한 병은 급히 치료할 것이고 완만한 병은 급히 치료하지 말아야 한다. 경분은 병을 겁탈하는 약이니 그것을 매우 세게 써서 신속하게 효과를 얻으려고 하지 말아야 한다. 완만한 병은 천천히 나아야 정말 다 나았다고 할 수 있다. 완만한 병을 너무 빠르게 낫게 하면 종당에는 반드시 다시 재발하여 치료하기 어렵게 될 것이다. 연 3일을 쓰는 때도 있고 1, 2, 3일 간격으로 연복하거나 연이어 3차 쓰는 때도 있다.

急病可以急治 緩病不可以急治 輕粉劫藥 不可銳意用之 以望速效 緩病緩愈 然後 可謂真愈 緩病速效 則終必更病難治 有連三日用之者 有間一二三日連服 連三次用之者

일찍이 소양인이 인후병과 눈병과 콧병과 다리가 저린 병에 수은을 연 3~4일 쓰되 혹은 훈비하고 혹은 내복하여 병이 낫는 것을 본 일이 있다. 병이 나은 뒤 1개월 동안은 반드시 찬 데서 자거나 바람을 쐬지 말 것이며 더욱이 임의로 손을 씻고 얼굴을 씻거나 새 옷을 갈아입거나 머리를 빗지 말아야 한다. 이 금기를 범하면 반드시 죽는다. 또 방안을 차게 하지 말 것이니 방안을 차게 하면 찬 기운에 감촉되어 갑자기 죽는다. 또 방안을 너무 덥게 하지 말 것이니 방안을 너무 덥게 하면 번열이 나서 창을 열고 바람을 쐬면 또한 갑자기 죽는다. 이것은 다 목격한 것이다. 한 사람은 병이 나은 지 20일 뒤에 머리를 빗고 갑자기 죽었다. 한 사람이 인후병에 훈비하는데 첫날에 2대를 태우고 이튿날에 한 대를 태웠다는데 그날 밤에 방이 너무 더워서 바람을 쏘고 갑자기 죽었다.

지금 풍속에 수은을 먹고는 소금, 장을 금하는 것은 장 가운데 두시가 있어서 능히 수은 독을 풀기 때문이다. 그러나 독약을 해독시키는 것이 무방할 수도 있으니 반드시 소금, 장을 까다롭게 꺼릴 것은 아니다.

嘗見少陽人 咽喉病 眼鼻病 脚痺病 用水銀 連三四日 或熏鼻 或內服
病癒者 病癒後 一月之內 必不可內處冷 外觸風 尤不可任意洗手洗
面 更著新衣 梳頭也 犯此禁者 必死 又不可冷室 冷室則觸冷而猝死
又不可燠室 燠室則煩熱 開牖觸風 而亦猝死 此皆目擊者也
一人病癒十餘日 更著新衣而猝死 一人病癒二十日後 梳頭而猝死
一人咽喉病熏鼻 初日二條 翌日一條 當夜燠室觸風而猝死
時俗服水銀者 忌鹽醬者 以醬中有豆豉能解水銀毒故也 然毒藥解
毒 容或無妨 則不必苛忌鹽醬

새로 정한 소양인병에 응용할 요긴한 약 17가지 처방

新定 少陽人病 應用要藥 十七方

• 형방패독산

강활, 독활, 시호, 전호, 형개, 방풍, 적복령, 생지황, 지골피, 차전자 각각 1돈

이 처방은 두통, 한열 왕래를 다스리는 데 쓰는 것이 좋다.

• 荊防敗毒散

羌活 獨活 柴胡 前胡 荊芥 防風 赤茯苓 生地黃 地骨皮 車前子 各一錢

右方 治頭痛 寒熱往來者 宜用

• 형방도적산

생지황 3돈, 목통 2돈, 현삼, 과루인 각각 1돈 5푼, 전호, 강활, 독활, 형개, 방풍 각각 1돈

이 처방은 두통이 나고 가슴에 번열이 나는 데 쓰는 것이 좋다.

• 荊防導赤散

生地黃三錢 木通二錢 玄參 瓜蔞仁 各一錢五分 前胡 羌活 獨活 荊芥 防風各一錢

右方 治頭痛 胸膈煩熱者 宜用

- 형방사백산
생지황 3돈, 복령, 택사 각각 2돈, 석고, 지모, 강활, 독활 형개, 방풍 각각 1돈
이 처방은 두통이 나고 방광의 열로 초조불안한 것을 치료하는 데 쓴다.

- 荊防瀉白散
生地黃三錢 茯苓 澤瀉各二錢 石膏 知母 羌活 獨活 荊芥 防風各一錢
右方 治頭痛 膀胱熒躁者 宜用

【校正】이 처방에 膀胱熒躁를 치료한다는 것은 이제마 측근들이 오기(誤記)한 것이라고 본다. 역사적으로 한의학 서적들에 경조(熒躁)란 단어를 쓴 바가 없다. 그러나 이제마 선생은 "소양인 상한병에 … 초통, 재통, 삼통을 막론하고 형방패독산, 형방도적산, 형방사백산을 쓸 수 있다."라고 말하였으며 또 "소양인이 신열과 두통이 나고 손을 내젓고 발길질을 하며 물이 땅기는 것은 험한 증상이니 비록 설사를 하더라도 반드시 石膏를 써야 한다. 설사의 유무를 막론하고 荊防瀉白散에 黃連과 瓜蔞 각각 1돈을 가미하거나 혹은 지황백호탕을 써야 한다."라고 말하였으니 膀胱熱躁가 아니겠는가 사료되나 확실하지 못하니 함부로 교정할 수 없다.

- 저령차전자탕
택사, 복령 각각 2돈, 저령, 차전자 각각 1돈 5푼, 지모, 석고, 강활, 독활, 형개, 방풍 각각 1돈
이 처방은 머리와 배가 아프고 설사가 나는 데 쓰는 것이 좋다.

- 豬苓車前子湯
澤瀉 茯苓各二錢 豬苓 車前子各一錢五分 知母 石膏 羌活 獨活 荊芥 防風各一錢

右方 治頭腹痛 有泄瀉者 宜用

• 활석고삼탕

택사, 복령, 활석, 고삼 각각 2돈, 천황련, 황백, 강활, 독활, 형개,
방풍 각각 1돈

이 처방은 복통이 나고 설사하지 않는 것을 다스리는 데 쓸 것이다.

• 滑石苦蔘湯

澤瀉 茯苓 滑石 苦蔘各二錢 川黃連 黃柏 羌活 獨活 荊芥 防風各一錢
右方 治腹痛 無泄瀉者 宜用

• 독활지황탕

숙지황 4돈, 산수유 2돈, 복령, 택사 각각 1돈 5푼, 목단피, 방풍,
독활 각각 1돈

이 처방은 식체로 가슴이 더부룩하고 그득한 것을 다스리는 데 쓸
것이다.

• 獨活地黃湯

熟地黃四錢 山茱萸二錢 茯苓 澤瀉各一錢五分 牧丹皮 獨活 防風
各一錢
右方 治食滯 痞滿者 宜用

• 형방지황탕

숙지황, 산수유, 복령, 택사 각각 2돈, 차전자, 강활, 독활, 형개, 방
풍 각각 1돈

기침에는 전호를 가하고 혈증(血證)에는 현삼, 목단피를 가미하고
편두통에는 황련, 우방자를 가미하고 식체로 트직하고 그득한 데

는 목단피를 가미하고 화가 있으면 석고를 가미하고 두통, 번열과 혈증에는 생지황을 쓰고 석고를 가미하는 경우에는 산수유를 뺀다. 형개, 방풍, 강활, 독활은 다음을 보하는 약인데 형개, 방풍은 크게 흉격을 맑게 하고 풍을 흩어지게 하며 강활, 독활은 크게 방광의 진음(眞陰)을 보하니 두통, 복통, 비만, 설사를 막론하고 무릇 허약자는 수백 첩을 쓰면 반드시 효과가 나지 않는 것이 없는데 여러 번 시험하여 경험한 것이다.

- 荊防地黃湯

熟地黃 山茱萸 茯苓 澤瀉各二錢 車前子 羌活 獨活 荊芥 防風各一錢 咳嗽加前胡 血證加玄參 牧丹皮 偏頭痛加黃連 牛蒡子 食滯痞滿者 加牧丹皮 有火者 加石膏 頭痛 煩熱與血證者 用生地黃 加石膏者 去山茱萸 荊芥 防風 羌活 獨活 俱是補陰藥 荊防大淸胸膈散風 羌 獨 大補膀胱眞陰 無論 頭腹痛 痞滿 泄瀉 凡虛弱者 數百貼用之 無不必效 屢試屢驗

- 십이미지황탕

숙지황 4돈, 산수유 2돈, 백복령, 택사 각각 1돈 5푼, 목단피, 지골피, 현삼, 구기자, 복분자, 차전자, 형개, 방풍 각각 1돈

- 十二味地黃湯

熟地黃四錢 山茱萸二錢 白茯苓 澤瀉各一錢五分 牧丹皮 地骨皮 玄參 枸杞子 覆盆子 車前子 荊芥 防風各一錢

- 지황백호탕

석고 5돈 혹은 1냥, 생지황 4돈, 지모 2돈, 방풍, 독활 각각 1돈

• 地黃白虎湯

石膏五錢或一兩 生地黃四錢 知母二錢 防風 獨活各一錢

> **• 양독백호탕**
>
> 석고 5돈 혹은 1냥. 생지황 4돈, 지모 2돈, 형개, 방풍, 우방자 각각 1돈
> 이 처방은 양독발반에 변비되는 데 쓰는 것이 좋다.

• 陽毒白虎湯

石膏五錢或一兩 生地黃四錢 知母二錢 荊芥 防風 牛蒡子各一錢
右方 治陽毒發斑 便秘者 宜用

> **• 양격산화탕**
>
> 생지황, 인동등, 연교, 각각 2돈, 산치자, 박하, 지모, 석고, 방풍, 형
> 개 각각 1돈
> 이 처방은 상소병에 쓰는 것이 좋다.

• 涼膈散火湯

生地黃 忍冬藤 連翹各二錢 山梔子 薄荷 知母 石膏 防風 荊芥各一錢
右方 治上消者 宜用

> **• 인동등지골피탕**
>
> 인동등 4돈, 산수유, 지골피 각각 2돈, 천황련, 황백, 현삼, 고삼, 생
> 지황, 지모, 산치자, 구기자, 복분자, 형개, 방풍, 금은화 각각 1돈
> 이 처방은 중소병에 쓰는 것이 좋다.

• 忍冬藤地骨皮湯

忍冬藤四錢 山茱萸 地骨皮各二錢 川黃連 黃柏 玄蔘 苦蔘 生地黃

知母 山梔子 枸杞子 覆盆子 荊芥 防風 金銀花各一錢

右方 治中消者 宜用

• 숙지황고삼탕

숙지황 4돈, 산수유 2돈, 백복령, 택사 각각 1돈 5푼, 지모, 황백, 고삼 각각 1돈

이 처방은 하소병에 쓰는 것이 좋다.

• **熟地黃苦蔘湯**

熟地黃四錢 山茱萸二錢 白茯苓 澤瀉各一錢五分 知母 黃柏 苦蔘各一錢

右方 治下消者 宜用

• 목통대안탕

목통, 생지황 각각 5돈, 적복령 2돈, 택사, 차전자, 천황련, 강활, 방풍, 형개 각각 1돈

이 처방은 부종병에 쓰는 것이 좋은데 험한 병에는 처음부터 끝까지 이 약을 마땅히 100여 첩까지 써야 한다. 황련과 택사는 귀한 재료이기 때문에 가난한 사람이면 혹 황련과 택사를 빼고 쓴다.

• **木通大安湯**

木通 生地黃各五錢 赤茯苓二錢 澤瀉 車前子 川黃連 羌活 防風 荊芥各一錢

右方 治浮腫者 宜用 險病始終用藥 當至百餘貼 黃連 澤瀉為貴材 則 貧者 或去連 澤

- **황련청장탕**

생지황 4돈, 목통, 복령, 택사 각각 2돈, 저령, 차전자, 천황령, 강활, 방풍 각각 1돈

이 처방은 이질에 쓰는 것이 좋고 목통 2돈을 빼고 형개 1돈을 가하면 임질에 쓰는 것이 좋다.

- **黃連淸腸湯**

生地黃四錢 木通 茯苓 澤瀉各二錢 豬苓 車前子 川黃連 羌活 防風各一錢

右方 治痢疾者 宜用 去木通二錢 加荊芥一錢 痲疾者 宜用

- **주사익원산**

활석 2돈, 택사 1돈, 감수 5푼, 주사 1푼

이상 약을 연말하여 따뜻한 물이나 혹은 정화수에 타서 먹는데 여름에 더위를 물리치는 데 쓰는 것이 좋다.

- **朱砂益元散**

滑石二錢 澤瀉一錢 甘遂五分 朱砂一分

右爲末 溫水或井華水調服 夏月滌暑宜用

- **감수천일환**

감수 가루 1돈, 경분 가루 1푼을 고루 섞어서 풀에 반죽하여 10개로 나누어 환약을 지어서 주사로 옷을 입힌다.

환약을 지어 말려서 오래되면 굳어서 풀리기 어려우니 매번 쓸 때는 종이 2~3겹으로 싸서 절굿공이로 대충 빻아서 3, 4, 5편을 만들어 입에 넣고 이어 정화수를 마셔 녹여 넘기고 6~8시간 내에 설사하지 않거든 재차 2환를 써서 설사를 3번 하면 적당한 것이고 6번

하면 아주 쾌한 것이 된다. 미리 미음을 대려 두었다가 설사를 2~3
번 하거든 이어 미음을 먹인다. 그렇게 하지 않으면 기운이 빠져서
견디어 내기 어려울 것이다. 결흉병에 물이 들어가면 도로 토하는
것도 치료한다.

감수 1돈, 경분 5푼을 나누어 10환을 만들면 이름하여 경분감수용
호단이라고 하고 경분, 감수 각각 같은 양을 10환으로 나누어 만들
면 이름하여 경분감수자웅단이라고 하고 경분 1돈, 유향, 몰약, 감
수 각각 5푼을 나누어 30환을 만들면 이름하여 유향몰약경분환이
라고 한다.

경분은 발한하고 감수는 설사로 물을 뺀다. 경분의 약 힘은 1푼이
면 아주 충분하고 5리도 부족하지 않으며 감수의 약 힘은 1푼 5리
이면 충분하고 7~8리도 부족하지 않다. 경분과 감수는 그 자체가
독약이니 모두 다 경솔하게 1푼이 넘게 써서는 안 된다. 병의 경중
을 짐작하여 적당히 쓰되 병이 두뇌의 화(火)를 없애고자 한다면 경
분을 군약으로 하고 병이 흉격의 물을 빼려고 한다면 감수를 군약
로 한다.

- **甘遂天一丸**

甘遂末一錢 輕粉末一分 和勻糊丸 分作十丸 朱砂為衣 作丸乾久 則
堅硬難和 每用時 以紙二三疊包裹 以杵搗碎作麄末 三 四五片 口含
末 因飮井華水和下 候三 四辰刻內 不下利 則再用二丸 下利三度為
適中 六度為快過 預煎米飮 下利二 三度 因進米飮 否則氣陷而難堪
耐 治結胸 水入還吐 甘遂一錢 輕粉五分 分作十丸 則名曰輕粉甘遂
龍虎丹 輕粉 甘遂 各等分 作十丸 則名曰輕粉甘遂雌雄丹 輕粉一錢
乳香 沒藥 甘遂各五分 分作三十丸 則名曰乳香沒藥輕粉丸

輕粉發汗 甘遂下水 輕粉藥力 一分則快足 五厘則無不及 甘遂藥力
一分五厘則快足 七 八厘則無不及 輕粉 甘遂自是毒藥 俱不可輕易

過一分 用之斟酌輕重 病欲頭腦滌火 則輕粉爲君 病欲胸膈下水 則甘遂爲君

> 이상 소양인약 여러 가지는 포(炮), 구(灸), 초(炒), 외(煨)를 해서 쓰면 안 된다.

少陽人藥諸種 不可炮 灸 炒 煨用

태음인의 위완이 한을 받아
생긴 표한병을 논함

第四卷 太陰人胃脘受寒表寒病論

> 장중경이 말하기를 태양병에 두통@이 나고 열이 나며 몸과 허리가
> 아프고 뼈마디가 아프며 바람을 싫어하며 땀 없이 숨이 차 하면 마
> 황탕을 주로 쓴다고 말하였다.

張仲景曰 太陽(病)傷寒 頭疼(痛) 發熱 身疼腰疼(痛) 骨節皆疼(痛)
惡寒(風) 無汗而喘(者) 麻黃湯主之

【校正】 이 구절은 허준이 그 출처를 仲景이라고 밝혔으나《傷寒論》의 원문
과는 다르다. 원문에 근거하여 밑줄을 그은 漢字는 모두 빼고 괄호 안에 써
넣은 (病) 자 세 개와 (風) 자, (者) 자를 보충해 넣어 교정해야 마땅하다.

【參考】《傷寒論35條》: "太陽病, 頭痛發熱, 身疼腰痛, 骨節疼痛, 惡風, 無
汗而喘者, 麻黃湯主之。"

> 주해(註解)에 쓰여 있기를 "이것은 태양상한이다. 한(寒)은 영기기를 상
> 하게 하므로 두통이 나고 몸과 허리가 아프며 이어서 뼈마디까지 다
> 아픈 것은 태양경에 영혈(榮血)이 순리롭지 못한 까닭이라고 하였다."

註曰 (此太陽)傷寒(也 寒則傷榮) 頭痛 身疼腰痛 以至牽連百骨節俱痛
者 此太陽(經)傷寒 榮血不利故也

【校正】 이 구절은 허준의 《寶鑑》에 수록된 글인데 成無己의 《傷寒論》註文을 약간 수정하여 《寶鑑》의 《太陽傷寒》에 기록해 넣었다. 지금 원문에 근거하여 밑줄을 그은 漢字는 모두 빼 버리고 (此太阳), (也), (寒則傷榮), (經) 자를 보충해 넣어 교정한다. 참고문과 대조해 보라.

【參考】《傷寒論-成戊己註文》: "此太陽傷寒也, 寒則傷榮, 頭痛, 身疼腰痛, 以至牽連骨節疼痛者, 太陽經榮血不利也。"

【註解】 이 주문에서 "이것은 태양상한이다(此太陽傷寒也)"란 구절이 없다면 주문의 뜻을 상실하게 되므로 반드시 원문대로 적지 않으면 안 된다고 본다.

> 나는 말하기를 이것은 곧 태음인 상한에 등골에 든 표병(表病)의 경증(輕證)이다. 이 증상에 마황탕을 쓰는 것이 맞지 않는 것은 아니나 계지와 감초가 다 쓸모없는 약재(蠹材)이므로 이 증상에는 반드시 마황발표탕을 써야 한다.

論曰 此卽太陰人傷寒 背傾表病輕證也 此證麻黃湯 非不當用 而桂枝甘草 皆爲蠹材 此證當用麻黃發表湯

> 장중경이 말하기를 상한 4~5일 만에 궐(厥)하면 반드시 열이 난다. 먼저 열이 나면 후에 궐이 생긴다. 궐이 심하면 열도 심하고 궐이 미약하면 열도 미약하다. 상한에 4일간 궐한 다음에 3일간은 도리어 열이 나고 다시 5일간은 궐하여지는 것은 궐이 많고 열이 적은 것인데 그 병이 더해지는 것이고 상한에 4일간 열이 난 다음에 3일간 도리어 궐하여지고 다시 4일간 열이 나면 이것은 궐하는 것이 적고 열이 많은 것이니 그 병은 반드시 나을 것이다.

張仲景曰 傷寒四五日而厥者 必發熱 (前熱者 後必厥) 厥深者 熱亦深 厥微者 熱亦微 傷寒厥四日 熱反三日 復厥五日 <u>厥多熱少</u> 其病為 進 傷寒發熱四日 厥反三日 (復熱四日) 厥少熱多(者) 其病(當)<u>自</u>愈

【校正】이 구절은 허준이 《醫學綱目－厥陰病》에서 따다가 약간 수정한 뒤에 《寶鑑》에 올린 글인데 지금 《傷寒論》 원문에 근거하여 밑줄을 그은 한자들은 빼고 괄호 안에 써넣은 漢字들은 보충해 넣어 교정한다. 참고문과 대조해 보기 바람. 허준 선생이나 이제마 선생이 왜서 직접 《傷寒論》의 원문을 인용하지 않고 《醫學綱目》의 글을 인용하였을까? 심사숙고하여 볼 일이다. 필자는 이제마 선생이 《傷寒論》을 보지 못하였기 때문이라고 본다.

【參考】《醫學綱目－厥陰病》: "傷寒一二日至四五日而厥者, 必發熱。前熱者, 後必厥, 厥深者, 熱亦深, 厥微者, 熱亦微。厥應下之, 而反發汗者, 必口傷爛赤。", "傷寒厥四日, 熱反三日, 複厥五日, 其病為進, 寒多熱少, 陽氣退故為進也。傷寒發熱四日, 厥反三日, 厥少熱多, 其病當自愈, 四日至七日熱不除者, 其後必便膿也。"
《傷寒論－335條》: "傷寒一二日至四五日, 厥者, 必發熱。前熱者, 後必厥, 厥深者, 熱亦深, 厥微者, 熱亦微。" 342條 "傷寒厥四日, 熱反三日, 複厥五日, 其病為進。寒多熱少, 陽氣退, 故為進也。" 341條 "傷寒發熱四日, 厥反三日, 復熱四日, 厥少熱多者, 其病當愈。"

나는 말하기를 여기에서 궐이라고 말한 것은 다만 오한만 나고 열이 나지 않는 것을 말한 것이고 손발이 궐역을 말하는 것은 아니다. 태음인 상한 표증에 한궐(寒厥)된 지 4~5일 뒤에 열이 나는 것은 중증이다. 이 증상은 열이 나면서 그 땀이 반드시 발제(髮際)로부터 시작하여 이마 위에까지 나며 또 수일 뒤에 열이 나고 눈썹 위까지 땀이 나며 또 수일 뒤에 열이 나고 광대뼈 위에까지 땀이 나며 또

수일 뒤에 열이 나고 입술과 턱에까지 땀이 나며 또 수일 뒤에 열이
나고 가슴에까지 땀이 나는데 이마 위에 땀이 수차 난 뒤에는 눈썹
위에 나고 눈썹 위에 땀이 수차 난 뒤에는 광대뼈 위에 나고 광대뼈
위에 땀이 수차 난 뒤에는 입술과 턱에서 나고 입술과 턱에서 땀이
불과 1차를 넘지 않고 곧 가슴에 나게 된다.

이 증상은 전 과정이 거의 20일 걸리는데 대체로 한궐을 6~7일 한
뒤에야 병이 풀린다. 이 증상을 민간에서 장감병(長感病)이라고 한
다. 대개 태음인병은 먼저 이마 위와 눈썹 위에서 땀이 나고 땀이
한 번 나서는 병이 풀리지 않고 여러 차례 땀이 난 뒤에라야 병이
풀리는 것을 장감병이라고 한다.

論曰 此謂之厥者 但惡寒 不發熱之謂也 非手足厥逆之謂也 太陰人
傷寒表證 寒厥四五日
後發熱者 重證也 此證發熱 其汗必自髮際而始通預額上 又數日後
發熱而眉稜通汗 又數日後 發熱而顴上通汗又數日後 發熱而脣頤
通汗 又數日後 發熱而胸臆通汗也 而額上之汗數次 而後達於眉稜
眉稜之汗 數次而後達於顴上 顴上之汗 數次後達於脣頤 脣頤之汗
不過一次 而直達於胸臆矣 此證首尾幾近二十日 凡寒厥六七日 而
後病解也 此證俗謂之長感病凡太陰人病先額上 眉稜有汗 而一汗
病不解 屢汗病解者 名曰長感病

태음인병에 한궐 6~7일 하면서 열이 나지 않고 땀이 나지 않는 것
은 바로 죽는 것이며 한궐 2~3일을 하면서 열이 나고 땀이 나는 것
은 바로 경증이다. 4~5일간을 한궐하면서 열이 나고 땀이 나는 것
은 바로 경증이다. 4~5일간을 한궐하면서 열이 나되 이마 위에만
약간 땀이 나는 것은 장감병인데 그 병은 중증이다. 이 증상의 원인
은 노심초사하던 끝에 위완(胃脘)이 쇠약해지고 표부위(表局)의 방

어가 허술해져서 한(寒)를 이기지 못하고 밖으로 한사의 포위를 당하여서 정기(正氣)와 사기(邪氣)가 서로 다투는 형세이니 객(客)이 우세하고 주인이 약한 상황이다.

비하건대 고립된 한 개 군단이 적진 중에 포위되어 거의 전군이 섬멸될 지경이었는데 선봉의 한 부대가 요행으로 뛰쳐나오면서 포위의 일면을 뚫고 겨우 길을 열어 놓았으나 후군 전 부대는 아직 포위 속에 있으면서 계속하여 또 누차 힘껏 싸운 연후에 다 나오게 되어서 군대가 바로 그 기세가 씩씩해지는 것과 같다. 이마 위에서 땀이 나는 것은 곧 선봉 일대가 포위를 뚫고 뛰쳐서 나오는 형상이며 눈썹 위에서 땀이 나는 것은 곧 전군(前軍) 전 부대가 포위 전면을 뚫는 기세가 용감한 형상이며 광대뼈 위에서 땀이 나는 것은 중군(中軍) 절반 부대가 천천히 포위 중에서 나오는 형상이다. 이 병은 눈썹 위에서 땀이 나면 결코 위험을 면하고 광대뼈 위에서 땀이 나면 반드시 위험이 없을 것이다.

太陰人病 寒厥六七日 而不發熱不汗出 則死也 寒厥二三日 而發熱汗出 則輕症也 寒厥四五日 而發熱得微汗於額上者 此之謂長感病 其病為重證也 此證原委勞心焦思之餘 胃脘衰弱 而表局虛薄 不勝寒 而外被寒邪所圍 正邪相爭之形勢 客勝主弱

譬如一團孤軍 困在垓心 幾於全軍覆沒之境 先鋒一隊 倖而跳出決圍一面 僅得開路 後軍全隊尚在垓心 將又屢次力戰 然後方為出來則爻象正是凜凜之勢也 額上通汗者 即先鋒一隊 決圍跳出之象也 眉稜通汗者 即前軍全隊決圍全面氣勢勇敢之象也 顴上通汗者 中軍半隊 緩緩出圍之象也 此病汗出眉稜 則快免危也 汗出顴上 則必無危也

태음인 땀은 이마 위에서 나거나 눈썹 위에서 나거나 광대뼈 위에서 나거나를 막론하고 땀나는 것이 기장쌀알 같고 열이 좀 오래 있으면서 거두는 것은 정기가 강하고 사기가 약한 것이니 좋은 땀이며, 땀나는 것이 작은 쌀알 같거나 혹은 철철 흘러서 알맹이가 맺히지 않다가 잠시간에 거두는 것은 정기가 약하고 사기가 강한 것이니 좋은 땀이 아니다.

太陰人汗 無論額上 眉稜上 顴上 汗如黍粒 發熱稍久而還入者 正強邪弱 快汗也 汗出如微粒 或淋漓無粒 乍時而還入者 正弱邪強 非快汗也

태음인 배부 뒷면과 머리 이하에 땀이 있고 면부(面部) 발제(髮際) 이하에 땀이 나지 않는 것은 흉증(凶證)이며, 온 낯에 땀이 있으나 좌우 이문(耳門)에 땀이 나지 않는 것은 죽을 증상이다. 대체로 태음인 땀이 만일에 귀 뒤 높은 뼈와 면부 발제로부터 가슴에까지 많이 나면 병이 풀리는 것이다. 발제에서 나는 땀은 비로소 죽기를 면한 것이며, 이마 위의 땀은 겨우 위험을 면한 것이며, 눈썹 위의 땀은 완전히 위험을 면한 것이고, 광대뼈 위의 땀은 살길이 활짝 열린 것이다. 입술과 턱의 땀은 병이 이미 풀린 것이며 가슴의 땀은 병이 완쾌된 것이다.

경험한바, 이 증에 이마 위의 땀이 눈썹 위의 땀으로 되려고 하면 한궐의 병세가 심하지 않은 것이요, 광대뼈 위의 땀이 입술과 턱의 땀으로 되려고 하는 것은 한궐의 병세가 심한 것이며 추워 떨며 이빨을 쫓으면 완전히 동풍(動風))과 같고 그 땀이 바로 두 겨드랑이에까지 난다. 장중경이 말한바 궐이 심하면 열도 역시 심하고 궐이 미약하면 열도 역시 미약하다고 한 것은 대체로 이것을 두고 말한 것이다. 이 증에서 한궐의 병세가 여러 날 되는 것은 병이 중하여질 증세이고, 한궐의 병세가 극심한 것은 병이 중하여질 증세가 아니다.

太陰人 背部後面自腦以下有汗 而面部髮際以下不汗者 凶證也 全

部皆有汗 而耳門左右不汗者 死證也 大凡太陰人汗 始自後高骨 面
部髮際 大通於胸臆間 而病解也 髮際之汗 始免死也 額上之汗 僅
免危也 眉稜之汗 快免危也 顴上之汗 生路寬闊也 唇頤之汗 病已
解也 胸臆之汗 病大解也

額上汗欲作眉稜汗者 寒厥之勢不甚猛也 顴上汗欲作唇頤汗者 寒
厥之勢甚猛 至於寒戰叩齒 完若動風 而其汗直達兩腋 張仲景所云
厥深者 熱亦深 厥微者 熱亦微 蓋謂此也 此證 寒厥之勢多日者 病
重之勢也 寒厥之勢猛峻者 非病重之勢也

이 증을 경기도에서는 장감병(長感病)이라 하고 함경도에서는 40
일통(四十日痛) 혹은 땀이 없어 건조한 병이라고 한다. 일반적으로
쓰는 것은 형방패독산, 곽향정기산, 보중익기탕인데 모두가 오치
(誤治)이다. 웅담(熊膽)이 비록 소경이 어쩌다 문으로 바로 들어간
것 같다고 하겠으나 다른 약을 계속 쓴다면 병세가 달리 변경된다.
옛사람이 말한 바 병이 사람을 죽이는 것이 아니라 약이 사람을 죽
인다는 것이 역시 믿을 말이 아닌가. 모든 병이 더하고 덜리는 병
세를 평범한 안목으로 관찰하여서는 실로 추측하기 어려운 것인데
이 증상은 더욱더 심하다. 이 증상에서 땀이 미릉과 관골 위에 있을
때는 약을 먹지 않아도 역시 저절로 낫는 것인데 환자가 의사를 초
청하여 함부로 투약하여서 잘못 치료하면 관골 위의 땀은 걷고 이
마 위에만 땀이 나며 한궐의 중세가 좀 덜리게 된다. 여기에서 의사
는 스스로 이것을 약효로 믿게 되고 환자도 역시 약효로 얻은 것으
로 자인한다. 또 수일간 잘못 치료하면 이마 위의 땀이 또 없어지면
서 죽는 것이다. 이 증에는 마땅히 땀의 유무로 병의 경중을 판단할
것이며 한중의 완급으로써 병의 경중을 판단치 말 것이다. 장중경
의 말에 그 병이 마땅히 저절로 낫는다고 한 것이 어찌 신중히 하고
망동하지 말라는 의론이 아니겠는가. 그러나 장감병에 역기가 없

는 것은 저절로 낫는 것을 기다려도 좋거니와 온병에 역기(氣)가 중한 것은 만약 그 중과 약을 명백히 알고 의심이 없다면 방임할 것이 아닌데 쓰지 않고 저절로 낫기를 기다린다면 기이한 증상이 생길까 두렵다.

此證 京畿道人謂之長感病 咸鏡北道人謂之四十日痛 或謂之無汗乾病 時俗所用荊防敗毒散 藿香正氣散 補中益氣湯 箇箇誤治 惟熊膽雖或盲人直門 然又連用他藥 病勢更變 古人
所云 病不能殺人 藥能殺人 不亦信乎 百病加減之勢 以凡眼目觀之固難推測 而此證又有甚焉 此證之汗 在眉稜顀上時 雖不服藥 亦自愈也 而病人招醫妄投誤藥 則顀上之汗 還爲額上之汗 而外證寒厥之勢 則稍減矣 於是焉醫師自以爲信藥效 病人自以爲得藥效 有數日誤藥則額上之汗又不通而死矣 此證當以汗之進退 占病之輕重 不可以寒之寬猛 占病輕重 張仲景曰 其病當自愈云者 豈非珍重妄之論乎 然長感病無疫氣者 待其自愈則好也 而瘟病疫氣重者 若明知證藥無疑 則不可尋常置之 待其勿藥自愈 恐生奇證

나는 말하기를 태음인병이 한궐(寒厥)된 지 4일 만에도 땀이 없는 것은 중증이며 한궐된 지 5일 만에도 땀이 없는 것은 위험한 증이다. 반드시 웅담산(熊膽散)을 쓸 것이며 혹 한다열소탕(寒多熱少湯)에 제조(蠐螬) 5~9개를 가하여 쓴다. 대변이 활한 데는 반드시 건율, 의이인 등속을 쓰고 대변이 건조한 데는 반드시 갈근, 대황 등속을 쓸 것이며 만일 이마 위와 눈썹 위에 땀이 있으면 저절로 나을 것을 기다리고 병이 풀린 뒤에 약을 써서 조리할 것이다. 그렇게 하지 않으면 다른 병이 발생할까 두렵다.

論曰 太陰人病 寒厥四日而無汗者 重證也 寒厥五日而無汗者 險證

也 當用熊膽散 或寒多熱少湯加蠐螬 五 七 九箇 大便滑者 必用乾
栗 薏苡仁等屬 大便燥者 必用葛根 大黃等屬 若額上眉顴上有汗
則待其自愈 而病解後用藥調理 則恐生後病

내가 일찍이 태음인 위완(胃脘)의 한증온병(寒證溫病)을 치료하였
다. 한 태음인이 본래부터 정충(怔忡) 증이 있어서 땀이 없고 숨이
차며 결해(結咳) 등의 증이 있었던데다가 갑자기 또 설사증이 덮쳐
서 수십 일이 되도록 멎지 않으니 즉 표병의 중증이다. 태음조위탕
에 저근피(樗根皮) 1돈을 가하여 날마다 2번씩 복용하여 10일 만에
설사가 비로소 멎고 30일간을 계속 먹으니 매일 얼굴에 땀이 함빡
나면서 평소의 병(素病)까지도 역시 제감되었다. 그런데 뜻밖에 그
가족 5~6명이 일시에 온역병에 걸리게 되니 이 사람이 환자의 간
호 때문에 수일간 약을 먹지 못하였고 이 사람이 또 온병 온증에 감
염되어 음식 맛이 없어서 전혀 먹지 못하였다. 즉시로 태음조위탕
에 승마, 황금 각각 1돈을 가하여 계속 10일간을 썼더니 얼굴에 땀
이 흠뻑 나고 역기(疫氣)가 좀 덜렸는데 또 2일간을 대변이 통하지
않는 증상이 있어서 즉시 갈근승기탕을 5일간 썼는데 5일 내로 죽
을 곱절이나 더 많이 먹으면서 역기가 바로 덜리어 병이 풀리였다.
또 태음조위탕에 승마, 황금을 가하여 쓰면서 40일간을 조리하니
역기가 바로 제감되고 평소 병까지 다 나았다.

嘗治太陰人胃脘寒證溫病 有一太陰人 素有怔忡 無汗氣短 結咳矣
忽焉又添出一證 泄瀉數日不止 卽表病重者也 用太陰調胃湯加樗
根皮一錢 日再服 十日 泄瀉方止 連用三十日 每日汗流滿面 素證
亦減 而忽其家人五六人 一時瘟疫 此人緣於救病 數日不服藥矣 此
人有染瘟病瘟證 粥食無味 全不入口 仍以太陰調胃湯加升麻 黃芩
各一錢 連用十日 汗流滿面 疫氣少減 而有二日大便不通之證 仍用

葛根承氣湯五日 而五日內粥食大倍 疫氣大減 而病解 又用太陰調
胃湯加升麻 黃芩四十日調理 疫氣卽減 素病亦完

결해(結咳)라는 것은 억지로 기침하는데 가래가 나올 듯하면서 나
오지 않기도 하고 나오기도 하는 것을 결해라고 말한다. 소음인의
결해를 흉결해라 하고 태음인의 결해를 함결해(頷結咳)라고 한다.

結核者 勉強發咳痰欲出不出而或出日結咳 少陰人結咳謂之胸結咳
太陰人結咳 謂之頷結咳

대체로 온역에는 먼저 그 사람의 평소병(素病) 여하를 관찰하면 표
리허실을 가히 알 수 있다. 평소에 한증을 앓던 사람은 온병을 하여
도 역시 한증이며 평소에 병이 열증을 앓던 사람은 온병을 하여도
역시 열증이다. 평소에 병이 경하던 사람이 온병을 하면 바로 중증
이며 평소 병이 중한 사람이 온병을 하면 바로 위험한 증상이다.

大凡瘟疫 先察其人素病如何 則表裡虛實可知己 素病寒者 得溫病
則亦寒證也 素病熱者 得溫病 則亦熱證也 素病輕者 得溫病 則重
證也 素病重者 得溫病則險證也

한 태음인이 평소 목구멍이 건조하고 얼굴색이 창백하며 표가 차
며 혹 설사하는 증상이 있다. 대개 목구멍이 건조한 것은 간이 열
한 것이며 얼굴색이 창백하고 표가 차며 혹 설사하는 것은 위완이
찬 것이다. 이 병은 표리가 다 병든 것이니 평소 병이 너무나 중한
사람이다. 이 사람이 온병에 걸렸는데 그 증이 병이 시작한 날로부
터 병이 풀리기까지 20일 동안에 대변이 처음에는 활변 혹은 설하
다가 중기에 가서는 활변만 하고 말경에는 건조하면서도 매일 2,

3, 4차씩 대변을 보지 않는 날이 별로 없었다. 처음에 한다열소탕(寒多熱少湯)을 쓰고 병이 풀린 뒤에 조리폐원탕(調理肺元湯)을 썼고 40일간의 조리를 거쳐서 겨우 생명을 구하였다.

有一太陰人 素病咽亦乾燥 而面色靑白 表寒或泄 蓋咽嗌乾燥者 肝熱也 面色靑白 表寒或泄者 胃脘寒也 此病表裡俱病 素病太重者也 此人得溫病其證自始發日 至於病解二十日 大便初滑或泄 中滑未乾 每日二 三 四次無日不通 初用寒多熱少湯 病解後 用調理肺元湯 四十日調理僅僅獲生

이 병은 시발부터 대변이 흑 활(滑), 혹 설(泄)하였으며 6일 내에는 이마에 땀이 나고 눈썹 위에 땀이 나고 광대뼈 위에 땀이 나면서 음식과 기거가 때로 평상시와 같아졌다. 6일 뒤에 비로소 약을 썼더니 7일 만에 전체 면부 발제 이하 입술과 턱에까지 땀이 흠뻑 났는데 땀이 난 뒤에 얼굴색이 푸르게 되고 말이 어눌증(語訥證)이 있더니 8일과 9일에는 말이 어눌하고 귀먹게 되고 입술의 땀은 걷히고 광대뼈 위에만 땀이 나더니 다시 광대뼈 위의 땀은 걷히더니 눈썹 위에만 땀이 나는데 작은 쌀알같이 나되 잠시 나고 잠시 걷히더니 다음에는 단지 이마에만 땀이 있고 호흡이 짧고 숨이 차더니 10일 되는 밤에 이르러서는 이마의 땀은 걷히고 말 어눌한 증상과 이롱(耳聾)증이 더욱 심해지고 가래가 목구멍을 막아서 입으로 뱉지 못하고 병자가 자기 손가락을 입에 넣어 끄집어내었고 11일에는 호흡 짧고 숨이 차며 더욱 심하였으며 12일이 되어서는 갑자기 죽 2사발을 먹었다.
이때 만약 약을 논한다면 웅담산이 혹 좋을 것이나 웅담이 없으므로 이 사람은 오늘 밤에 반드시 죽을 것이라고 생각하였더니 당일 초저녁에 호흡이 잠시 좀 안정되었고 13일 닭이 울 때 발제에 땀이 났다. 14일, 15일 연 3일간에 죽 2~3사발을 먹고 이마의 땀과 눈썹 위의 땀과 광대뼈 위의 땀이 점차로 나며 얼굴색이 푸르던 것이 없어지고 16일 만에 가슴에 땀이 나기 시작하였으며 차차 담을 뱉을 수 있게 되고 어눌증도 역시 나으며 20일에 가서는 가슴에 땀이 수차 많이 나고 마침내 방안에서 일어서며 제반 증세가 다 낫고 이롱증만은 여전하였다. 병이 풀린 뒤에도 약을 쓰면서 조리한 지 40일 만에 귀 먼 것과 눈이 어두운 것이 없어졌다.

此病始發大便或滑或泄 而六日內有額汗 眉稜汗 顴汗 飲食起居 有時如常 六日後 始用藥七日全體面部髮際以下 至於脣頤 汗流滿面 淋漓洽足 而汗後面色帶靑 有語吶證 八日 九

日 語吶耳聾 而脣汗還爲顴汗 顴汗還爲眉稜汗 汗出微粒 乍出乍入 而只有額汗 呼吸短喘矣 至於是十日夜 額汗還入而語吶耳聾尤甚 痰涎壅喉 口不能咯病人自以手指探口拭之而出 十一日 呼吸短喘尤甚 至於十二日 忽然食粥二碗

斯時若論其藥 則熊膽散或者可也 而熊膽闕材 自念此人今夜必死矣當日初昏 呼吸暫時少定 十三日雞鳴時 髮際有汗 十四日 十五日 連三日 食粥二 三碗額汗 眉稜汗 顴汗次次發出 面色脫靑 十六日 臆汗始通 稍能咯痰 語吶亦愈 至於二十日 臆汗數次大通 遂能起立房中 諸證皆安 而耳聾證則自如也 病解後用藥調理四十日 耳聾目迷 自祛

태음인의 간이 열을 받아
속이 열한 병을 논함
太陰人肝受熱裏熱病論

주굉(朱肱)이 말하기를 양독(陽毒)은 얼굴이 붉고 아롱아롱 비단 무
의와 같으며 인후가 아프고 고름과 피를 뱉는다. 갈근해기탕(葛根
解肌湯)과 흑노환(黑奴丸)이 좋다. 양독 및 괴상한은 의사들이 불치
의 병이라 한다. 그러나 정신이 없어도 명치 아래만 따뜻하다면 그
입을 벌리고 흑노환을 풀어서 넣으면 약이 넘어가자 곧 살아난다.

朱肱曰 陽毒 面赤 斑斑如錦紋 咽喉疼 唾(下)膿血 宜葛根解肌湯 黑
奴丸 陽毒及壞傷寒 醫所不治 精(魂)魄已竭 心下(才)尚煖 斡(撥)開
其口 灌黑奴丸 藥下咽卽活

【校正】 이 구절은 허준이 《의학강목》에서 따온 글인데 《활인서》와 다른 점
도 있어 《活人書》 원문에 근거하여 밑줄을 그은 漢字들은 빼고 괄호 안에
써 낳은 (下) 자와 (魂) 자, (撥) 자를 보충해 넣어 교정해야 한다.

【參考】 《醫學綱目-少陽病》: "陽毒之爲病, 面赤斑斑如錦紋, 咽喉痛, 唾
膿血, 五日可治, 七日不可治, 宜 升麻鱉甲湯." "《活人》黑奴丸 治時行病
六七日, 未得汗, 脈洪大或數, 面赤目痛, 身體大熱, 煩躁, 狂言欲走, 大渴
甚. 又五六日以上不解, 熱在胸中, 口噤不能言, 爲壞傷寒, 醫所不治. 或人
精魄已竭, 心下尚暖, 撥開其口灌藥, 下嚥卽活. 兼治陽毒及發斑."
《類證活人書卷十六》: "面赤, 斑斑如錦紋, 喉咽痛, 下膿血. 爲壞傷寒, 醫所
不治棄爲死人, 或人精魂已竭, 心下才暖, 發開其口, 灌藥下嚥卽活."

이천이 말하기를 약간 오한이 나고 열이 나는 것은 경병(經病)인 데
는 갈근해기탕이 좋고 눈이 아프고 코가 마르며 조열과 땀이 나고
대소변이 막히고 잘 나가지 않고 배가 부르며 갈증이 나고 미친 것
처럼 헛소리를 하는 것은 부병(腑病)이니 조위승기탕(調胃承氣湯)이
좋다. 열이 표(表)에 있으면 눈이 아프며 잠을 자지 못한다. 여기에
는 해기탕(解肌湯)이 좋다. 열이 속에 들어가면 미친 것처럼 헛소리
를 한다. 여기에는 조위승기탕이 좋다.

李梴曰 微惡寒發熱(爲經病) 宜葛根解肌湯 目疼 鼻乾 潮汗閉澁 滿
渴狂譫(爲腑病) 宜調胃承氣湯 熱在表 則目疼 不眠 宜解肌湯 熱入
裏 則狂譫 宜調胃承氣湯

【校正】 이 구절은 허준이 《醫學入門》에서 인용해 《寶鑑》에 수록해 넣은 글
인데 《入門》에 근거하여 (爲經病)과 (爲腑病)을 보충해 넣어 교정한다. 熱在表
이하의 글은 허준 선생이 덧붙인 설명인 듯하다.

【參考】《醫學入門-卷之四-六經正病》: "微惡寒發熱為經病, 葛根解肌湯,
目痛鼻幹, 潮汗閉澀, 滿渴狂譫為腑病, 調胃承氣湯。"

공신이 말하기를 양명이 병을 받으면 그 증상이 이마와 눈이 아프
고 코가 마르며 몸이 열하여 잠을 자지 못한다. 여기에는 갈근해기
탕이 좋다.

龔信曰 陽明(受)病(也) (其證頭額痛) 目疼(痛) 鼻乾 (身熱)不得臥 宜葛
根解肌湯

【校正】 이 구절은 허준이 《고금의감》에서 인용한 글인데 지금 원문에 근거

하여 疼 자를 빼고 괄호 안에 써넣은 한자를 모두 보충해 넣어 교정한다.

【參考】《古今醫鑒-六經證》: "陽明受病也, 其證頭額痛, 目痛, 鼻乾, 身熱不
得臥, 乃標病也…在標者, 當解肌"

> 삼양병(三陽病)이 깊어지면 반드시 양독으로 변하여 얼굴이 붉고
> 눈이 붉으며 온몸에 반점이 돋아 누렇거나 혹은 맑은 물을 설하거
> 나 황적색의 설사를 하며 6맥(六脈)이 홍대(洪大)하다면 반드시 흑
> 노환을 써야 한다.

三陽病深(必)變為陽毒 面赤眼紅 身發斑黃 (或下利純靑水) 或下利黃
赤 六脈洪大 宜黑奴丸

【校正】 이 구절은 허준 선생이 《醫鑒》에 기록된 여러 증상을 삭제하고 편집
하여 《寶鑑-傷寒陽毒》에 올린 글인데 다 교정할 수는 없고 다만 (必) 자와
(或下利純靑水)를 보충해 넣어 교정하고 나머지 증상들은 참고문을 참조하기
바란다.

【參考】《古今醫鑒-六經證》: "本陽證, 誤投熱藥, 使熱毒入深, 陽氣獨盛, 陰
氣暴絕, 登高而歌, 棄衣而走, 罵詈叫喊, 燥渴欲死, 面赤眼紅, 身發斑黃, 或
下利純靑水, 或下利黃赤, 六脈洪大, 名陽毒證。"

> 나는 말하기를 이상 모든 증에 마땅히 갈근해기탕, 흑노환을 써야
> 한다.

論曰 右諸證 當用葛根解肌湯 黑奴丸

《영추(靈樞)》에 쓰여 있기를 척부(尺膚)에 열이 심하고 맥이 성하여 서 빠르면 온병(溫病)이다.

靈樞曰 尺膚熱深(甚) 脈盛燥(躁)者 病瘟(溫)也

【校正】이 구절은 허준이 영추에서 인용한 글인데 정확히 기록했지만, 이제 마 선생이 잘못 기록하여 위에 구절이 된 것이니 《靈樞》와 《寶鑑》에 근거하 여 밑줄을 그은 燥 자와 瘟 자를 빼고 (甚) 자와 (躁) 자, (溫) 자를 보충해 넣어 교정한다.

【參考】《靈樞卷之十一》: "尺膚熱甚, 脈盛躁者, 病溫也。"

최가언(崔嘉彦)은 말하기를 온병 맥이 음양이 다 성한 것은 열이 과 도한 것이며 부하며 활(滑)하고 침하며 산삽(散澁)하다.

王叔和(崔嘉彦)曰 溫病脈 陰陽俱盛 病熱之極 浮之而滑 沈之散澀

【校正】이 구절은 왕숙화의 맥경에서 나온 글이 아니고 崔嘉彦의 《脈訣》에 수록되어 있던 글인데 허준이 잘못 기록한 것이니 교정하지 않을 수 없다.

【參考】《崔嘉彦-脈訣》: "陰陽俱盛, 病熱之極, 浮之而滑, 沉之散澀, 惟有 溫病。"

맥법에 쓰여 있기를 온병 2~3일에 몸에 열이 나고 배가 부르며 머 리가 아프고 음식은 여전히 먹으며 맥이 강직하고 빠른 것은 8일 만에 죽는다. 온병 4~5일에 머리가 아프며 배가 부르고 토하며 맥 이 세(細)하고도 강한 것은 12일 만에 죽는다. 8~9일에 머리와 몸이 아프지 않고 눈이 붉지 않으며 얼굴빛도 변치 않고서 반대로 설하며 맥이 삽(澁)하여 누르면 부족하고 들면 부대하며 명치 아래가 굳은 것은 17일 만에 죽는다.

脈法曰 溫病二三日 身體熱 腹滿 頭疼(痛)食飮如故 脈直而疾 八日死 溫病四五日 頭疼(痛) 腹滿而吐 脈來細而弦彊 十二日死 (溫病) 八九日 頭身不(疼)痛 目不赤色不變 而反利 脈來澁(㯱㯱) 按之不足 不彈手 擧時大 心下堅 十七日死

【校正】이 구절은 허준이 《醫學正傳》에서 인용하여 《보감》의 瘟疫脈法에 수록한 글인데 《王叔和-脈經》과 다른 점이 있어 《脈經》에 근거하여 밑줄을 그은 漢字들은 모두 빼고 괄호 안에 써넣은 (者) 자, (痛) 자 두 개와 (不疼), (㯱㯱)을 보충해 넣어 교정한다. 참고문을 참조하길 바란다.

【參考】《醫學正傳-卷之二瘟疫》: "溫病二, 三日, 體熱腹滿頭痛, 食飮如故, 脈直而疾, 八日死。溫病四, 五日, 頭痛腹滿而吐, 脈來細而弦, 十二日死。溫病八, 九日, 頭身不疼, 目不赤, 色不變, 而反利, 脈來澀澀, 按之不鼓手, 時大, 心下堅, 十七日死。"《王叔和-脈經》: "溫病, 二, 三日, 身體熱, 腹滿, 頭痛, 食飮如故, 脈直而疾者, 八日死。四, 五日, 頭痛, 腹痛而吐, 脈來細彊, 十二日死。八, 九日頭不疼, 身不痛, 目不赤, 色不變, 而反利, 脈來㯱㯱, 按之不彈手, 時大, 心下堅, 十七日死。"

王叔和는 말하기를 온병에 열이 몹시 나는데 맥이 세소(細小)한 자는 죽고 온병에 설사를 하면서 배가 심하게 아픈 자도 죽는다.

龔信(王叔和)曰 溫病穰穰 大熱 脈細小者 死 溫病 下利(腹中)痛甚者 死

【校正】이 구절은 허준이 출처를 《醫鑑》이라고 잘못 기록한 탓에 이제마 선생도 공신(龔信)의 말이라고 믿었다. 이제 《脈經》 원문에 근거하여 밑줄을 그은 龔信은 빼고 (王叔和)와 (腹中) 두 漢字를 보충해 넣어 교정한다. 참고문과 대조하여 보라.

【參考】《脈經》: "溫病, 穰穰大熱, 其脈細小者, 死。", "溫病下利, 腹中痛甚者, 死不治。"

만력(萬曆) 병술년에 내가 대량(大梁)에 있을 때 온역이 몹시 유행하여서 사민(士民)이 많이 죽었다. 그 병증은 머리와 몸이 아프며 한기를 싫어하고 몹시 열이 나며 머리, 얼굴, 목, 뺨이 붉게 부으며 인후가 붓고 아프며 의식이 혼미하였다. 내가 한 비방을 발명하였는데 처방명은 이성구고환(二聖救苦丸)이다. 대황 4냥, 저아조각 2냥을 묽은 풀에 버무려 녹두만 하게 환약을 지은 이것을 50~70알씩 1회에 먹으면 바로 땀이 난다. 한 번만 땀내면 곧 낫는다. 본래 체질이 좀 건장한 사람들은 백발백중이었다. 아조(猪牙皂角)는 관규(關竅)를 열어 주며 그 표를 발산시키고 대황은 모든 화(火)를 사하여 그 속(裡)을 통하게 한다.

萬曆丙戌 餘寓大樑(屬) 瘟疫大作 士民多斃其證(症) (頭疼身痛)憎寒壯熱 頭面項頰赤腫 咽喉腫痛 昏憒 餘發一秘方 名二聖救苦丸 大黃四兩 豬牙皂角二兩 (水打)麵(稀)糊和丸 綠豆大五 七十丸 一服卽汗 一汗卽愈 (人)稟(稍)壯者 百發百中 皂角開關竅(而) 發其表 大黃瀉諸火(而) 通其裡

【校正】이 구절은 허준 선생이 龔廷賢의 《萬病回春》에서 인용하여 약간의 수정과 생략한 다음 《寶鑑-瘟疫門》에 수록해 넣은 글이다. 《回春》 원문에

근거하여 밑줄을 그은 漢字는 빼고 괄호 안에 써넣은 漢字들은 보충해 넣어 교정해야 한다.

【參考】《萬病回春》: "萬曆丙戌春, 餘寓大樑屬瘟疫大作, 士民多斃其症, 閭巷相染, 甚至滅門。其症頭疼身痛, 憎寒壯熱, 頭面頸項赤腫, 咽喉腫痛, 昏憒等症, 此乃冬應寒而反熱, 人受不正之氣, 至春發為瘟疫, 至夏發為熱病, 名曰大頭瘟, 大熱之症也。餘發一祕方, 名二聖救苦丸, 用牙皂以開關竅而發其表, 大黃以瀉諸火而通其裡。一服即汗, 一汗即愈, 真仙方也。日夜塞戶填門, 應酬不暇, 全活者不能勝數矣。但人稟之稍壯者, 百發百中; 其虛弱者, 餘先以人參敗毒散, 輕者即愈, 如未愈, 用牛蒡芩連湯可收全效。"

【註解】공정현(龔廷賢)은 명나라 때 의학가로서 그의 字는 子才이고 호는 雲林山人이며 일찍 太醫院吏目을 지낸 바 있으며 《만병회춘》,《壽世保元》,《濟世全書》등의 저서를 남겼으며 그의 부친은 《古今醫鑑》의 저자 공신(龔信)이다.

사시절의 부정한 기운에 감촉되면 사람으로 하여금 담연(痰涎)이 막혀서 성하면 번열이 나고 머리와 몸이 아프며 한기를 싫어하며 열이 몹시 나고 목이 뻣뻣하며 눈알이 아프며 혹은 음식은 평시와 같고 기거도 여전하다가 심하면 목소리가 나오지 못하며 혹은 눈이 붉고 구창이 생기고 뺨에 종기가 나고 후비(喉痺)가 생기며 기침을 하는데 가래가 점조(粘稠)하며 재채기를 한다.

感四時 不正之氣 使人痰涎壅盛 煩熱 頭疼身痛 增(憎)寒壯熱 項強睛疼 或飲食如常 起居依舊 甚至聲啞 或赤眼 口瘡 大小腮腫 喉痺咳嗽稠粘 噴嚏

【校正】이 구절에서 밑줄을 그은 "增"자를 (憎) 자로 바꾸어야 한다. 아래 구절도 같음.

나는 말하기를 이상 모든 증상에 한기를 싫어하고 몹시 열이 나며 대변이 굳은 데는 마땅히 조각대황탕, 갈근승기탕을 써야하며 머리, 얼굴, 목, 뺨 등이 붉게 부은 데도 반드시 조각대황탕, 갈근승기탕을 써야 한다. 몸에 열이 나고 배가 그득 차며 설사하는 데 열이 우세하면 이증(裡證)이니 마땅히 갈근해기탕을 써야 하며 한이 우세하면 표증(表證)인데 중한 증상이니 마땅히 태음조위탕에 승마, 황금을 가미하여 써야 한다.

論曰 右諸證 增(憎)寒裝熱 燥澁者 當用皂角大黃湯 葛根承氣湯 頭面項頰赤腫者 當用皂角大黃湯 葛根承氣湯 體熱腹滿自利者 熱勝則裡證也 當用葛根解肌湯 寒勝則表證 而重證也 當用太陰調胃湯加升麻 黃芩

내가 일찍이 태음인 간이 열한 온병을 치료하였다. 한 태음인이 평소에 수년 동안 눈병이 났다 멎었다 하였는데, 이 사람이 온병에 걸려 처음 발생한 날로부터 열다한소탕을 3, 4, 5일간 쓰니 대변이 묽기도 하고 혹 설사도 하다가 6일 만에는 대변이 하루 동안 통하지 못하게 되어 이어서 갈근승기탕을 계속 3일간 쓰니 죽을 배나 더 먹었고 또 3일간 쓰니 역기(疫氣)가 많이 덜렸다. 병이 풀린 뒤에 다시 열다한소탕을 쓰되 대변이 조삽하면 대황 1돈을 가미하나 변이 묽어 설사가 지나치면 대황을 빼야 한다. 이와 같이 20일을 조리하였더니 그 사람이 완전히 건강해졌다.

嘗治太陰人肝熱熱證溫病 有一太陰人素病 數年來 眼病時作時止

矣此人得溫病 自始發日 用熱多寒少湯 三 四 五日 大便或滑或泄
至六日 有大便一日不通之證 仍用葛根承氣湯 連三日 粥食大倍 又
用三日 疫氣大減 病解後 復用熱多寒少湯 大便燥澁則加大黃一錢
滑泄太多 則去大黃 如此調理二十日 其人完健

이 병이 처음 발병하여서는 메스꺼우며 토하고 혼미하여 정신을
차리지 못하며 몹시 아프다가 말경에 도리어 경증으로 되면서 12
일 만에는 병이 나았다.

此病始發 嘔逆口吐昏憒不省 重痛矣 末境反為輕證 十二日而病解

한 태음인 10세 소아가 이열온병(裡熱瘟病)에 걸려서 죽식(粥食)을
전혀 먹지 않고 약도 먹지 않으며 열이 심하여 냉수를 마셨더니 11
일 만에 대변이 통하지 못한지 이미 4일이 되었다. 겁내면서 헛소리
를 하며 말하기를 여러 가지 벌레가 방안에 가득 찼다고 하며 또 쥐
가 내 품속에 들어왔다고도 하며 분주하게 방바닥에 엎드려 고함도
치며 울기도 하며 때로는 열이 극심하여 풍이 생겨서 두 손이 궐랭
하고 두 무릎을 뻗치고 구부리지 못하였다. 급히 갈근승기탕을 쓰되
우든지 상관하지 말고 강제로 입에 부어 넣었더니 그날로 죽식을 배
나 더 먹고 역기(疫氣)가 훨씬 풀리게 되어 요행히 살아났다.

一太陰人十歲兒 得裡熱溫病 粥食全不入口 藥亦不入口 壯熱穰穰
有時飲冷水 至於十一日 則大便不通已四日矣 怯怯譫語曰 有百蟲
滿室 有鼠入懷云 奔遑匍匐 驚呼啼泣 有時熱極生風 兩手厥冷 兩
膝伸而不屈 急用葛根承氣湯 不憚啼泣 強灌口中 卽日粥食大倍 疫
氣大解 倖而得生

이 병이 처음 발생한 4~5일간에는 음식과 기거가 정상적이어서 건
강한 사람과 다름이 없다가도 말경에 이르러서는 도리어 중증이
되더니 17일 만에 병이 풀리게 되었다.

此病 始發四五日 飮食起居如常 無異平人矣 末境 反爲重證 十七
日 而病解

류완소는 말하기를 여러 가지로 피부가 까칠(諸澁)하거나 마르(枯
涸)는 것과 피부가 부드럽지 못하고 갈라 터지(乾勁皺揭)는 것은 모
두 조(燥)에 속한다고 하였다.

內經(劉完素)曰 諸澁 枯涸(乾勁) 皺揭 皆屬於燥.

【校正】 이 구절은 허준 선생이 그 출처를 《內經》으로 잘못 밝혔고 이제마
선생은 (乾勁)을 누락시켰다. 《寶鑑》과 《素問玄機原病式》에 근거하여 內經
은 빼고 (劉完素)와 (乾勁)을 보충해 넣어 교정한다. 참고문과 세심하게 대조
해 보라.

【參考】《東醫寶鑑-燥門》: "內經曰諸澁枯涸, 乾勁皺皆屬於燥"
《素問玄機原病式》: "諸澁枯涸, 乾勁皺揭, 皆屬於燥。"

【註解】 류완소(劉完素)는 지금의 하북성 하간현 사람인데 金元四大家의 한
사람이며 《素問玄機原病式》, 《黃帝素問宣明論》, 《素問要旨論》등 많은 저
서가 있다. 전하는 바에 따르면 한량(寒凉) 약을 쓰는데 능하였다고 한다.

논하건대 태음인 얼굴색이 청백한 사람은 대체로 조증(燥證)이 없
고 얼굴색이 누르고 붉거나 검은 사람은 흔히 조증이 있다. 대개 간

이 열하고 폐가 조하여 그런 것이다. 일찍이 내가 태음인 조열증에 손가락이 마르고 검어지는 반창(斑瘡)을 치료하였다. 병이 왼손 가운뎃손가락으로부터 시작하여 마르고 검어지면서 힘이 없더니 2년 내에 한 손가락이 검어지며 혈이 말라 엉키더니 손바닥을 넘었고 손바닥과 손등이 부어서 칼로 손가락을 절단하였더니 또 1년 내에 반창이 전신에 퍼져서 큰 것은 큰 동전만 하고 작은 것은 작은 동전만 하였다. 병든 지 이미 3년이나 되었는데 장년인(壯年人)의 손힘이 반 시간의 노동도 못 하였고 다리의 힘은 하루에 30리 정도도 걷지 못하였다. 열다한소탕에 고본 2돈을 쓰고 대황 1돈을 가미하여 28첩을 썼더니 대변이 비로소 활해지다가 불과 1~2일 넘지 않아 대변이 다시 굳어졌다. 또 20첩을 쓰니 대변은 심하게 설사하지 않으면서 면부의 반창은 좀 낮고 손발에 약간 힘이 있었다. 또 20첩을 쓰고 쾌차(快差)되었다.

論曰 太陰人 面色靑白者 多無燥證 面色黃赤黑者 多有燥證 蓋肝熱肺燥 而然也
嘗治太陰人燥熱證 手指焦黑瘢瘡病 自左手中指焦黑無力 二年內一指黑血焦凝過掌心 而掌背浮腫 已刀斷指矣 又一年內 瘢瘡遍滿全體 大者如大錢 小者如小錢 得病已為三年 而壯年人手力 不能役勞一半刻 足力不能行步三十裡 以熱多寒少湯 藁本二錢加大黃一錢 二十八貼用之 大便始滑 不過一二日 又秘燥 又用二十貼大便不甚滑泄 而面部瘢瘡少差 手足無力 稍快有效矣 又用二十貼 其病快差

【評論】 이 구절은 이제마 선생이 소갈병(消渴病) 치료 경험을 논한 구절인데 이 병을 태음인 조열증이라고 명명하였다. 소갈병이 어찌하여 소양인에게만 발병하겠는가? 사상인 모두에게 발병할 뿐만 아니라 사람의 반수를 점하는 태음인에게는 더욱 많이 발병하고 있는 것이 오늘 현실이다. 이조 때 소갈병이 매

우 희소하여 미처 경험하지 못하여 《燥熱証》으로 인식한 것으로 사료된다. 그러나 이제마 선생이 열다한소탕에 고본과 대황을 가미하여 이 병을 치료하였다. 한의학자들은 이 기초 상에서 더 훌륭한 처방을 개발해야 할 것이다.

> 소문(素問)에 쓰여 있기를 두 양이 맺힌 것을 소갈(消渴)이라고 하는데 물 한 말(一斗)을 마시고 소변이 두 말이 나오는 사람은 죽을 것이니 치료할 수 없다.

<u>靈樞</u>(素問)曰 二陽結 謂之消 飮一溲二(者) 死 不治

【校正】 이 구절은 허준이 《醫學綱目》에 전재된 素問의 《二陽結謂之消》와 飮一溲二者死不治를 인용하여 합쳐서 《보감》에 올린 글인데 (者)를 보충해 넣어 교정한다. 이제마 선생이 잘못하여 《靈樞》로 기입한 것을 《素問》으로 바꾼다.

【參考】《東醫寶鑑》: "內經曰: 二陽結謂之消, 註曰二陽結謂胃及大腸具熱結也"
《素問-陰陽別論篇》: "二陽結, 謂之消。", 《綱目-消癉門》: "飮一溲二者, 死不治。"

> 주해에 쓰여 있기를 두 양이 맺혔다는 것은 위와 대장에 (모두) 열이 맺힌 것을 말하는 것이다.

註曰 二陽結 謂胃及大腸(俱)熱結也

【校正】 이 구절은 허준이 《寶鑑》에 기록해 넣은 왕빙(王氷)의 註文인데 이제마 선생이 (具) 자를 누락시켜서 지금 보충해 넣어 교정한다.

【參考】《素問-陰陽別論篇註文》: "二陽結, 謂胃及大腸俱熱結也。"

【註解】 왕빙(王氷)은 당나라 때 사람으로 (710-805) 서 12년간의 노력을 거쳐 《黃帝內經素問》의 주문을 완성하여 후세의 학자들에게 막대한 영향을 미친 인물이다.

> 편작(扁鵲)의 《難經》에 쓰여 있기를 소갈맥은 마땅히 긴실(緊實)하면서 삭(數)해야 하는데, 반대로 침색(沈濇)하면서 미(微)하면 죽는다고 하였다.

扁鵲難經曰 消渴脈 病若開目而渴 (心下牢者)(脈)當得緊實而數 反得沈濇而微者 死

【校正】 이 구절은 허준이 《難經-十七難》에서 따온 뒤에 병증은 삭제해 버리고 억지로 消渴脈이라고 써넣고 그 뒤에 難經의 글을 붙여놓았는데 이 글은 원문 자체부터 다섯 가지 죽을병의 맥과 증상을 논한 것이지 소갈병을 논한 것이 아니다. 원문에는 "병이 만일 눈을 뜨고 구갈증이 나며 명치끝이 뜬뜬한 사람은 반드시 맥이 긴실(緊實)하고 삭(數)해야 하지 반대로 (沈濇)하고 미(微)하면 죽는다."로 되어있는데 이것을 어떻게 소갈병(消渴)이라고 할 수 있겠는가 ? 이 글은 타당하게 인용한 것이 아니므로 원문에 근거하여 밑줄을 그은 消渴脈은 삭제하고 괄호 안에 (心下牢者)와 (脈) 자를 보충해 넣어 교정하지만, 소갈병을 논하는 데는 도움이 안 되는 글이라고 보는데 현명한 학자들의 판단을 기다린다.

【參考】《難經十七難》: "診病若閉目不欲見人者, 脈當得肝脈, 弦急而長, 而反得肺脈, 浮澀而短者, 死也。病若開目而渴, 心下牢者, 脈當得緊實而數, 而反得沉澀而微者, 死也。病若吐血複衄衄血者, 脈當沉細, 而反浮大而牢者, 死也。病若譫言妄語, 身當有熱, 脈當洪大, 而反手足厥冷, 脈沉細而微者, 死也。病若大腹泄者, 脈當微細而澀, 反緊大而滑者, 死也。"

> 장중경이 말하기를 (남자들이) 소갈(消渴)에 도리어 소변이 많아져서 만일 물 한 말을 마시고 소변도 한 말을 본다면 주로 신기환을 써야 한다.

張仲景曰 (男子)消渴病 小便反多 如(以)飮水一斗 小便亦一斗 腎氣
丸主之

【校正】이 구절은 허준 선생이《綱目》에서 인용하여《寶鑑》에 올린 글인데《金匱要略》원문과 차이가 있어 밑줄을 그은 漢字는 빼고 괄호 안에 (男子)와 (以)를 넣어 교정한다.

【參考】《醫學綱目-消癉門》: "治男子消渴, 小便反多。如飮水一斗, 小便亦一斗, 腎氣丸主之。"
《金匱要略》: "男子消渴, 小便反多, 以飮一斗, 小便一斗, 腎氣丸主之。"

> 나는 말하기를 이 병은 소양인의 소갈이 아니고 바로 태음인의 조열(燥熱)이다. 이 증상에는 신기환(腎氣丸)을 쓰지 말고 반드시 열다한소탕에 고본, 대황을 가미하여 써야 한다.

論曰 此病 非少陽人消渴也 卽太陰人燥熱也 此證 不當用腎氣丸
當用熱多寒少湯加藁本 大黃

【評論】이제마 선생은 장중경이 "消渴에 도리어 소변이 많아져서 만일 물 한 말을 마시고 소변도 한 말을 본다면 주로 腎氣丸을 쓰라"라고 말하였는

데 이 병은 소양인의 소갈병이 아닐 뿐만 아니라 태음인의 조열병(燥熱病)이라고 주장하였다. 태음인이라고 소갈병이 발병하지 않는다고 단언할 수 있겠는가? 임상적으로 보면 사상인(四象人) 모든 사람에게 소갈병이 발병되고 있는 것이 오늘 현실이다. 과학적으로 발전되지 않았던 조선조 때 한의사들이 어떻게 소갈병을 오늘날처럼 명확히 인식할 수 있었겠는가?

내가 일찍이 태음인인 나이 50세가 되어 노쇠해진 사람이 조열병(燥熱病)으로 물을 켜며 소변이 많아지고 변비가 된 사람을 치료하였는데 열다한소탕에 고본 2돈, 대황 1돈을 가미하여 20첩을 써서 효과를 보았는데 그 뒤 1개월이 넘어서 다른 약을 5첩을 쓰고 이 사람의 병이 재발하여 다시 열다한소탕에 고본, 대황을 가미하여 50~60첩을 쓰니 약 쓰는 기간에는 그 병이 겨우 지탱하였지만, 나중에 결국 죽고 말았다. 또 일찍이 태음인인 젊은 사람의 조열병을 치료하였는데 이 처방으로 300첩을 써서 1년간을 지탱하더니 이 병자도 역시 죽고 말았다. 이 사람은 병든 지 1년이 되는 기간에 간혹 다른 의사의 처방도 써 보았는데 무슨 연고인지를 알 수 없었다. 대개 조열에 물 한 말을 마시고 소변은 두 말나 누고 병이 극심하게 되면 치료하기가 어렵다. 모든 태음인이 대변이 굳고 소변이 많아지면서 물을 켜는 사람은 반드시 조기에 치료를 하여 예방해야 한다.

嘗治太陰人 年五十近衰者 燥熱病 引飲小便多 大便秘結者 用熱多寒少湯 用藁本二錢 加大黃一錢 二十貼 得效矣 後一月餘 用他藥五貼 此人更病 復用熱多寒少湯 加藁本 大黃 五六十帖 用藥時間其病僅僅支撐 後終不免死
又嘗治太陰人 年少者 燥熱病 用此方三百貼 得支撐一周年 此病亦不免死 此人得病一周年 或間用他醫方 未知緣何故也 蓋燥熱 至於飲一溲二 而病劇則難治 凡太陰人 大便秘燥小便覺多而引飲者 不

可不早治豫防

【評論】이 구절에서도 역시 소갈병의 중증 상태를 치료한 경험을 말하였다. 李朝 말기에 소갈병(당뇨병)의 발병률이 대략 인구 천 명 당 1명이거나 1명 도 되지 않았을 것으로 추정되며 그 당시에 한의사들이 이 병에 대한 인식이 명확하지 못하였다. 이제마 선생은 이 병을 조열병(燥熱病)이라고 이름하고 이 병은 결코 불치병은 아니라고 말하였는데 이 병은 현대의학에서는 당뇨 병이라고 명명하고 있다.

이 병은 결코 불치병은 아니다. 이 젊은이가 병이 나서 약을 쓴 지 1년 뒤에 그만 죽었으니 대개 이병의 원인은 사치와 풍류를 지나치게 하 여 간열(肝熱)이 너무 성하고 폐조(肺燥)가 너무 심하기 때문이다. 만 일 이 젊은이가 약 백일간만 마음을 안정하며 욕심을 버리고 약을 썼 더라면 어찌 치료하지 못할 이치가 있었겠는가. 대개 병이 시작한 날 로부터 최종 사망일에 이르기까지 날마다 욕심의 불이 치발된 까닭이 다. 속담에 선조의 덕택은 비록 일일이 보답은 못 하나 공경한 덕택은 반드시 일일이 보답을 받지 못할 수가 없다고 하였다. 대체로 어떤 병 자를 막론하고 그 마음을 공경하게 하며 욕심의 불을 꺼 버리고 편안 하게 착한 마음을 가진다면 100일이면 그 병이 나을 수 있고 200일 이면 그 사람이 완치되지 않을 수 없다. 공경의 덕택을 개개 보답받는 것은 모든 일에도 다 그러하거니와 질병에 있어서는 더욱 필요하다.

此病 非必不治之病也 此少年 得病用藥一周年後 方死 蓋此病原委 侈樂無厭 慾火外馳 肝熱大盛 肺燥太枯之故也 若此少年安心滌慾 一百日 而用藥則焉有不治之理乎 蓋自始病日 至於終死日 慾火無 日不馳 故也 諺曰 先祖德澤 雖或不得一一箇(皆)報 而恭敬德澤必 無一一不受報 凡無論某病人 恭敬其心 蕩滌慾火 安靜善心一百日

則其病無不愈 二百日 則其人無不完 恭敬德澤之箇箇受報 百事皆
然 而疾病尤甚

【校正】이 구절에서 箇자를 빼고 皆자를 넣어 교정한다.

위역림(危亦林)이 말하기를 정혈(精血)이 다 소모되면 귀가 먹고 눈
이 어두워지며 (입이 마르고 갈증이 많이 나며) 다리가 약해지고 허리가
아프다. 이 증상에는 반드시 흑원단(黑元丹)을 써야 한다.

危亦林曰 陰(精)血耗竭 (面色黧黑)耳聾 目暗(昏) (口乾多渴)脚弱 腰痛
(疼) 宜用黑元丹

【校正】이 구절은 허준이 《세의득효방》에서 인용하여 《보감》에 올린 글인
데 누락이 많아서 《世醫得效方》에 근거하여 밑줄을 그은 陰 자와 痛 자를
빼고 괄호 안에 써넣은 漢字들은 모두 보충해 넣어 교정한다.

【參考】《世醫得效方卷八−黑元丹》: "治精血耗竭, 面色黧黑, 耳聾目昏, 口
乾多渴, 脚弱腰疼。"

모든 남자가 장년 시기에 진기(眞氣)가 오히려 겁약(怯弱)한 것은 본
래 타고난 소질이 약한 것이지 나중에 허하여져서 그런 것은 아니
다. 보하는 처방은 품종이 많아서 약의 힘이 미약하므로 효과 보기
어렵다. 다만 원기를 튼튼케 하여 수(水)를 상승시키고 화(火)를 하
강시키면 오장이 자연히 조화되어 모든 병이 저절로 없어질 것이
니 마땅히 공진단(拱辰丹)을 써야 한다.

凡男子 方當壯年 而眞氣猶怯 此乃稟賦素弱 非虛而然 滋益之方

群品稍眾 藥力細微 難見功效 但固本天元一氣 使水升火降 則五臟
自和 百病(自去)不生 宜用拱辰丹

【校正】 이 구절은 허준이 《世醫得效方》에서 인용해 《寶鑑》에 올린 글인데
(自去)를 不生으로 기록했는데 원문에 근거하여 (自去)로 교정한다.

【參考】《世得效方卷八》: "男子方當壯年, 而真氣猶怯。此乃稟賦素弱, 非虛
而然 …滋益之方, 群品稍眾, 藥力細微, 難見功效。但固天元一氣, 使水升
火降, 則五臟自和, 百病自去, 此方主之。"

> 내가 논하건대 이 증상에는 마땅히 흑원단과 공진단을 써야 한다. 당귀,
> 산수유는 다 쓸모없는 약재여서 약력이 온전하지 못하다. 완전한 효력
> 을 거두려고 하면 마땅히 공진단, 흑원단, 녹용대보탕을 써야 한다.

論曰 此證 當用黑元與拱辰丹 當歸山茱萸 皆為蠱材 藥力未全 欲
收全力 宜用拱辰黑元丹 鹿茸大補湯

> 태음인 병증에 식후에 가슴이 트직하고 배가 부르며 대퇴와 종아
> 리가 무력한 병이 있으면 마땅히 공진단, 흑원단, 녹용대보탕, 태음
> 조위탕, 조위승청탕을 써야 한다.

太陰人證 有食後痞滿 腿脚無力病 宜用拱辰黑元丹 鹿茸大補湯太
陰調胃湯 調胃升淸湯

> 태음인이 병증에 설사 나는데 표한증에 설사를 하면 반드시 태음
> 조위탕을 쓰고 표열증에 설사를 하면 마땅히 갈근이나 복자탕을
> 써야 한다.

太陰人證 有泄瀉病 表寒證泄瀉 當用太陰調胃湯 表熱證泄瀉 當用
葛根蘿葍子湯

> 태음인이 해수병(咳嗽病)이 있으면 마땅히 태음조위탕, 녹용대보
> 탕, 공신단, 흑원단을 써야 한다.

太陰人證 有咳嗽病 宜用太陰調胃湯 鹿茸大補湯 拱辰黑元丹

> 태음인이 효천(哮喘)병이 있으면 중증이니 반드시 마황정천탕(麻黃
> 定喘湯)을 써야 한다.

太陰人證 有哮喘病 重證也 當用麻黃定喘湯

【註解】효천(哮喘)병은 천식(喘息)을 달리 부르는 말.

> 태음인 증상에 흉복통병이 있으면 위험한 증상이니 반드시 마황정
> 통탕을 써야 한다.

太陰人證 有胸腹痛病 危險證也 當用麻黃定痛湯

> 태음인 어린이가 설사를 10여 차 또는 회수가 없이 여러 번 설한다
> 면 반드시 만경풍(慢驚風)이 발생한다. 반드시 보폐원탕(補肺元湯)을
> 써서 만경풍을 대비해야 한다.

太陰人小人兒 有泄瀉十餘次無度者 必發慢驚風 宜用補肺元湯 豫
備慢風

태음인에게 복창 부종병이 있으면 반드시 건율제조탕(乾栗蠐螬湯)을 써야 한다. 이 병은 극히 위험한 증상이어서 열에서 아홉은 죽는 병이다. 비록 약을 써서 병이 나았다고 해도 3년 내에 재발되지 않은 연후에야 비로소 살았다고 말할 수 있다. 사치를 경계하고 성욕을 금하여 3년 내에 몸과 마음을 수양하고 음식을 조절하고 섭생을 삼가는 것이 결코 그 사람에게 달렸다. 무릇 태음인병에 만일 부종이 이미 발생해서 치료한다면 10명 중 9명은 죽을 것이니 이것은 병으로서 논할 것이 아니라 죽는다는 것으로 논하는 것이 옳을 것이다. 그러면 어떻게 하는 것이 옳은가? 무릇 태음인이 노심초사했거나 여러 번 도모하던 일이 성사되지 못한 사람들이 혹 오랜 설사와 이질 혹은 임질병에 소변이 잘 나오지 않거나 식후에 트직하고 그득하며 대퇴와 종아리가 무기력한 병이 있으면 모두 부종이 될 조짐이니 이미 몹시 위험한 병이다. 이때 부종으로 여기고 욕심의 불을 꺼 버리고 그 마음을 공경하며 약을 쓰며 치료하는 것이 가당하다.

太陰人 有腹脹浮腫病 當用乾栗蠐螬湯 此病極危險證 而十生九死之病也 雖用藥病瘉 三年內不再發 然後方可論生 戒侈禁嗜慾三年內 宜恭敬身心 調養愼攝 必在其人矣 凡太陰病人 若待浮腫已發而治之 則十病九死也 此病不可以病論之 而已死論之可也 然則如之何其可也 凡太陰人 勞心焦思 屢謀不成者 或有久泄 久痢或淋病小便不利 食後痞滿 腿腳無力病 皆浮腫之漸 已為重險病 而此時以浮腫輪 而蕩滌慾火 恭敬其心 用藥治之可也

태음인이 몽설병(夢泄病)이 있어서 몽설이 1개월 내에 3~4차씩 발생하는 것은 허로(虛勞)의 중증이다. 대변이 1일간 막히면 반드시 열다한소탕에 대 황 1돈을 가미하여 쓰고 대변이 매일 굳지 않으면 용골(龍骨)을 가미하고 대황을 감하거나 혹 공진단, 흑원단, 녹용대

보탕을 써야 한다. 이병은 꾀하는 일과 사려가 너무 많고 환상이 무
궁한 데서 생긴다.

太陰人證 有夢泄病 一月內三 四發者 虛勞重證也 大便秘一日 則
宜用熱多寒少湯加大黃一錢 大便每日不秘 則加龍骨 減大黃 或用
拱辰 黑元丹 鹿茸大補湯 此病 出於謀慮太多 思想無窮

태음인 병증에 졸중풍병(卒中風病)이 있으니 가슴에서 껄떡껄떡 숨
막히는 소리가 나고 눈을 부릅뜨는 데는 반드시 과체산을 쓰고 손
발에 경련이 나며 눈을 감는 사람은 반드시 우황청심환을 써야 한
다. 평소에 얼굴색이 황적색이거나 검은 사람은 흔히 눈을 부릅뜨
며, 평소에도 얼굴색이 청백한 사람은 흔히 눈을 감는다. 얼굴색이
창백하고 눈을 감는 사람이 손발에 경련(拘攣)이 나면 그 병이 위급
한 것이니 눈을 감거나 얼굴색이 청백한 사람은 경련이 발작하기
전에 반드시 청심환을 쓸 것이다. 고방청심환(古方淸心丸)이 늘 신
기한 효과가 있다. 눈을 부릅뜨는 사람은 또한 급하게 발병하여 좀
천천히 죽으며 눈을 감는 사람은 급히 발병하여 급히 죽는다. 그러
나 눈을 부릅뜨는 사람도 역시 완만하다고 보지 말고 급하게 치료
해야 한다.

太陰人證 有卒中風病 胸臆格格有窒塞聲 而目瞪者 必用瓜蒂散 手
足拘攣 眼合者 當用牛黃淸心丸 素面色黃赤黑者 多有目瞪者 素面
色靑白者 多有眼合者 面色淸白 而眼合者 手足拘攣 則其病危急也
不必待拘攣 但見眼合而素面色靑白者 必急用淸心丸 古方淸心丸
每每神效 目瞪者 亦急發而稍緩死 眼合者 急發急死 然目瞪者 亦
不可緩論 而急治之

우황청심환은 집마다 반드시 있는 것이 아니니 마땅히 원지, 석황
포 가루 각각 1돈을 입에 부어 넣고 따라서 조각 가루 3푼을 코에
불어 넣어야 한다. 이 증상에 손발에 경련이 나고 목이 뻣뻣하면 위
급하다. 옆에 있는 사람이 두 손으로써 병자의 두 팔목을 잡고 좌우
로 두 어깨를 흔들어 주거나 혹은 병자의 발목을 잡고 두 다리를 굽
혔다 폈다가 하여야 한다. 태음인 중풍에는 어깨와 다리를 흔들어
주는 것이 좋다. 소양인의 중풍에는 병자의 손발을 흔들어 주는 것
을 몹시 꺼린다. 또 사람을 끌어안고 일어나 앉아 있게 하지 말아야
한다. 소음인의 중풍에는 곁에 사람이 병자를 안아서 일어나 앉게
하여도 좋다. 그러나 두 어깨는 흔들어 주면 안 된다. 서서히 손발
을 안마해 줘야 한다.

牛黃淸心丸 非家家必有之物 宜用遠志 石菖蒲末各一錢 灌口 因以
皂角末三分吹鼻 此證手足拘攣 而項直則危也 傍人以兩手執病人
兩手腕 左右撓動兩肩或執病人足腕屈伸兩腳 太陰人中風撓動病人
肩腳好也 少陽人中風 大忌撓動病人手足 又不可抱人起坐 少陰人
中風 傍人抱病人起坐則可也 而不可撓動兩肩 可以徐徐按摩手足

중독(中毒)으로 토하고 설사하는 데는 반드시 사향을 써야 한다.

中毒吐瀉 宜用麝香

장중경의 상한론 중

태음인병을 경험하고 설정한
처방약 4가지(구본)
張仲景傷寒論中太陰病人經驗設方藥四方舊本

• 마황탕

마황 3돈, 계지 2돈, 감초 6푼, 행인 10개, 생강 3쪽, 대추 2개

• 麻黃湯

麻黃三錢 桂枝二錢 甘草六分 杏仁十枚 薑三片 棗二枚

【參考】《傷寒論》原方"麻黃湯方: 麻黃(三兩, 去節) 桂枝(二兩, 去皮) 甘草(一兩, 炙) 杏仁(七十个, 湯, 去皮尖)

上四味, 以水九升, 先煮麻黃, 減二升, 去上沫, 内諸藥, 煮取二升半, 去滓, 温服八合, 覆取微似汗, 不須啜粥, 余如桂枝法將息。"

【註解】 이 처방과 이하 3개 처방은 모두 허준이 의학입문에서 인용하여 보감에 수록해 넣은 것인데 이제마 선생이 《傷寒論》에서 직접 따온 것이 아니라 보감에 따라 《보원(保元)》에 기록해 넣은 것이다. 상한론에는 마황탕에 생강, 대추가 없다.

• 계마각반탕

마황 1돈 5푼, 백작약, 계지, 행인 각각 1돈, 감초 7푼, 생강 3쪽, 대추 2개

• 桂麻各半湯

麻黃一錢五分 白芍藥 桂枝 杏仁各一錢 甘草七分 薑三片 棗二枚

【參考】桂枝麻黃各半湯(傷寒論)

桂枝(去皮, 一兩十六銖) 芍藥 生薑(切) 甘草(炙) 麻黃各一兩(去节), 大棗四枚
(擘) 杏仁二十四枚(湯浸, 去皮尖及兩仁者)

上七味, 以水五升, 先煮麻黃一二沸, 去上沫, 内諸藥, 煮取一升八合, 去滓,
溫服六合。本云, 桂枝湯三合, 麻黃湯三合, 並為六合, 頓服。將息如上法。

• 조위승기탕

대황 4돈, 망초 2돈, 감초 1돈

• 調胃承氣湯

大黃四錢 芒硝二錢 甘草一錢

调胃承气汤方: 大黃(去皮, 清酒洗, 四兩) 甘草(炙, 二兩) 芒硝(半升)

上三味, 以水三升, 煮取一升, 去滓, 内芒硝, 更上火微煮令沸, 少少
溫服之。

• 대시호탕

시호 4돈, 황금, 백작약 각각 2돈 5푼, 대황 2돈, 지실 1돈 5푼
소양병이 양명에 전속되어 오한이 없고 반대로 열만 나며 대변이
굳고 소변이 붉으며 헛소리하고 배가 창만되며 조열(潮熱) 나는 것
을 치료한다.

• 大柴胡湯

柴胡四錢 黃芩 白芍藥各二錢五分 大黃二錢 枳實一錢五分

治少陽轉屬陽明 身熱不惡寒 反惡熱 大便硬 小便赤 譫語 腹脹 潮熱

【參考】大柴胡湯(傷寒論)

柴胡(半斤) 黃芩(三兩) 芍藥(三兩) 半夏(洗, 半升) 生薑(切, 五兩) 枳實(炙, 四枚)
大棗(擘, 十二枚)

上七味, 以水一斗二升, 煮取六升, 去滓再煎, 溫服一升, 日三服。一方, 加
大黃二兩；若不加, 恐不為大柴胡湯。

당·송·명 3대 의학자들의 저술 중

태음인병 경험에서 쓴 중요한
약 9가지 처방(구본)

唐宋明三代醫家著述中太陰人病經驗行用要
藥九方舊本

> **• 석창포원지산**
> 석창포, 원지를 보드랍게 가루 내어 매번 1돈씩 술이나 미음에 타
> 서 1일 3회 먹으면 사람으로 하여금 이목(耳目)이 총명해진다.
> 이 처방은 손사막(孫思邈)의 《千金方》중에서 나온 것이다.

• 石菖蒲遠志散

石菖蒲 遠志 為細末 每服一錢 酒飮任下 日三 令人耳目聰明

此方出於孫思邈千金方書中

【參考】《孫眞人海上方》: 凡人日夜事多忘, 遠志菖蒲煮作湯,
每旦空心服一碗, 詩書如刻在心腸。

《備急千金要方》常以甲子日取石上菖蒲一寸九節者, 陰乾百日治, 下篩, 服
方寸匕, 日三, 耳目聰明不忘。(出衢州石橋寺南山。)又方 丁酉日自往市買遠志
裹着衣中, 角頭還作末服之不複忘。

【註解】 이 처방은 천금방에 존재하지 않으나 이와 유사한 처방은 기록되어
있다.

• 조중탕

대황 1돈 5푼, 황금, 길경, 갈근, 백출, 백작약, 적복령, 고본, 감초 각각 1돈

여름철에 발생한 조역(燥疫)에 입이 마르고 목구멍이 막히는 것을 치료 한다.

나는 생각하건대 이 처방에서 마땅히 백출, 작약, 복령, 감초를 빼야할 것이다.

• 調中湯

大黃一錢五分 黃芩 桔梗 葛根 白朮 白芍藥 赤茯苓 藁本 甘草各一錢

治夏發燥疫 口乾咽塞

今考更定 此方當去白朮 芍藥 茯苓 甘草

【參考】《活人書》: "調中湯(五十一) 治夏月秋初, 忽有暴寒折于盛熱, 熱结于四肢, 則壯熱頭痛, 寒傷于胃則下利, 或血, 或水, 或赤, 壯熱迷悶, 脈數, 宜下之。大黃(去皮三分) 葛根 黃芩 芍药 桔梗(去蘆) 藁本(真者無, 則以芎代之) 茯苓(去皮) 白术 甘草(炙以上各半两)

上等分銼如麻豆大。每服五錢, 水一盞半, 煮取一中盞, 移时再服之, 得快利, 壯熱便

歇, 小儿輩减与服之。"

• 흑노환

마황, 대황 각각 2냥, 황금, 부저매, 망초, 조돌묵, 양상진, 소맥노 각각 1냥

반죽한 다음 탄자만 하게 알약을 지어 매번 1알씩 새로 길어 온 물에 풀어서 먹으면 좀 있다가 몸이 떨리고 땀이 나면서 완화된다. 양독(陽毒)과 상한 괴증은 의원들이 불치의 병이라고 한다. 그러나 의식과 활

동이 이미 없어졌다 하더라도 명치 아래만 아직 따뜻하거든 그 입을
벌리고 약을 풀어서 넣으면 목구멍에 내려가자마자 곧 다시 살아난다.
이상 두 가지 처방은 주굉의 《활인서(活人書)》 중에서 나왔다.
지금 참고하여 다시 고치니 이 처방에서 마땅히 망초를 빼야 할 것
이다.

• 黑奴丸

麻黃 大黃各二兩 黃芩 釜低煤 芒硝 竈突墨樑上塵 小麥奴各一兩
右爲末 蜜丸彈子大 每一丸 新汲水和服 須臾振寒 汗出而解 陽毒
及壞傷寒 醫所不治 精魄已竭 心下尚煖 斡開其口 灌藥下嚥 卽活
右二方出於朱肱活人書中 今考更定 此方當去芒硝

【參考】《活人書》: "(黑奴丸)(二十) 時行熱病。六七日未得汗。脈洪大。或數。面
赤目瞪。身体大熱。煩躁狂言欲走。大渴甚。又五六日以上不解。熱在胸中。
口噤不能言。为壞傷寒。醫所不治为死。或人精魂已竭。心下才暖。發開其
口。灌藥下咽即活。兼治陽毒及發斑。大黃(二兩) 釜底煤(研入) 黃芩 芒硝 灶
突墨(研入) 梁上塵 小麦奴(各一兩) 麻黃(去节泡一二沸焙干秤三兩)上件搗羅为細
末。煉蜜为丸。如彈子大。以新汲水研下一丸。渴者但与冷水盡足饮之。須臾
當寒。寒竟汗出便瘥。若日移五尺不汗。依前法服一丸。瘥即止。须微利。"

【注解】이 처방은 《活人書》에서 나왔지만, 허준 선생은 《入門》에서 인용해
《寶鑑》에 수록했다고 하지만 《입문》에서는 모든 약량이 같게 표기되어 있
다. 그러나 《보감》에는 마황과 대황이 각각 2냥으로 기록되어 있지만 《활인
서》와 《의학강목》에는 마황이 3냥으로 기록되어 있으니 이제마 선생은 《보
감》의 흑노환을 《보원》에 수록한 것이다. 아래의 참고문 《활인서》의 흑노환
(黑奴丸)을 이제마 원문과 대조해 보라.

- 생맥산

맥문동 2돈, 인삼, 오미자 각각 1돈

여름철에 끓인 물 대용으로 마시면 사람의 기운이 솟아 나오도록 한다.

지금 참고하여 다시 고치니 이 처방에서 마땅히 인삼을 빼야 할 것이다.

이 처방은 이천의《의학입문》중에서 나왔다.

- 生脈散

麥門冬二錢 人蔘 五味子各一錢 夏月代熟水飮之 令人氣力湧出

此方出於李梴醫學入門書中 今考更定 此方當去人蔘

【校正】이 처방은 이동원의《內外傷辨惑論》에서 나온 처방이니 교정하는 것이 마땅하다.

【參考】《內外傷辨惑論-卷中-暑傷胃氣論》: "聖人立法, 夏月宜補者, 補天真元氣, 非補熱火也, 夏食寒者是也。故以人蔘之甘補氣, 麦門冬苦寒, 瀉熱補水之源, 五味子之酸, 清肅燥金, 名日生脈散。"

- 저근피환

저근피를 보드랍게 가루 내어 주호에 반죽하여 알약을 만든다.

몽설과 유정을 치료한다. 이 약은 성질이 서늘하고 조하여 단종으로 먹지 말 것이다. 이 처방은 이천의《의학입문》중에서 나왔다.

- 樗根皮丸

樗根白皮為末 酒糊和丸 治夢遺 此藥性涼而燥 不可單服

此方出於李梴醫學入門書中

【校正】이 처방은 명나라(1602) 때 만씨가초방(萬氏家抄方)에서 나온 것이지

입문에 전재되었을 뿐 원래 출처는 아니다.

【參考】《萬氏家抄方》: "樗根皮丸 樗根白皮炒, 爲末, 酒糊爲丸, 如梧桐子大, 每服散十丸, 八物湯送下。治精滑不時, 或作夢滑。"

• 이성구고환

대황 4냥, 저아 조각 2냥

이상 약을 가루 내어 밀가루 풀에 반죽하여 녹두만 하게 알약을 지어 1회에 50~70알씩 1번만 먹어도 곧 땀이 나고 한 번만 땀이 나도 곧 낫는다. 이 처방은 공신의 《만병회춘》중에서 나왔다. 유행하는 온역을 치료한다.

• 二聖救苦丸

大黃四兩 豬牙 皂角二兩

麵糊和丸 菉豆大 五七十丸 一服卽汗 一汗卽愈

此方出於龔信萬病回春書中 治天行瘟疫

【參考】《萬病回春卷二－瘟疫》: "治傷寒瘟疫, 不論傳經過經可服。錦紋大黃(四兩, 酒拌, 蒸, 曬乾) 牙皂(二兩, 如豬牙者)

上二味俱爲末, 水打稀糊爲丸, 綠豆大。每服五七十丸, 冷綠豆湯送下, 以汗爲度。"

• 갈근해기탕

갈근, 승마, 황금, 길경, 백지, 시호, 백작약, 강활, 석고 각각 1돈, 감초 5푼

양명병에 눈이 아프고 코가 마르며 자지 못하는 것을 치료한다. 이 처방은 공신의 《醫鑑》중에서 나왔다. 지금 참고하여 다시 고치니 이 처방에서 마땅히 시호, 작약, 강활, 석고, 감초를 빼야 할 것이다.

• 葛根解肌湯

葛根 升麻 黃芩 桔梗 白芷 柴胡 白芍藥 羌活 石膏各一錢 甘草五分

治陽明病 目疼 鼻乾 不得臥 此方 出於龔信醫鑑書中

今考更定 此方當去柴胡 芍藥 羌活 石膏 甘草

【參考】《古今醫鑑》: "葛根解肌湯 治足陽明胃經受證, 目痛鼻幹不眠, 微頭痛, 脈來微洪, 宜解肌, 屬陽明經病. 其正陽明府病, 別有治法. 幹葛 柴胡 黃芩 芍藥 羌活 白芷 桔梗 甘草. 上銼, 每服一兩, 生薑三片, 棗一枚, 石膏末一撮, 水煎熱服. 無汗惡寒, 去黃芩, 加麻黃."

【注解】 이 처방은 허준이 《고금의감》에서 인용하여 《보감》에 수록해 넣은 것인데 원방에는 승마(升麻)가 없다. 아래 참고문과 대조하기 바란다.

> ### • 우황청심환
>
> 산약 7돈, 감초(초) 5돈, 인삼, 포황(초), 신곡(초) 각각 2돈 5푼, 서각 2돈, 대두황권(초), 육계, 아교(초) 각각 1돈 7푼, 백작약, 맥문동, 황금, 당귀, 백출, 방풍, 주사(水飛) 각각 1돈 5푼, 시호, 길경 행인, 백복령, 천궁 각각 1돈 3푼, 우황 1돈 2푼, 영양각, 용뇌, 사향 각각 1돈, 웅황 8푼, 백렴, 건강(炮) 각각 7푼, 금박 140편 내어서 40편은 옷을 입힌다. 대조 20개를 쪄서 살만 취해서 뭉개어 고(膏)를 만든다.
>
> 이상 약을 보드랍게 가루 내어 대조고에 끓인 꿀을 넣고 반죽하여 마 1냥으로 10알을 만들고 금박으로 옷을 입힌다. 매번 1알씩 온수에 풀어서 먹는다.
>
> 갑자기 중풍으로 정신을 차리지 못하고 가래가 막히며 정신이 흐릿하고 말을 잘 하지 못하며 입과 눈이 비뚤어지고 손과 발을 잘 쓰지 못하는 등 증을 치료한다. 이 처방은 공신의 《醫鑑》중에서 나왔다. 지금 참고하여 다시 고치니 이 처방에서 마땅히 백출, 인삼, 감초,

> 신곡, 육계, 아교, 백작약, 당귀, 천궁, 건강, 대조, 청밀, 시호, 백복
> 령, 웅황, 주사, (방풍)을 뺄 것이다.

• 牛黃淸心丸

山藥七錢 甘草炒五錢 人蔘 蒲黃炒 神麯炒各二錢五分 犀角二錢 大豆
黃卷炒 肉桂 阿膠炒各一錢七分 白芍藥 麥門冬 黃芩 當歸 白朮 防風
朱砂水飛各一錢五分 柴胡 桔梗 杏仁 白茯苓 川芎各一錢三分 牛黃一
錢二分 羚羊角 龍腦 麝香各一錢 雄黃八分 白斂 乾薑炮各七分 金箔
一百四十箔 內四十箔爲衣 大棗二十枚蒸取肉 硏爲膏

右爲末 棗膏入煉蜜和勻 每一兩作十九丸 金箔爲衣 每取一丸溫水和下
治卒中風 不省人事 痰涎壅塞 精神昏憒 言語蹇澁 口眼喎斜 手足
不遂等證 此方 出於龔信醫鑒(局方)書中

今考更定 此方當去白朮 人蔘 甘草 神麯 肉桂 阿膠 白芍藥 當歸川
芎 乾薑 大棗 淸蜜 柴胡 白茯苓 雄黃 硃砂 (防風)

【校正】이 처방에서 소양인약인 방풍(防風)을 빼야 하는데 그대로 두었으니
마땅히 뺄 것이다. 그러나 "新定太陰人應用要藥"에는 방풍을 빼고 기록하
였다. 이 처방은 이제마 선생이 《보감(寶鑒)》에서 인용하였는데 실은 《宋-太
平惠民和劑局方》에서 나온 것이지 공신의 《고금의감(古今醫鑒)》에서 나온
처방이 아니므로 교정해야 마땅하다. 《局方》, 《寶鑑》, 《正傳》에는 이 처방
이 모두 같다.

【參考】《局方》: "牛黃淸心丸 治諸風緩縱不隨, 語言蹇澁, 心怔健忘, 恍惚
去来, 頭目眩冒, 胸中煩鬱, 痰涎壅塞, 精神昏憒。又治心氣不足, 神志不定,
驚恐怕怖, 悲憂慘戚, 虛煩少睡, 喜怒無時 ; 或發狂顚, 神情昏亂。
白芍药 麥門冬(去心) 黃芩 當歸(去苗) 防風(去苗) 白术(各一两半) 柴胡 桔梗
芎藭 白茯苓(去皮) 杏仁(去皮, 尖, 雙仁, 麩炒黃, 別研, 各一兩二錢半) 神曲(研) 蒲

黄(炒) 人参(去蘆, 各二兩半) 羚羊角末 麝香(研) 龍腦(研, 各一兩) 肉桂(去粗皮)
大豆黄卷(碎炒) 阿膠(碎炒, 各一兩七錢半) 白蘞 幹薑(炮, 各七錢半) 牛黄(研, 一
兩二錢) 犀角末(二兩) 雄黄(研飞, 八錢) 干山药(七兩) 甘草(鉎, 炒, 五兩) 金箔
(一千二百箔, 内四百箔为衣) 大棗(一百枚, 蒸熟去皮, 核, 研成膏)

上除棗, 杏仁, 金箔, 二角末及牛黄, 麝香, 雄黄, 龍腦四味外, 为細末, 入餘
藥和勻, 用煉蜜與棗膏為丸, 每兩作一十丸, 用金箔為衣。每服一丸, 溫水化
下, 食後服之。小兒驚癎, 即酌度多少, 以竹葉湯溫水化下。"

• 마황정천탕

마황 3돈, 행인 1돈 5푼, 황금, 반하, 상백피, 소자, 관동화, 감초 각
각 1돈. 백과 21개는 깍지를 버리고 분쇄하여 초한다. 황색가(黃色
歌)에 노래하되 모든 병에 약 처방이 있으나 특히 후천증이 가장 치
료하기 어려운 것을 근심한다. 환자들이 이 선단약만 얻어서 먹은
후에는 비로소 정천탕인 줄을 알 것이다.

이 처방은 공신의 《만병회춘》중에서 나왔다. 효천병을 치료하는
데 신기한 처방이다. 지금 참고하여 다시 고치니 이 처방에서 반드
시 반하, 소자, 감초를 뺄 것이다.

• 麻黄定喘湯

麻黄三錢 杏仁一錢五分 黄芩 半夏 桑白皮 蘇子 款冬花 甘草各一
錢 白果二十箇去殼碎炒 黄色歌曰 諸病原來有藥方 惟愁齁喘最難
當 病人遇此仙丹藥 服後方知定喘湯

此方出於龔信萬病回春書中 治哮喘神方

今考更定 此方當去半夏 蘇子 甘草

【註解】효천(哮喘)병은 천식을 달리 부르는 말

새로 설정한 태음인병에 쓰는 중요한 약 24가지 처방
新定太陰人病應用要藥二四方

> ### • 태음조위탕
> 의이인, 건율 각각 3돈, 나복자 2돈, 오미자, 맥문동, 석창포, 길경,
> 마황 각각 1돈

• 太陰調胃湯
薏苡仁 乾栗各三錢 羅葍子二錢 五味子 麥門冬 石菖蒲 桔梗 麻黃
各一錢

> ### • 갈근해기탕
> 갈근 3돈, 황금, 고본, 각각 1돈 5푼, 길경, 승마, 백지, 각각 1돈

• 葛根解肌湯
葛根三錢 黃芩 槁本各一錢五分 桔梗 升麻 白芷各一錢

> ### • 조위승청탕
> 의이인, 건율 각각 3돈, 나복자 1돈 5푼, 마황, 길경, 맥문동, 오미
> 자, 석창포, 원지, 천문동, 산조인, 용안육 각각 1돈

• 調胃升清湯
薏苡仁 乾栗各三錢 羅葍子一錢五分 麻黃 桔梗 麥門冬 五味子 石
菖蒲 遠志 天門冬 酸棗仁 龍眼肉各一錢

- **청심연자탕**

연자육, 선약 각각 2돈, 천문동, 맥문동, 원지, 석창포, 산조인, 용안육, 백자인, 황금, 나복자 각각 1돈, 감국화 3푼

- **清心蓮子湯**

蓮子肉 山藥各二錢 天門冬 麥門冬 遠志 石菖蒲 酸棗仁 龍眼肉 栢子仁 黃芩 羅葍子各一錢 甘菊花三分

- **마황정천탕**

마황 3돈, 행인 1돈 5푼, 황금, 나복자, 상백피, 길경, 맥문동, 관동화 각각 1돈, 백과(炒黃色) 21개

- **麻黃定喘湯**

麻黃三錢杏仁一錢五分 黃芩 蘿葍子 桑白皮 桔梗 麥門冬 款冬花各一錢 白果二十一箇炒黃色

- **마황정통탕**

의이인 3돈, 마황, 나복자 각각 2돈, 행인, 석창포, 길경, 맥문동, 오미자, 사군자, 용안육, 백자인 각각 1돈, 건율 7개

- **麻黃定痛湯**

薏苡仁三錢 麻黃 蘿葍子各二錢 杏仁 石菖蒲 桔梗 麥門冬 五味子 使君子 龍眼肉 栢子仁各一錢 乾栗七箇

- **열다한소탕**

갈근 4돈, 황금, 고본 각각 2돈, 나복자 길경, 승마, 백지 각각 1돈

• 熱多寒少湯

葛根四錢 黃芩 藁本各二錢 蘿葍子 桔梗 升麻 白芷各一錢

> ## • 한다열소탕
> 의이인 3돈, 나복자 2돈, 맥문동, 길경, 황금, 행인, 마황 각각 1돈, 건율 7개

• 寒多熱少湯

薏苡仁三錢 蘿葍子二錢 麥門冬 桔梗 黃芩 杏仁 麻黃各一錢 乾栗 七箇

> ## • 갈근승기탕
> 갈근 4돈, 황금, 대황 각각 2돈, 승마, 길경, 백지 각각 1돈
> 이 처방에 대황 2돈을 가하면 갈근대승기탕이라고 하며 대황 1돈을 빼면 갈근소승기탕이라고 한다.

• 葛根承氣湯

葛根四錢 黃芩 大黃各二錢 升麻 桔梗 白芷各一錢 本方加大黃二 錢 則名曰葛根大承氣湯 減大黃一錢 則名曰葛根小承氣湯

> ## • 갈근나복자탕
> 갈근 4돈, 나복자 2돈 황금, 길경, 고본, 백지, 승마, 대황 각 1돈
> 《보원》에서는 표열증 설사에는 반드시 갈근나복자탕을 써야 한다고 말하였으나 《보원》에 이 처방을 기록하지 않았다. 다행히 《東醫四象初本》에 근거하여 처음 기록해 넣는다. 《初本》에는 소변불리와 임질(淋疾)을 치료한다고 하였다.

• 葛根蘿葍子湯

《保元》治表熱証泄瀉当用葛根蘿葍子湯。《東醫四象初本》治小
便不利及淋疾

葛根四钱, 蘿葍子二钱, 黃芩, 桔梗, 藁本, 白芷, 升麻, 大黃各一钱。

【校正】 이 처방은 이제마 선생이 〈保元〉에 기록해 넣지도 않았던 것을《東
醫四象初本》에 근거하여 새로 기록해 넣는다. 金亨泰의 舊本에 依據한 補遺
方에는 葛根 薏苡仁各三錢 麥門冬一錢五分 蘿葍子 桔梗 黃芩 五味子 麻黃
石菖蒲各一錢으로 기록되었다.필자는 전자 쓰는 것이 옳다고 본다.

• 조리폐원탕
맥문동, 길경, 의이인 각각 2돈, 황금, 마황, 나복자 각각 1돈

• 調理肺元湯
麥門冬 桔梗 薏苡仁 各二錢 黃芩 麻黃 蘿葍子各一錢

• 마항발표탕
길경 3돈, 마황 1돈 5푼, 맥문동, 황금, 행인 각각 1돈

• 麻黃發表湯
桔梗三錢 麻黃一錢五分 麥門冬 黃芩 杏仁各一錢

• 보폐원탕
맥문동 3돈, 길경 2돈, 오미자 1돈
산약, 의이인, 나복자 각각 1돈을 더 넣으면 더욱 좋다.

- 補肺元湯

麥門冬三錢 桔梗二錢 五味子一錢 加山藥 薏苡仁 羅葍子各一錢
則尤妙

> - 녹용대보탕
> 녹용 2, 3, 4돈, 맥문동, 의이인 각각 1돈 5푼, 산약, 천문동, 오미
> 자, 행인, 마황 각각 1돈
> 허약한 사람으로서 표증한증(表寒證)이 많은 사람은 마땅히 쓸 것이다.

- 鹿茸大補湯

鹿茸二 三 四錢 麥門冬 薏苡仁各一錢五分 山藥 天門冬 五味子 杏
仁 麻黃各一錢
虛弱人 表證寒證多者 宜用

> - 공신흑원단
> 녹용 4, 5, 6냥 산약, 천문동 각각 4냥, 제조 12냥, 사향 5돈
> 오매육을 달여서 고를 만든 것으로 반죽하여 오자만 하게 알약을
> 지어 끓인 물에 50~70알을 먹는다. 혹은 소주에 타 먹어도 좋다.
> 허약한 사람으로서 이증이 많은 사람은 마땅히 쓸 것이다.

- 拱辰黑元丹

鹿茸四 五 六兩 山藥 天門冬各四兩 蠐螬 一 二兩 麝香五錢
煮烏梅肉為膏 和丸梧子大 溫湯下五七十丸 或燒酒下 虛弱人 裏證
多者 宜用

> - 조각대황탕
> 승마, 갈근 각각 3돈, 대황, 조각 각각 1돈

이 약은 3~4첩을 초과하지 말 것이다. 승마를 3돈으로 하고 대황 조각을 등분하는 것은 약 힘이 매우 세기 때문이다.

- 皂角大黃湯
升麻 葛根各三錢 大黃 皂角各一錢
用之者 不可過三四帖 升麻三錢 大黃 皂角 同局藥力峻猛故也

- 갈근부평탕
갈근 3돈, 나복자, 황금 각각 2돈, 자배부평, 대황 각각 1돈, 제조 10개
부종을 치료하는데 이증에 열이 많은 사람은 마땅히 쓸 것이다.

- 葛根浮萍湯
葛根三錢 羅葍子 黃芩各二錢 紫背浮萍 大黃各一錢 蠐螬十箇
治浮腫 裏證熱多者 宜用

- 건율제조탕
건율 100개, 제조 10개를 달여 먹거나 혹은 구워서 먹는다.
황율, 제조 10개를 가루로 만들어 따로 황율을 달인 물에 타서 먹는다.
부종을 치료하는데 표증(表證) 한증이 많은 사람은 마땅히 쓸 것이다.

- 乾栗蠐螬湯
乾栗百箇 蠐螬十箇 湯服或灸食 黃栗 蠐螬十箇 作末 別用黃栗湯
水調下
治浮腫表證寒多者宜用

- 건율저근피탕
건율 1냥, 저근백피 3, 4, 5돈.

이질을 치료한다. 달여 먹거나 혹은 알약을 지어 먹는다. 알약을 지어 먹는 사람은 혹 단종으로 저근백피 5돈을 쓴다.

· 乾栗樗根湯

乾栗一兩 樗根白皮三 四 五錢

治痢疾 或湯服 或丸服 而丸服者 或單用樗根白皮五錢

· 과체산

과체를 초황하여 가루로 만들어 3~5푼씩 따뜻한 물에 타서 먹든지 혹은 건과체 1돈을 급히 전탕하여서 쓴다.

갑자기 중풍 온 것을 치료한다. 가슴에서 껄떡껄떡 막히는 소리가 나고 눈을 곧추 보는 사람은 반드시 이 약을 쓸 것이다.

이 약은 이 병, 이 증에 쓸 것이고 다른 병, 다른 증에는 쓰지 못할 것이며 흉복통과 상한해체에는 더욱 금기할 것이다. 비록 식체라도 가히 이 약을 쓰지 말 것이고 다른 약을 쓸 것이다.

얼굴빛이 창백하고 본래부터 한증표허가 있는 사람으로 갑자기 중풍이 되었으면 마땅히 웅담산, 우황청심원, 석창포원지산을 쓸 것이고 과체산은 쓰지 말 것이다.

· 瓜蒂散

瓜蒂炒黃為末三五分溫水調下或乾瓜蒂一錢急煎湯用治卒中風臆隔格格有窒塞聲及目瞪者必可用

此藥此病證可用他病他證必不可用胸腹痛寒咳喘尤忌用雖滯食物不可用此藥而用他藥

面色青白而素有寒證表虛者卒中風則當用熊膽散牛黃清心元石菖蒲遠志散而不可用瓜蒂散

- 웅담산

웅담 3~5푼을 온수에 타서 먹는다.

- 熊膽散

熊膽三五分 溫水調下

- 사향산

사향 3~5푼을 따뜻한 물에 타서 먹으며 혹 따뜻한 술에 타서 먹는다. 다만 3푼과 5푼을 들어 말한 것을 보면 4푼은 그 가운데 있다.

- 麝香散

麝香三五分 溫水調下 或溫酒調下 自擧三五分 則四分在其中

- 석창포원지산

원지 1돈, 석창포 1돈, 저아 조각 3푼
모두 가루 내어 따뜻한 물에 타서 먹으며 혹은 원지, 석창포 가루만 따뜻한 물에 타서 먹고 조각 가루는 코에 불어 넣는다.

- 石菖蒲遠志散

遠志末一錢 石菖蒲末一錢 豬牙皂角末三分 溫水調下 或遠志 菖蒲末 溫水調下 皂角末吹鼻

- 맥문동원지산

맥문동 3돈, 원지, 석창포 각각 1돈, 오미자 5푼

- 麥門冬遠志散

麥門冬三錢 遠志 石菖蒲各一錢 五味子五分

• 우황청심원

산약 7돈, 포황(초) 2돈 5푼, 서각 2돈, 대두황권(초) 1돈 7푼, 맥문동, 황금 각각 1돈 5푼, 길경, 행인 각각 1돈 3푼, 우황 1돈 2푼, 영양각, 용뇌, 사향 각각 1돈, 백렴 7푼, 금박 70편 중에서 20편은 옷을 입힌다. 오매 20개를 쪄서 살을 발라 찧어 고약을 만든다.
이상 약을 가루 내어 오매고에 반죽하여 매 1냥으로 20알을 만들고 금박으로 옷을 입힌다. 매번 1알을 가지고 따뜻한 물에 풀어서 먹는다.

• 牛黃淸心元

山藥七錢 蒲黃炒二錢五分 犀角二錢 大豆黃卷炒一錢七分 麥門冬
黃芩各一錢五分 桔梗
杏仁各一錢三分 牛黃一錢二分 羚羊角 龍腦麝香各一錢 白斂七分
金箔七十箔 內二十箔爲衣 烏梅二十枚 蒸取肉硏爲膏 右爲末 烏梅
膏和勻 每一兩作二十丸 金箔爲衣 每取一丸 溫水和下

이상 태음인 약 여러 종 중에서 행인은 두 알 배기와 껍질 그리고 끝을 버린다. 맥문동과 원지는 속을 버린다. 백과, 황율은 껍질을 버린다. 대황은 주증 혹은 날것으로 쓴다. 녹용, 조각은 소구(酥灸)한다. 산조인과 행인과 백괴는 초하여 쓴다(舊本).

右太陰人藥諸種 杏仁去雙仁 去皮尖 麥冬門 遠志去心 白果 黃栗去殼 大黃或酒蒸 或生用 鹿茸 皂角酥灸 酸棗仁 杏仁 白果炒用 舊本

태양인의 밖으로 감촉한
요척병을 논함
太陽人外感腰脊病論

《素問》에 쓰여 있기를 척맥이 완(緩)하고 삽(澁)한 것을 해역(解㑊)
이라 한다.

內經(素問)曰 尺脈緩澁 謂之解㑊

【校正】이 구절은 허준 선생이 《素問-平人氣象論》에서 인용한 글인데 그
출처를 《素問》으로 교정하는 것이 마땅하다. 內經은 素問과 靈樞를 다 포함
하기 때문이다.

【參考】《素問-平人氣象論》: "尺脈緩澀, 謂之解㑊。"

주석에 쓰여 있기를 척맥은 음부(陰部)가 되어 간신(肝腎)을 주관한
다. 완(緩)은 열을 맞은 것이고 삽(澁)은 혈이 없(無血)는 것이니 (열
하며 혈이 없기) 때문에 해역이라고 한다. 해역은 추운 듯하나 춥지도
열한 듯하나 열하지도 않고 약한 듯하나 약하지도 않고 건장한 듯
하나 건장하지도 않아서 역시 무엇이라고 이름할 수가 없는 것을
해역(解㑊)이라고 한다.

釋曰 尺爲陰部 肝(腹)腎主之 緩爲熱中 澁爲亡(無)血, (熱而無血), 故
解㑊並不可名之。 然 寒不寒 熱不熱 弱不弱 壯不壯 㑊(亦)不可名
之, 謂之解㑊也

【校正】이 구절은 허준이 소문의《尺脈緩澁, 謂之解㑊》의 주문을 따온 것인데 원문에 근거하여 밑줄을 그은 漢字는 다 빼고 괄호 안에 써넣은 漢字는 보충해 넣어 교정한다.《亡血》과《無血》은 그 의미가 서로 다르다. 망혈(亡血)은 토혈, 뉵혈, 변혈, 요혈(尿血)등을 이르는 말이고 무혈(無血)은 원기가 손상되어 혈이 적다는 것을 의미하는 말이다.

【參考】《素問-"尺脈緩澁, 謂之解㑊"之文註釋》: "尺謂陰部, 腹腎主之。緩謂熱中, 澁為無血, 熱而無血, 故解㑊並不可名之。然寒不寒, 熱不熱, 弱不弱, 壯不壯, 亦不可名, 謂之解㑊也。"

> 《素問》에 쓰여 있기를 골수가 상하면 종아리가 마르고 저리며 몸이 느슨해져서 걷지를 못한다. 걷지 못한다는 것은 걸어서 다니지 못한다는 말이다.

靈樞(素問)曰(刺骨無傷髓) 髓傷 則(銷鑠) 消爍 胻痠 體解㑊 然不去矣 不去(矣) 謂不能行去也

【校正】이 글은《素問》에 기재된 것인데 허준의《寶鑑》을 따라서 기록하다 보니 오류가 생긴 것이다.《素問》의 원문에 따라서 마땅히 밑줄을 그은 글은 모두 빼고 괄호 안에 써넣은 글자로 바꾸어 교정해야 한다. 소문에 없는《爲不能行去也》는 허준이《不去》에 대한 해석일 뿐이다.

【參考】《素問-刺要論篇五十》: "刺骨無傷髓, 髓傷則銷鑠胻痠, 體解㑊然不去矣。"

> 나는 말하기를 이 증상은 바로 태양인 요척병(腰脊病)의 아주 중한 증상이다. 반드시 심하게 슬퍼함을 경계하고 진노(嗔怒)를 멀리하

고 마음을 맑고 안정적으로 수양한 연후에야 그 병이 나을 수 있다. 이 증상에 반드시 오가피장척탕(五加皮壯脊湯)을 써야 한다.

論曰 此證 卽太陽人腰脊病 太重證也 必戒深哀 遠嗔怒 修淸定 然後其病可愈 此證 當用五加皮壯脊湯

해역이란 것은 상체는 완전히 건강하나 하체가 느슨하여서 다리힘으로 걸어 다닐 수 없는 것이다. 그러나 그 다리가 마비, 종통(腫痛)의 증상이 없으며 다리의 힘도 역시 심하게 약한 것은 아니니 이것이 약한 듯하나 약한 것도 아니고 건장한 듯하나 건강한 것도 아니며 차가운 듯하나 차가운 것도 아니고 열한 듯하나 열한 것도 아니라는 것인데 이 병이 요척병이다. 해역증이 있는 사람은 반드시 심한 오한, 발열, 신체 동통증이 없다. 태양인이 만일 심한 오한, 발열, 신체 동통증이 있다면 요척의 표기(表氣)가 충실한 것이니 그병은 치료하기 쉽고 그 사람 또한 완전하게 건강할 수 있다.

解㑊者 上體完健 而下體解㑊 然脚力不能行去也 而其脚 自無麻痺腫痛之證 脚力亦不甚弱 此所以弱不弱 壯不壯 寒不寒 熱不熱 而其病爲腰脊病也 有解㑊證者 必無大惡寒 發熱身體疼痛之證也 太陽人 若有大惡寒 發熱 身體疼痛之證 則腰脊表氣充實也 其病易治其人亦完健

태양인의 내촉소장병을 논함
太陽人內觸小腸病論

우단(虞搏)이 말하기를 열격반위(噎膈反胃)병은 혈(血)과 액(液)이 모두 소모되어서 위완(胃脘)이 건조하여 마르는 것이다. 그 건조한 것이 위에 있어서 인두에 접근하면 물 마신 것은 내려가나 음식물은 들어가기가 어려우며 들어가더라도 역시 많지 못하면 이름하여 열(噎)이라고 하며, 그 마르는 것이 아래에 있어서 위에 접근하면 음식물을 비록 먹더라도 다 위에 들어가기가 어려워서 한참 있다가 다시 나오게 되니 이것을 이름하여 격(膈)이라고 하며 또는 반위(反胃)라고도 한다. 대변이 굳어지고 작은 것이 마치 양(羊)의 똥과 같으면 병명은 비록 같지 않지만 한 몸에서 병이다. 또 말하기를 상초(上焦) 열격은 음식물이 내려가면 위완 중심이 아프다가 잠시 뒤에 토하게 되니 음식이 나오면 아픈 것이 바로 멎고, 중초(中焦) 열격은 식물이 내려가되 비록 다 위에 들어가나 한참 있다가 다시 나오게 되고, 하초(下焦) 열격은 아침에 먹은 것을 저녁에 토하고 저녁에 먹은 것을 아침에 토한다. 기와 혈이 다 허하여진 사람은 입안에서 거품이 많이 나온다. 다만 보는 바에 거품이 많이 나오는 사람은 반드시 죽는다. 대변의 양이 똥과 같아도 치료하기가 어렵고 음식을 담백하게 하지 않은 사람도 치료하기가 어렵다.

朱震亨(虞搏)曰 噎膈 反胃之病 血液俱耗 胃脘乾枯(槁) 其枯(槁)在上 近咽(之下) 則水飲可行 食物難入 入(食)亦不多 名之曰噎 其枯(槁)在下 近與胃爲近 則雖食(可下)難盡入胃 良久復出 名之曰膈 亦曰反胃 大便秘 少(小)若羊屎 然名雖不同 病出一體 又或曰 上焦噎膈 食下

則胃脘當心而痛 須叟吐出 食出 痛乃止 中焦噎膈 食物可下 <u>雖盡入</u>
<u>胃</u> 良久復出 下焦噎膈 朝食暮吐 暮食朝吐 氣血俱虛者 則口中多出
沫 但見沫多出者 必死(不治) 大便如羊屎 難治 不淡飲食者 難治

【校正】 이 구절은 본래 명나라 때 우단(虞搏)의 《醫學正傳−噎膈》에 기재된
글인데 허준이 그 출처를 《丹溪》로 오기(誤記)하여 이제마 선생이 이 글을
朱震亨의 글로 잘못 인식한 것이다. 위의 글에서 밑줄을 그은 글자는 모두
빼고 괄호 안에 써넣은 글로 바꾸어 《醫學正傳》의 원문대로 교정하여야 마
땅할 것이다.

【參考】《醫學正傳−卷三噎膈》:"血液俱耗, 胃脘幹槁。其槁在上, 近咽之
下, 水飲可行, 食物難入, 間或可入, 食亦不多, 名之曰噎。其槁在下, 與胃
為近, 食雖可下, 難盡入胃, 良久複出, 名之曰膈, 亦曰反胃, 大便祕, 小若羊
屎。然名雖不同, 病出一體。或食下則胃脘當心而痛, 須臾吐出, 食出痛止,
其槁在賁門, 此皆上焦之膈噎也。其或食物可下, 良久複出, 其槁在幽門, 此
中焦之膈噎也。其或朝食暮吐, 暮食朝吐, 其槁在闌門, 大小腸之間, 此下焦
之膈噎也。","張雞峰曰: 噎當是神思間病, 惟內觀以自養可安。此言深中病
情。""戴氏曰: 氣血俱虛者, 則口中多出沫。但見沫大出者, 必死不治。"

【註解】 우단(虞搏)은 명나라 중기의 의학가(1438~1517)이며 字는 天民이고 萬
曆三年(西紀 1575年)에 《醫學正傳》을 저술하였으며 양생(養生)에 관심이 많았
다고 한다. 그는 말하기를 "기욕을 자제하고 화를 내는 것을 경계하고 언어를
삼가하고 음식을 조심하라."라고 말했다고 한다(節嗜慾, 戒性氣, 愼言語, 謹飯食).

> 장계봉(張雞峰)이 말하기를 열(噎)은 당연히 정신과 사유 사이의 병
> 이니 다만 안을 관찰하는 자신 수양법으로만 치료할 수 있다.

張鷄峯曰 噎 當是神思間病 惟內觀自養 可以治之

【校正】이 구절은 허준 선생이《醫學綱目》에서 인용하여《寶鑑-噎膈反胃病因》에 수록해 넣었는데 그 출처를《丹心》이라고 잘못 밝혔다. 그러나 이 구절이《綱目》과 같으므로 그대로 둔다.

【參考】《醫學綱目》: "張雞峰曰: 噎當是神思間病, 惟內觀自養, 可以治之. 此言深中病情。"

> 왕새의《醫林》에는 말하기를 반위(反胃)나 격(膈)이나, 열(噎)이나 병울 받는 것이 다 같다. 열격증은 허(虛), 실(實), 냉(冷), 열(熱) 어디에도 속한 것이 아니라 이것은 신기(神氣)중의 한 가지 병이다.

龔信醫鑑(王璽-醫林)曰 反胃也 膈也 噎也 受病皆同 噎膈之證 不屬虛 不屬冷 不屬熱 乃神氣中一點病耳

【校正】이 구절은 허준이《醫林》에서 인용한 글이라고 하는데 이제마는 공신의《古今醫鑑》의 글이라고 하지만《醫鑑》에는 이 구절이 없다. 그러므로 龔信醫鑑은 빼고《王璽-醫林》으로 교정하는 것이 맞다고 사료된다.

【參考】《古今醫鑑》: "翻胃也, 膈也, 噎也, 三者名雖不同, 而其所受之病, 則一而已。" 이 구절은 의감의 글이 맞지만《噎膈之證 不屬虛 不屬冷不屬熱 乃神氣中一點病耳》이 구절은《醫鑑》의 글이 아니고 明-王璽 의《醫林集要》에서 나온 글이라고 허준이 출처를 밝혔다.

> 나는 논하기를 이 증상은 태양인 소장병(小腸病)이 매우 중한 증상이니 반드시 진노(嗔怒)를 멀리하고 기름진 음식을 끊은 연후에야

그 병이 나을 수 있다. 이 증상에는 반드시 미후등식장탕(獼猴藤植腸湯)을 써야 한다.

論曰 此證 卽太陽人小腸病太重證也 必遠嗔怒 斷厚味 然後 其病可愈 此證 當用獼猴藤植腸湯

음식물이 밖으로부터 들어오는 데 방애하는 바가 있는 것을 열(噎)이라고 하며, 안으로부터 받아들이는 것을 막는 바가 있는 것을 격(膈)이라고 하며, 아침에 먹은 것을 저녁에 토하고 저녁에 먹은 것을 아침에 토하는 것을 반위(反胃)라고 한다. 그러나 아침에 먹고 저녁에 토하며 저녁에 먹고 아침에 토하는 것은 모든 음식을 다 토하는 것은 아니다. 방애하는 바가 있어서 위의 상구(上口)에 막혔던 것이 밤을 자고 나서 저절로 토하는 것이니 반위도 역시 열격이다. 대개 열격은 위완의 열격이며 반위는 위구(胃口)의 열격이나 다 같은 증상이다. 열격증이 있는 사람은 반드시 복통, 장명설사(腸鳴泄瀉), 이질(痢疾) 등의 증상이 없다. 태양인으로서 만일 복통, 장명설사, 이질 등의 증상이 있다면 소장(小腸) 이기(裡氣)가 충실한 것이니 그 병은 치료하기가 쉽고 그 사람도 역시 완전히 건강할 것이다.

食物自外入 而有所妨礙曰噎 自內受 而有所拒格曰膈 朝食暮吐 暮食朝吐曰反胃 然 朝食而暮吐 暮食而朝吐者 非全食皆吐也 有所妨礙 而拒格於胃之上口者 經宿而自吐也 則反胃亦噎膈也 蓋噎膈者 胃脘之噎膈也 反胃者 胃口之噎膈也 同是一證也 有噎膈證者 必無腹痛 腸鳴 泄瀉 痢疾之證也 太陽人 若有腹痛 腸鳴 泄瀉 痢疾之證 則小腸裡氣充實也 其病易治 其人亦完健

해역과 열격이 모두 중증이지만 중증 중에도 경중의 등급이 있으니 해역만 있고 열격이 없으면 해역의 경증이고 열격만 있고 해역이 없으면 열격의 경증이다. 만일 해역에 열격을 겸하며 열격에 해역을 겸한다면 그것이 위중한 험한 증상이라는 것은 더 말할 여지가 없으나 중하게 위험한 가운데도 역시 경하고 중함이 있다. 태양인의 해역 열격은 사경에 이르기 전까지는 기거와 음식이 여전하므로 사람들이 필시 쉽게 여겨서 일반적인 병으로 보는 까닭에 병이 위경에 들어가서는 만회할 수가 없게 된다.

내가 타고난 체질이 태양인인데 일찍이 이 병을 앓아 6~7년간 거품과 침을 토하다가 수십 년 몸을 섭양하여 요행 죽음을 면하였다. 이것을 기록하여 태양인으로서 병든 사람들에게 경계로 하니 만일 치료법을 논한다면 한마디로 말하여 진노(嗔怒)를 멀리하는 것뿐이다.

解㑊噎膈俱是重證 而重證之中有輕重之等級焉 解㑊而無噎膈 則解㑊之輕證也 若解㑊兼噎膈 噎膈兼解㑊 則其危重險之證 不可勝言而重險中 又有輕重也 太陽人解㑊 噎膈 不至死境之前 起居飲食如常 人必易之視以例病 故入於危境 而莫可挽回也

餘 稟臟太陽人 嘗的此病 六 七年嘔吐涎沫 數十年攝身 倖而免夭錄此 以爲太陽人有病者 戒 若論治法 一言蔽日 遠嗔怒而已矣

태양인은 의지가 강하고 조행이 약하다. 의지가 강하면 위완의 기운이 위로 올라가서 내보내어 흩어지게 하는 것이 너무 과하게 날리고, 조행이 약하면 소장의 기운이 속에 잡혀서 흡입하여 모이게 하는 것이 유지되지 못하여 상하게 된다. 그러므로 그 병이 열격반위가 되는 것이다.

太陽人 意强而操弱 意强 則胃脘之氣上達 而呼散者 太過而越也 操弱 則小腸之氣中執 而吸聚者 不支而餒也 所以 其病爲噎膈反胃也

어떤 사람이 묻기를 주진형이 열격과 반위는 혈과 진액이 다 소모
되어 위안이 말라서 음식물이 들어가기가 어렵다고 말하였는데 그
말이 어떠한가?

대답하기를 물과 곡식이 위에 들어가서 비(脾)가 호위하고 대장에
나가서는 신(腎)이 호위하니 비와 신은 수곡(水穀)을 출납하는 창고
로서 보(補)하고 사(瀉)하는 것을 교대하여 주는 곳이다. 기와 진액
(氣液)을 위완에서 내보내는 것은 폐(肺)가 호위하고 소장에서 흡입
한 것은 간(肝)이 호위하니 폐와 간은 기와 진액을 호흡하는 문호로
서 나아감과 물러감(진퇴)을 교대하는 곳이다. 그러므로 소양인은
대장에서 수곡을 내보내는 음한지기(陰寒之氣)가 부족하고 위 속에
는 수곡을 받아들이는 양열지기(陽熱之氣)가 반드시 성하며, 태양인
은 소장에서 기와 진액을 흡입하는 음양지기(陰涼之氣)가 부족하고
위완에서 기와 진액을 내보내는 양온지기(陽溫之氣)가 반드시 성한
다. 위완에 양온지기가 너무 성하면 위완의 혈과 진액이 말라 든다
는 것은 그 형세가 당연하다. 그러나 다만 말라서만 그런 것이 아니
라 위로 내보내는 기가 너무 과도하고 속에서 흡입하는 기는 너무
나 부족하기 때문이다. 그러므로 음식물을 흡입하지 못하고 다시
나오는 것이다.

問朱震亨論噎膈反胃曰 血液俱耗 胃脘乾枯 食物難入 其說如何 曰
水穀納於胃 而脾衛之 出於大腸 而腎衛之 脾腎者 出納水穀之府庫
而迭爲補瀉者也 氣液呼於胃脘 而肺衛之 吸於小腸 而肝衛之 肺肝
者 呼吸氣液之門戶 而迭爲進退者也 是故少陽人 大腸出水穀陰寒
之氣不足 則胃中納水穀 陽熱之氣 必盛也 太陽人小腸吸氣液陰涼
之氣不足 則胃脘呼氣液 陽溫之氣 必盛也 胃脘陽溫之氣太盛則胃
脘血液乾枯 其勢固然也 然 非但乾枯而然也 上呼之氣太過 而中吸
之氣太不支 故食物不吸入 而還呼出也

어떤 사람이 묻기를 주진형이 논한 열격 반위가 소음, 소양, 태음인 병이 아니라는 것을 어떻게 알고 당신은 필시 태양인병이라고 지명하였으며 《內經》에 논한 해역이 소음, 소양, 태음인병이 아니라는 것을 어떻게 알고서 당신은 반드시 태양인 병이라고 단정하였는가? 억지로 가져다가 붙인 것이 아닌가? 그 학설을 듣고 싶다. 내가 대답하기를 소양인이 구토가 있으면 반드시 열이 몹시 나고 소음인이 구토가 있으면 반드시 매우 심한 한증(寒證)이 나타나고 태음인이 구토가 있으면 반드시 병이 낫는다. 지금 이 열격 반위가 차지도 않고 열하지도 않고 실하지도 않고 허하지도 않다. 그러면 이것이 태양인병이 아니고 무엇이며 해역이란 것은 상체는 완전히 건강하나 하체가 해역으로 인하여 정강이가 저려서 걸어 다니지 못하는 것을 말하는 것이다. 소음, 소양, 태음인이 이 증상이 있다면 다른 증상이 겹쳐서 나올 것이며 또는 반드시 추운 듯하나 춥지 않고 더운 듯하나 덥지 않고 약한 듯하나 약하지 않고 건장한 듯하나 건장하지 않을 이치가 없을 것이다.

或曰 朱震亨所論噎隔反胃者 安知非少陰 少陽 太陰人病 而吾子必名目曰太陰人病 內經所論解㑊者 安知非少陰 少陽 太陰人病 而吾子必名目曰太陽人病 莫非牽强附會耶 願聞其說曰 少陽人有嘔吐則必有大熱也 少陰人有嘔吐 則必有大寒也 太陰人有嘔吐 則必病癒也 今此噎隔反胃 不寒不熱 非實非虛 則此非太陽人病而何也 解㑊者 上體完健而下體解㑊然腨瘦不能行去之謂也 少陰 少陽 太陰人由此證 則他證疊出 而亦必無寒不寒 熱不熱 弱不弱 壯不壯之理矣

어떤 사람이 또 말하기를 당신이 태양인의 해역병 치료법을 논하는 데는 너무 슬퍼함을 경계하며 진노(嗔怒)함을 멀리하며 청정(淸淨)한 마음을 수련하라고 말하고 열격병 치료병을 논하는 데는 진노(嗔怒)하는 것을 멀리하고 기름진 음식을 끊으라고 말한 의미는 태양인 해역병이 열격병보다 중하며 애심(哀心)에 상한 것이 노심(怒心)에 상한 것보다 중하다는 것인가?

대답하기를 그런 것이 아니라 태양인은 열격병이 해역병보다 더 중하고 노심에 상한 것이 애심(哀心)에 상한 것보다 더 중하다. 태양인의 애심(哀心)이 심하면 표기(表氣)를 상하고 노심이 폭발하면 이기(裡氣)를 상한다. 그러므로 해역 表證에는 슬퍼하지 말고 성내는 것을 멀리하라고 겸하여 말한 것이다.

어떤 사람이 말하기를 그러면 소양인의 노성(怒性)은 입과 방광의 기를 상하고 애정(哀情)은 신과 대장의 기를 상하며 소음인의 낙성(樂性)은 눈(目)과 등골(膂)의 기를 상하고 희정(喜情)은 비와 위의 기를 상하며 태음인의 희성(喜性)은 귀와 뇌추(腦顀)의 기를 상하고 낙정(樂情)은 폐와 위완의 기를 상하는가? 내가 대답하기를 그렇다.

或曰 吾子論太陽人解㑊病 治法曰 戒深哀 遠嗔怒 修清定(浄) 論噎隔病治法曰 遠嗔怒 斷厚味 意者 太陽人解㑊病 重於噎隔病 而哀心所傷者 重於怒心所傷乎

曰 否 太陽人噎隔病 太重於解㑊病 而怒心所傷者 太重於哀心所傷也 太陽人哀心深著 則傷表氣 怒心暴發 則傷裡氣 故解㑊表證 以戒哀遠怒兼言之也

曰 然 則少陽人怒性傷口 膀胱氣 哀情傷腎 大腸氣 少陰人藥性傷目 膂氣 喜情傷脾 胃氣 太陰人喜性傷耳 腦顀氣 樂情傷肺 胃脘氣乎 曰 然

【註解】 청정(淸淨): 불교에서 망상을 버린 맑고 깨끗한 마음을 수련하라는 뜻으로 쓰이던 말이다. 淸定을 淸淨으로 고친다.

태양인 대변은 첫째로 활(滑)한 것이 좋고 둘째로 대변의 형체가 굵고 많은 것이 좋으며, 소변은 첫째로 많은 것이 좋고 둘째로 잦은 것이 좋으며, 얼굴색은 흰 것이 좋고 검은 것이 좋지 않으며, 살은 여윈 것이 좋고 살찐 것이 좋지 않으며 명치 아래에 덩어리가 있는 것이 좋지 않으니 덩어리가 작으면 병이 경하고 그것이 쉽게 사라지고 덩어리가 크면 병이 중하고 그 덩어리가 소삭되기 어렵다.

太陽人 大便 一則宜滑也 二則宜體大 而多也 小便 一則宜多也 二則宜數也 面色宜白 不宜黑 肌肉宜瘐 不易肥 鳩尾下不宜有塊 塊小則病輕 而其塊易消 塊大則病重 而其塊難消

본초에 기재된 태양인병 경험 요약

단방 10종 및 이천과 공신의 경험 요약 단방 2종
本草所載太陽人病經驗要藥單方十種及李梴
龔信經驗要藥單方二種

본초에 쓰여 있기를 오가피는 두 다리가 아프고 저리며 골절에 경련이 일어나서 뻣뻣해지고 다리가 시들고 저는 병(痿躄)을 치료하고 어린아이가 3세에 걷지 못하는데 이것을 먹고서는 바로 걸어서 다니기까지 하였다.

本草曰 五加皮 治兩脚疼痺 骨節攣急 痿躄 小兒三歲 不能行 服此便行走

【校正】이 구절은 허준 선생이 《神農本草經》에서 인용하였다고 하지만 많이 다르다. 아래 참고문에 《本草》의 원문과 허준의 《湯液篇》에 올린 글을 동시에 기록하니 대조하여 보기 바란다. 이제마는 《寶鑑》대로 자기의 《保元》에 기록했을 뿐이다. 교정을 대신하여 《本草》원문을 번역하여 올린다. "오가피는 맛이 맵고 약성은 따뜻하다. 주로 심복통과 산증(疝氣)을 다스리고 기를 더해주어 다리를 저는 병과 어린아이들이 걷지 못하는 병, 황달, 음부가 허(陰蝕)는 창(瘡)을 치료한다."

【參考】《神農本草經》: "五加皮, 味辛, 溫。主心腹疝氣, 腹痛, 益氣療躄, 小兒不能行, 疽, 創陰蝕。"
《東醫寶鑑-湯液篇》: "五加皮 療腰脊痛 兩脚疼痺 骨節攣急 痿躄 小兒三歲

不能行 服此便行走"이 구절은《東醫寶鑑》에서 따온 것이지 神農本草 經의
원문이 아니다. 그리고《本草綱目》에는 "五加皮 治風濕痿痺, 壯筋骨."이라
기재되어 있다.

> 송절(松節)은 다리가 연약한 것과 (골절풍)을 치료한다.

松節 療腳軟弱(骨節風)

【校正】이상 구절은 이제마가 허준의《寶鑑》에서 따온 것이나《본초강목》
과《일화자본초》에 근거하여 (骨節風)을 더 가첨하여 교정한다.

【參考】《日華子本草》"治腳軟骨節風"《本草綱目》"主腳弱骨節風"

> 목과(木瓜)는 구역질을 멎게 한다. 달여서 물을 마시는 것이 가장
> 좋다.

木瓜 止嘔逆 煮汁飲汁最佳

【校正】이 구절은 허준 선생의 〈보감〉에서 인용하였으나 적응증에 구역(嘔
逆)만 취급하고 태양인에게 중요한 구절인 "근골(筋骨)을 튼튼히 하고 무릎이
무력한 것을 치료한다"는 대목을 누락시켰는데 보충해 넣는 것이 옳다고
사료된다.

【參考】《寶鑒》:噎膈反胃治法-單方："木瓜 止嘔逆 煮汁飲汁最佳。"湯液
篇-果部："木瓜性溫味酸，無毒。主霍亂大吐下，轉筋不止，消食止痢後
渴。治奔豚及腳氣水腫消渴嘔逆痰唾強筋骨，療足膝無力（本草）。《別錄》
"濕痺邪氣，霍亂大吐下，轉筋不止。"

포도근은 구역질을 멎게 한다. 진하게 달여서 물을 조금씩 마신다.

葡萄根 止嘔噦 濃煎取汁 細細飮之

다래(獼猴桃)는 열(熱)이 막혀서 생긴 반위(反胃)를 치료한다. 즙을 내어서 먹는다.
다래덩굴의 즙은 활하므로 위가 막혀서 토하는 것을 치료한다. 달여서 물을 먹는 것이 좋다.

獼猴桃 治熱壅反胃 取汁服之 藤汁 至滑 主胃閉 吐逆 煎取汁 服之甚佳.

노근은 건구역 열증(噎證) 및 5열(五噎) 번민(煩悶)을 치료한다. 노근 5냥을 물에 달여 1되를 1번에 먹는다. 불과 3되에 곧 낫는다.

蘆根 治乾嘔噎及五噎煩悶 蘆根五兩 水煎 頓服一升 不過三升 卽差

방합은 반위(反胃) 토식(吐食)을 치료한다.

蚌蛤 治反胃吐食(寶鑑)

【參考】《本草拾遺》: "蚌粉 爛殼爲粉, 飮下, 主反胃, 心胸間痰飮。"《東醫寶鑑》: "蚌蛤, 性冷, 味甘, 無毒, 明目, 止消渴, 除熱毒, 解酒毒, 去眼赤, 療婦人血崩帶下(肉之功也)"

【註解】《寶鑑》에서는 蚌蛤이《신농본초경》에서 나왔다고 하나 실은《本草拾遺》나《日華子本草》와《千金方》에 기재되어 있다. 그리고《寶鑑》에도

"蚌粉主反胃心胸間痰飮作痛 兼療癰腫"으로 기록되어 있다. 《吐食》은 어디에도 없다. 아마 이제마가 덧붙인 것 같다.

> 붕어는 반위를 치료한다.

鯽魚 治反胃

【參考】《唐本草》: "合蓴作羹, 主胃弱不下食." 《普濟本事方-鯽魚散》治反胃 "大鯽魚一個, 去腸留膽, 納綠礬末, 填滿縫口, 以炭火炙令黃幹, 為末, 每服一錢, 陳米飮調下, 日三服."

> 순채와 붕어를 혼합하여 국을 끓여서 먹으면 반위에 음식이 내리지 않거나 구토하는 것을 주로 치료한다.

蓴和鯽魚 作羹食之 主反胃 食不下 止嘔

> 메밀은 장위를 충실케 하며 기력을 증진시킨다.

蕎麥 實腸胃 益氣力

【參考】《醫學入門》: "蕎麥, 性寒, 無毒, 實腸胃, 益氣力."

> 이천은 말하기를 저두강(杵頭糠)은 성질이 평하여 갑자기 열격증으로 음식이 내리지 않거나 반위가 멎지 않는 것과 인후가 막힌 것을 주로 치료하니 세강 1냥을 멀건 흰 죽에 타서 먹는다.

李梴曰 杵頭糠 (性平)主(卒)噎食不下(及反胃不止) 咽喉塞 細糠一兩

白粥清調服。

【校正】이 구절은 허준이 《醫學入門》에서 인용한 글이라고 하는데 그 출처가 분명하지 않다. 《入門》과 《寶鑑》에 근거하여 괄호 안에 써넣은 글들을 보충해 넣어 교정한다. 아래 참고문을 대조하여 보라.

【參考】《入門》:"杵頭糠, 性平, 主卒噎不下及反胃不止。"《寶鑑-湯液篇卷-舂杵頭細糠》:"性平, 主卒噎食不下亦主反胃不下食刮取含之即差。"
《寶鑑-雜病篇卷五》:"杵頭糠, 主噎食不下, 咽喉塞, 取細糠蜜丸, 彈子大, 含化嚥之。"

공신은 말하기를 방해(螃蟹)은 反胃와 (噎膈)을 치료한다.

龔信曰 螃蛤(螃蟹) 治反胃(噎膈)

【校正】이 구절에서 螃蛤은 이 세상에 없는 어패류이니 빼버리고 반드시 게(螃蟹)를 넣고 (噎膈)을 가첨하여 교정해야 한다. 이제마 선생이 《寶鑑》의 오기(誤記)를 그대로 받아 적은 탓이다. 참고서가 별로 없던 시대라서 이해할 만도 하다.

【參考】《古今醫鑒卷五-翻胃》:"治翻胃噎膈, 用螃蟹洗淨, 入水中高四指, 以香油一小酒盞入水中, 以二指撚白麵撒水上, 涎即出。次日去蟹, 留水曬乾涎為末, 每服五分, 淡燒酒下。"《東醫寶鑒-噎膈反胃》:잘못 기록하여 "螃蛤治反胃噎膈取螃蛤洗淨, 入水中高四指, 以香油一小酒鍾入水中二指撚白麵撒水上, 涎即出。次日去蟹, 留水曬乾涎為末, 每服五分, 淡燒酒下。"
螃蟹가 螃蛤으로 잘못 기록된 것이다. 이 세상에 螃蛤은 없다.

새로 정한 태양인병에 적용하여 설정한 처방 2가지
新定太陽人病應用設方藥二方

> **• 오가피장척탕**
> 오가피 4돈, 목과, 청송절 각각 2돈, 포도근, 노근, 앵도육 각각 1돈, 교맥미 반 1숟가락 (청송절이 없으면 좋은 송엽으로 대용한다).
> 이 처방은 표증을 치료한다.

• 五加皮壯脊湯

五加皮四錢 木瓜 青松節各二錢 葡萄根 蘆根 櫻桃肉各一錢 蕎麥米半匙 青松節闕材 則反胃以好松葉代之 此方治表證

> **• 미후등식장탕**
> 미후도 4돈, 목과, 포도근 각각 5돈, 노근, 앵도육, 오가피, 송화 각각 1돈, 저두강 반 숟가락 (미후도가 없으면 덩굴로 대용).
> 이 처방은 이증(裏證)을 치료한다.

• 獼猴桃藤植腸湯

獼猴桃四錢 木瓜 葡萄根各二錢 蘆根 櫻桃肉 五加皮 松花各一錢 杵頭糠半匙 獼猴桃闕材 則以藤代之 此方 治裏證

> 모든 채과(菜果) 등속이 평화롭고 소담한 약이어서 다 간 약이며 조개 등속도 역시 간을 보한다.

凡菜果之屬 清平疏淡之藥 皆為肝藥 蛤屬亦補肝

나는 말하기를 약에 대한 경험이 넓지 못하여 병에 대한 경험이 넓지 못한 까닭이다. 태양인 수는 예로부터 희소하다. 그러므로 옛날 방서(方書) 중에 기재된 증상과 약도 역시 희소한 것이다. 지금 이 오가피장척탕과 미후등식장탕을 만든 것이 거칠어서 비록 간단한 것 같으나 만일 태양인의 병자로 하여금 이 두 처방을 가지고서 상세하게 그 이치를 연구하고 또 변통하여 방법을 강구한다면 어찌 좋은 약이 없다고 근심할 것인가.

論曰 藥驗不廣者 病驗不廣 故也 太陽人數 從古稀少 故古方書中 所載證藥亦稀少也 今此 五加皮壯脊湯 獼猴藤植腸湯 立方草草 雖 欠不博 而若使太陽人有病者 因是二方 詳究其理 而又變通置方 則 何患乎無好藥哉

광제설
廣濟説

> 1세부터 16세까지를 유아라고 하며 17세부터 32세까지를 소년이라고 하며 33세부터 48세까지를 장년이라고 하며 49세로부터 64세까지를 노년이라고 한다.

初一歲 至十六歲 曰幼 十七歲 至三十二歲 曰少 三十三歲 至四十八歲 曰壯 四十九歲 至六十歲 曰老

> 모든 사람이 유년에는 듣고 보기를 좋아하고 능히 사랑하고 공경하니 봄에 돋는 싹과 같고, 소년에는 용맹을 좋아하고 날뛰며 빠르니 여름에 자라나는 묘목과 같고, 장년에는 교제하기를 좋아하고 예의를 지키는데 능하니 가을에 거두어들이는 열매와 같고, 노년에는 계책을 좋아하고 비밀을 지키는데 능하여 겨울철에 감추어진 뿌리와 같다.

凡人 幼年好聞見 而能愛敬 如春生之芽 少年好勇猛 而能騰捷 如夏長之苗 壯年好交結 而能修飭 如秋斂之實 老年好計策 而能密秘 如冬藏之根

【參考】《東醫四象初本》에는 결교(結交)로 기록되어 있다. 교결(交結)과 같으므로 이제마 원문대로 둔다.

유년에 문자를 좋아하는 사람은 유년의 호걸이며, 소년에 어른과 늙은이를 공경하는 사람은 소년의 호걸이며, 장년에 박애하는 사람은 장년의 호걸이며, 노년에 올바른 사람을 보호한다면 노년의 호걸이다. 좋은 재능이 있고 또 좋은 심술(心術)까지 충분히 가진 사람은 참된 호걸이고, 좋은 재능이 있어도 종당에 아주 좋은 심술을 가지지 못한 자는 고작 재능만 가졌을 뿐이다.

幼年好文字者 幼年之豪傑也 少年敬長老者 少年豪傑也 壯年能汎愛者 壯年之豪傑也 老年保可人者 老年之豪傑也 有好才能 而又十分快足於好心術者 真豪傑也 有好才能 而終不十分快足於好心術者才能而己

유년인 7~8세 전에 보고 듣는 것이 부족한 데다가 기뻐하고 성내고 슬퍼하고 즐겨 하는 것이 교착되면 바로 병이 되니 자애로운 어머니가 마땅히 보호할 것이며, 소년인 24~25세 전에 용맹이 부족한 데다가 기뻐하고 성내고 슬퍼하고 즐거워하는 것이 교착되면 바로 병이 되니 지혜로운 아버지와 능숙한 형이 마땅히 보호할 것이며, 장년인 38~39세 전이면 바로 착한 동생과 훌륭한 벗이라야 도와줄 수 있을 것이며, 노년인 56~57세 전이면 바로 효자 효손이라야 보살펴 줄 수 있을 것이다.

幼年七八歲前 聞見未及 而喜怒哀樂膠著 則成病也 慈母宜保護之也 少年二十四 五歲前 勇猛未及 而喜怒哀樂膠著 則成病也 智父能兄宜保護之也 壯年三十八 九歲前 則賢弟良朋可以助之也 老年五十六 七歲前 則孝子孝孫可以扶之也

착한 사람의 집에는 반드시 착한 사람이 모이고 악한 사람의 집에는 반드시 악한 사람이 모인다. 착한 사람이 많이 모이면 착한 사람의 장기(臟氣)가 활동하고 악한 사람이 많이 모이면 악한 사람의 심기(心氣)가 사납게 왕성하다. 술, 여색, 재물, 권세를 좋아하는 집에는 악한 사람이 많이 모인다. 그러므로 그 집 효남, 효부가 병을 받게 된다.

善人之家 善人必聚 惡人之家 惡人必聚 善人多聚 則善人之臟氣活動 惡人多聚 則惡人之心氣強旺 酒色財權之家 惡人多聚 故其家孝男孝婦受病

권세를 좋아하는 집에는 붕당(朋黨)이 취합하니 그 집을 패망케 하는 자는 붕당이며, 재물을 좋아하는 집에는 자손이 교만하고 어리석으니 그 집을 패망케 하는 자는 바로 자손이다.

好權之家 朋黨比周 敗其家者 朋黨也 好貨之家 子孫驕愚 敗其家者 子孫也

사람의 집에서 모든 일이 잘되지 않고 질병이 끊이지 않으며 선과 악이 서로 대치되어 그 집이 장차 패망할 지경에 이르면 오직 명철하고 자상한 아버지와 효자라야 대처하는 데 방법이 있을 것이다.

人家凡事不成 疾病連綿 善惡相持 其家將敗之地 惟明哲之慈父孝子 處之有術也

교만하고 시치하면 수명이 감소되고, 태만하면 수명이 감소되며, 편급하면 수명이 감소되고, 탐욕하면 수명이 감소된다.

嬌奢減壽 懶怠減壽 偏急減壽 貪慾減壽

사람이 교만하고 사치하면 반드시 여색을 탐하고, 사람이 태만하면 반드시 술과 음식을 탐하고, 사람됨이 편급(偏急)하면 반드시 권세를 다투고, 사람이 탐욕이 많으면 반드시 돈과 재물로 죽게 된다.

為人嬌奢必耽侈色 為人懶怠必嗜酒食 為人偏急 必爭權勢 為人貪慾 必殉貨財

간약(簡約)하면 장수하고, 근간(勤幹)하면 장수하고, 경계(警戒)하면 장수하고, 문견(聞見)이 있으면 장수한다.

簡約得壽 勤幹得壽 警戒得壽 聞見得壽

사람이 간약하면 반드시 사치와 여색을 멀리하고, 사람이 부지런하면 반드시 술과 음식에 결백하고, 사람이 경계하면 반드시 권세를 피하고, 사람이 문견이 있으면 반드시 돈과 재물에 청백할 것이다.

為人簡約 必遠侈色 為人勤幹 必潔酒食 為人驚戒 必避權勢 為人聞見 必清貨財

거처가 황폐하고 쓸쓸(荒凉)한 것은 여색 때문이며, 행실이 불량하고 비루한 것은 술 때문이며, 마음가짐이 번거롭고 어지러운 것은 권세 때문이며, 사무가 혼란한 것은 재물 때문이다.

居處荒凉 色之故也 行身闒茸 酒之故也 用心煩亂 權之故也 事務錯亂 貨之故也

만일 숙녀(淑女)를 사랑하면 여색에서 중도를 얻은 것이며, 만일 좋은 벗을 좋아하면 술에서 좋은 덕행을 얻을 것이며, 만일 현명한 사람을 숭상하면 권세에서 정당한 술책을 얻을 것이며, 만일 빈궁한 백성(窮民)을 보호하면 재물에 온전한 공로를 얻을 것이다.

若敬淑女 色得中道 若愛良朋 酒得名德 若尚賢人 權得正術 若保窮民 貨得全功

주색재권(酒色財權)을 예로부터 경계하는바, 네 개의 도장(堵墻)이라고 말하여 감옥에 비교하였다. 다만 일신의 장수와 요절(壽夭)과 일가의 화복에만 관계되는 것이 아니라 천하의 치안도 역시 여기에 달렸다. 만일 온 천하로 하여금 주색재권의 문란한 풍기가 없어지게 된다면 거의 요순(堯舜), 주남, 소남(周召南)의 세상에 가까워질 것이다.

酒色財權 自古所戒 謂之四堵墻 而比之牢獄 非但一身壽夭 一家禍福之 所繫也 天下治亂 亦在於此 若使一天下 酒色財權 無乖戾之氣 則庶幾近於堯舜 周召南之世矣

모든 사람이 간약하고 근간하며 경계하고 문견 있는 네 가지 재질이 완전한 자는 자연히 가장 장수를 하고, 간약하고 근간하고 경계하거나 혹은 문견 있고 경계하고 근간한 세 가지 재질이 완전한 자는 버금으로 장수를 하고, 교오하며 사치하고 勤幹하며 경계하고 탐욕하거나 혹은 간약하고 나태하며 편급(偏急)하고 문견 있는 등 두 가지를 재질을 가진 자는 공경하면 장수하고 태만하면 요절할 것이다.

凡人 簡約而勤幹 警戒而聞見 四材圓全者 自然上壽 簡約 勤幹而

警戒 或聞見 警戒而勤幹 三材全者 次壽 驕奢而勤幹 警戒而貪慾
或簡約而懶怠 偏急而聞見 二材全者 恭敬則壽 怠慢則夭

모든 사람이 공경하면 반드시 장수하고 태만하면 반드시 요절하며
부지런하면 반드시 장수하고 허망하게 탐(虛貪)하면 반드시 요절한
다. 굶주린 사람의 장위가 음식 얻기에 급급하면 장기(腸氣)가 소진
(掃蕩)될 것이며, 가난한 자의 뼈가 재물을 얻기에 급급하면 그 뼈
의 힘이 고갈될 것이다. 굶주린 자도 배고픔을 참으면 장기(腸氣)가
지켜질 것이며 가난하여도 가난함을 극복하면 뼈의 힘을 서게 할
것이다. 그러므로 음식은 능히 굶주림을 참고 배부름을 탐하지 않
는 것이 공경이고, 의복은 능히 추운 것을 인내하고 따뜻한 것을 탐
하지 않는 것이 공경이고, 근력(筋力)은 부지런히 수고하고 안일한
것을 탐내지 않는 것이 공경이고, 재물은 능히 근실(勤實)히 하고
구차하게 얻으려고 탐하지 않는 것이 공경이다.

凡人 恭敬則必壽 怠慢則必夭 謹勤則必壽 虛貪則必夭 飢者之腸
急於得食 則腸氣蕩矣 貧者之骨 急於得財 則骨力竭矣 飢而安飢
則腸氣有守 貧而安貧 則骨力有立 是故飲食以能忍飢 而不貪飽為
恭敬 衣服 以能耐寒 而不貪溫為恭敬 筋力 以能勤勞 而不貪安逸
為恭敬 財物 以能謹實 而不貪苟得為恭敬

산골 사람은 문견(聞見)이 없어서 요절의 화가 되고, 도시 사람은
간약(簡約)함이 없어서 요절의 화가 되며, 농사꾼이 근간(勤幹)함이
없어서 요절의 화가 되고, 독서하는 사람은 경계(警戒)함이 없어서
요절의 화가 되는 것이다.

山谷之人 沒聞見 而禍夭 市井之人 沒簡約 而禍夭 農畝之人 沒勤

幹 而禍夭 讀書之人 沒警戒 而禍夭

산골 사람은 반드시 문견이 있어야 하고 문견이 있어야 복하고 장수
하게 되고, 도시 사람은 반드시 간약이 있어야 하며 간약이 있어야
복하고 장수하게 되고, 시골 바닥(鄕野)의 사람은 반드시 근간이 있어
야 하며 근간이 있어야 복하고 장수하게 되고, 선비들은 마땅히 경계
(警戒)함이 있어야 하고 경계함이 있으면 복하고 장수하게 될 것이다.

山谷之人 宜有聞見 有聞見則福壽 市井之人 宜有簡約 有簡約則福
壽 鄕野之人 宜有勤幹 有勤幹則福壽 士林之人 宜有警戒 有警戒
則福壽

산골 사람이 만일 문견이 있다면 다만 복하고 장수할 뿐만 아니라
이 사람은 바로 산골의 호걸이며, 도시 사람이 만일 간약함이 있다
면 다만 복하고 장수할 뿐만 아니라 이 사람은 바로 도시의 호걸이
며, 시골 바닥(鄕野) 사람이 만일 근간이 있다면 복하고 장수할 뿐
만 아니라 이 사람은 바로 시골 바닥(鄕野)의 호걸이며, 선비가 만
일 경계함이 있다면 다만 복하고 장수할 뿐만 아니라 이 사람은 바
로 선비들의 호걸일 것이다.

山谷之人 若有聞見 非但福壽也 此人 卽山谷之 傑也 市井之人 若
有簡約 非但福壽也 此人 卽市井之傑也 鄕野之人 若有勤幹 非但
福壽也 此人卽鄕野之傑也 士林之人若有警戒非但福壽此人 卽士
林之傑也

어떤 사람이 말하기를 농부는 원래 힘으로 일을 하니 가장 근간(勤
幹)한 사람인데 어찌하여 근간(勤幹)한 것이 없다고 말하며, 선비(士

人)들은 원래 독서를 하니 가장 경계하는 자인데 어찌하여 경계함
이 없다고 말하는가?
내가 대답하기를 백무(百畝)의 땅을 다스리지 못하는 것을 자기의 근
심으로 삼는 것은 농부의 소임이니 농부를 선비들에 비하면 참으로
나태한 자이다. 선비들은 독서만 하는 까닭에 마음이 항상 망령되고
자긍하며 농부는 전혀 글을 모르는 까닭으로 마음에 항상 명심하는
것이니 선비들은 농부에 비하면 참으로 경계하지 않는 자이다. 만일
농부로서 문자를 아는 데에 힘을 쓰고 선비로서 힘을 내서 일하는 것
을 배우면 재능이 조밀하며 장기(臟氣)가 튼튼하여질 것이다.

或曰 農夫 元來力作 最是勤幹者也 而何謂沒勤幹 士人 元來讀書
最是警戒者也 而何謂沒警戒耶 曰 以百畝之不治 爲己憂者 農夫之
任也 農夫 而比之士人 則眞是懶怠者也 士人 頗讀書 故心恒妄矜
農夫 目不識字 故心恒佩銘 士人而擬之農夫 則眞不警戒者也 若農
夫勤於識字 士人習於力作 則才性調密 臟氣堅固

교만하고 사치한 자의 마음은 서민의 생활을 멸시하며 사회와 가
정을 경솔히 여기고 안계(眼界)가 교만하고 방자하여 산업의 간난
에 대해서는 전혀 모르고 재력에 대한 방략(方略)이 몹시 열악하여
매양 여색에 빠져서 종신토록 깨닫지 못한다.

驕奢者之心 藐視閭閻生活 輕易天下室家 眼界驕豪 全昧産業之艱
難 甚劣財力之方略 每爲女色所陷 終身不悔

나태한 자의 마음은 극히 거칠고 사나워서 조금씩 쌓아서 공적을
쌓으려고 하지는 않고 항상 허무맹랑한 환상을 품게 된다. 대개 그
마음이 심히 근간(勤幹)을 싫어하는 까닭에 술판으로 도망하여 가

서 구차하게 근간을 피하려고 하는 계책만 부린다.

懶怠者之心 極其麁猛 不欲積工之寸累 每有虛大之甕算 蓋其心甚
憚勤幹 故欲逃其身於酒國 以姑避勤幹之計也

대체로 나태한 자이면 술에 방종하지 않는 사람이 없으니 다만 술
에 방종한 자를 보게 되면 반드시 그가 나태한 사람으로서 마음이
거칠고 사납다는 것을 알게 된다.

凡懶怠者 無不縱酒 但見縱酒者 則必知其為懶怠人 心麁猛也

주색(酒色)이 살인하는 것을 모든 사람이 다 말하기를 주독(酒毒)이
장을 마르게 하고 색로(色勞)가 정기(精氣)를 고갈하게 한다고 하나
이것은 그 하나만 알고 둘은 알지 못하는 것이다. 술에 방종하는 자
가 그 몸을 부지런히 쓰기를 싫어하니 우환이 산과 같으며 여색에
미혹된 자는 그 여자를 깊이 사랑하기에 우환이 칼과 같아, 만 가지
심려가 주독(酒毒)과 색로(色勞)와 더불어 힘을 합해 공격하니 살인
하는 것이다.

酒色之殺人者 人皆曰 酒毒枯腸 色勞竭精雲 此 知其一 未知其二
也 縱酒者 厭勤其身 憂患如山 惑色者 深愛其女 憂患如刀 萬端心
曲 與酒毒色勞 並力攻之 而殺人也

망나니(狂童)는 반드시 음란한 여자(淫女)를 사랑하고 음란한 여자
는 역시 망나니를 사랑하며 어리석은 지아비는 반드시 투부(妬婦)
를 사랑하고 투부 또한 어리석은 지아비를 사랑한다. 음란한 여자
는 망나니와 배필에 적합하고 어리석은 지아비는 역시 투부와 배

필에 적합한 것은 당연하다.

대개 음란여자와 투부는 악인(惡人)이거나 천인(賤人)과의 배필은 될 수 있으나 군자(君子)와 귀인(貴人)과의 배필은 될 수 없는 것이다. 칠거지악(七去之惡) 가운데 음란한 것과 질투하는 것이 으뜸에 속하는 악이지만 세상 사람들은 투(妬)라는 글자의 의미를 알지 못하고, 다만 여러 첩을 미워하는 것만을 질투라고 말한다. 귀인도 후사가 가장 중대한 것이니 바로 부인이 반드시 귀인이 첩을 두는 것을 미워하는 것이 아니라 가정을 소란케 하는 장본이 일찍이 많은 첩에서 기인되기 때문에 부인으로서 많은 첩 중에서 사특하고 아첨하는 자들만을 미워하는 것이니 오히려 부인에게 있어서 현명한 덕일 것이니 무엇이 투(妬)자의 뜻에 해당되는 것이겠는가?《詩傳》에 이르기를 "복숭아나무 하늘하늘한 가지에 푸른 잎사귀 무성하네. 저 아가씨 시집을 가서 온 집안사람 평화롭게 하리라." 라고 하였으니 그 가정을 평화롭게 한다는 것은 어진 사람을 좋아하고 착한 사람을 즐겨 가정을 평화롭게 한다는 것을 말한 것이고 그 가정을 다 평화롭게 못 한다는 것은 어진 사람을 시기하고 능한 사람을 미워하여 가정을 평화롭게 하지 못한다는 것을 말한다.

대개 사람의 집에 질병이 끊이지 않고 사망이 계속 있으며 자손이 어리석으며 자산이 영락하여지는 것은 어리석은 지아비와 투부가 어진 이를 질투하며 능한 사람을 미워하는 데서 나오지 않은 것이 없다.

狂童必愛淫女 淫女亦愛狂童 愚夫必愛妬婦 妬婦亦愛愚夫 以物理觀之 則淫女斷合 狂童支配也 愚夫亦宜妬婦之匹也

蓋淫女 妬婦可以惡人 賤人之配匹也 不可以爲君子 貴人配匹也 七去惡中 淫去 妬去爲首惡 而世俗不知妬字之義 但以憎疾衆妾爲言 貴人繼嗣最重 則婦人必不可憎疾貴人之有妾 而亂家之本 未嘗不

在於衆妾 則婦人之憎疾衆妾之邪媚者 猶爲婦人之賢得也 何所當
於妬字之義乎 詩云 逃之夭夭 其葉蓁蓁 之子於歸 宜其家人 宜其
家人者 好賢樂善 而宜於家人之謂也 不宜其家人者 妬賢嫉能 而不
宜於家人之謂也
凡人家疾病連綿 死亡相隨 子孫愚蚩 資産零落者 莫非愚夫妬婦 妬
賢嫉能之 所作出也

천하의 악이 어진 이를 질투하며 능한 이를 미워하는 것보다 더 큰
것이 없으며, 천하의 선이 어진 사람을 좋아하고 선한 것을 즐겨 하
는 것보다 더 큰 것이 없다. 어진 사람을 질투하거나 능한 사람을
미워하지 않고서 악을 한다면 악이 반드시 많지 않을 것이며, 어진
사람을 좋아하지 않으며 선한 것을 즐겨 하지 않고서 선을 한다면
선이 반드시 크지 못할 것이다.
옛글을 낱낱이 참고하면 천하의 병을 받는 것은 모두 다 어진 사람
을 질투하며 능한 사람을 미워하는 데서 생기는 것이며, 천하의 병
을 치료하는 것은 모두 다 어진 사람을 좋아하고 선한 것을 즐겨 하
는 데서 되는 것이다. 그러므로 나는 말하기를 어진 사람을 질투하
고 능한 사람을 미워하는 것은 천하의 많은 병이고 어진 사람을 좋
아하며 선한 것을 즐겨 하는 것은 천하의 대단한 약이다.

天下之惡 莫多妬賢嫉能 天下之善 莫大於好賢樂善 不妬賢嫉能 而
爲惡 則惡必不多也 不好賢樂善 而爲善 則善必不大也
歷稽往牒 天下之受病 都出於妬賢嫉能 天下之救病 都出於好賢樂
善 故曰妬賢嫉能 天下之多病也 好賢樂善 天下之大藥也

사상인변증론
四象人辯證論

태소음약인(太少陰陽人)을 오늘까지 목견된 바로는 한 고을에 사람 수가 10,000명이라 하고 대략 논한다면 태음인이 5,000명이고 소양인이 3,000명이고 소음인이 2,000명이며 태양인의 수는 아주 적어서 한 고을에 3~4명 내지 10여 명에 불과하다.

太少陰陽人 以今日時目見 一縣萬人數 大略論之 則太陰人五千人也 少陽人三千人也 少陰人二千人 也太陽人數絶少 一縣中或三四十人餘人而已

태양인 체형의 기상(氣像)은 목덜미(腦顀)가 선 자세가 굵으며(盛壯) 허리가 서 있는 자세가 갸름하다.
소양인 체형의 기상은 가슴(胸襟)이 벌어진 자세가 성대하고 엉덩이(膀胱)의 좌세(坐勢)가 갸름하다.
태음인 체형의 기상은 허리둘레가 서 있는 자세가 웅장하고 목덜미(腦顀)가 선 자세가 갸름하다.
소음인 체형의 기상은 엉덩이 좌세가 성대하고 가슴이 벌어진 자세가 갸름하다.

太陽人體形氣像 腦顀之起勢盛壯 而腰圍之立勢孤弱
少陽人體形氣像 胸襟之包勢盛壯 而膀胱之坐勢孤弱
太陰人體形氣像 腰圍之立勢盛壯 而腦顀之起勢孤弱
少陰人體形氣像 膀胱之坐勢盛壯 而胸襟之包勢孤弱

【參考】《靈樞-通天篇-五態人論》:" 太陰之人, 其狀黮黮然黑色, 念然下意, 臨臨然長大, 膕然未僂, 此太陰之人也。少陰之人, 其狀清然竊然, 固以陰賊, 立而躁嶮, 行而似伏, 此少陰之人也。(嶮險同)太陽之人, 其狀軒軒儲儲, 反身折膕, 此太陽之人也。少陽之人, 其狀立則好仰, 行則好搖, 其兩臂兩手, 則常出於背, 此少陽之人也。"

태양인의 성질은 소탈한 것이 장점이며 재간(材幹)은 교제(交遇)에 능하다.
소양인의 성질은 굳센 것이 장점이며 재간은 사무(事務)에 능하다.
태음인의 성질은 성취하는 것이 장점이며 재간은 거처(居處)에 능하다.
소음인의 성질은 단정하고 진득한 것이 장점이며 재간은 당여(黨與)에 능하다.

太陽人性質長於疏通 而材幹能於交遇
少陽人性質長於剛武 而材幹能於事務
太陰人性質長於成就 而材幹能於居處
少陰人性質長於端重 而材幹能於黨與

태양인의 체형은 원래 구별하기 어렵지 않으나 사람 수가 희소하기 때문에 가장 구별하기 어렵다. 그 체형은 목덜미(腦顀)의 기세가 강하게 왕성하고 성질은 소탈하며 또 과단성이 있고 그 병은 열격(噎膈) 반위(反胃) 해역증(解㑊證)이 있으니 역시 자연히 가려내기 쉬우며 그러나 병이 중험한 데 이르기 전까지 별로 큰 증상이 없으며 마치 아무 병이 없이 건장한 사람 같다. 소음인 노인도 또한 열격증이 있으니 태양인으로 잘못 알고 치료하지 말아야 한다.

太陽人 體形元不難辨 而人數稀罕 故最為難辨也 其體形腦顀 之起

勢强旺 性質疏通 又有果斷 其病 噎隔 反胃 解㑊證 亦自易辨 而病
未至重險之前 別無大證 完若無病 壯健人也 少陰老人亦有噎證不
可誤作太陽人治

태양인 여자는 체형이 건장하고 실하나 간이 적고 옆구리가 좁아
서 자궁이 부족하기 때문에 아이를 낳을 수 없으니 육축(六畜)의 이
치로써 말하면 태양의 암소와 말은 체형이 건장하고 실하나 역시
생산하지 못하는 그 이치를 미루어 추측할 것이다.

太陽女 體形壯實 而肝小脇窄 子宮不足 故不能生產 以六畜玩理
而太陽牝牛馬 體形壯實 而亦不生產者 其理可推

소양인의 체형은 상체가 성하고 하체가 허하여 가슴이 실하고 발
이 가벼워 매우 날카롭고 용기를 좋아하며 사람 수도 또한 많으니
사상인 중에 가장 구별하기가 쉽다.

少陽人體形 上盛下虛 胸實足輕 剽銳好勇 而人數亦多 四象人中最
爲易辨

소양인도 혹 키가 단소하고 성질이 조용하고 얌전하여 외형이 소음
인과 흡사한 자도 있으니 그 병세의 한열(寒熱)을 보아 자세히 증상
을 잡아(執證)야 하지 잘못 소음인으로 알고 치료하지 말아야 한다.

少陽人或有短小靜雅 外形恰似少陰人者 觀其病勢寒熱 仔細執證
不可誤作少陰人治

태음인과 소음인의 체형이 혹은 서로 비슷하여 가리기 어렵다. 그러나 그 병증을 관찰하면 반드시 구별하지 못할 것이 없다. 태음인이 허한(虛汗)이 있으면 완실(完實)하고 소음인이 허한이 있으면 큰 병이다. 태음인이 양이 강하고 견밀(陽剛堅密)하면 큰 병이고 소음인이 양이 강하고 견밀(陽剛堅密)하면 완실할 것이다. 태음인은 흉격정충증(胸膈怔忡)이 있고 소음인은 수족문란증(手足悗亂證)이 있다. 태음인은 눈초리(目眥)가 위로 땅기는 증상이 있으며 또 눈알이 아픈 증상이 있으나 소음인은 이런 증이 없다. 소음인은 평시에 호흡이 고르나 간혹 큰 한숨을 쉬는 증상이 있고 태음인은 큰 한숨을 쉬는 증상이 없다. 태음인은 학질(瘧疾), 오한(惡寒)증에도 능히 냉수를 마시나 소음인은 학질 오한증에 냉수를 마시지 않는다. 태음인이 맥은 장(長)하며 긴(緊)하나 소음인의 맥은 완(緩)하며 약(弱)하다. 태음인의 살(肌肉)은 견실하나 소음인의 살(肌肉)은 부드럽다. 태음인은 용모, 말씨, 기거에 예절 있어 잘못을 바로잡고 공명정대(公明正大)하며 소음인은 용모, 말씨가 자연스럽고 간편하면서 약간 교묘하다.

太陰 少陰人體形 或略相仿佛 難辨疑似 而觀其病證 則必無不辯 太陰人虛汗 則完實也 少陰人虛汗 則大病也 太陰人陽剛堅密 則大病也 少陰人陽剛堅密 則完實也 太陰人有胸隔怔忡證也 少陰人有手足悗亂證也 太陰人有目眥上引證 又有目睛內疼證也 少陰人則無
此證也 少陰人平時呼吸平均 而間有一太息呼吸也 太陰人則無太息呼吸也 太陰人瘧疾 惡寒中 能飲冷水 少陰人瘧疾 惡寒中 不飲冷水 太陰人脈長而緊 少陰人脈緩而弱 太陰人肌肉堅實 少陰人肌肉浮軟 太陰人容貌 詞氣 起居有儀而修整正大 少陰人容貌詞氣 體任自然 而簡易小巧

소음인의 체형은 왜단(矮短)하나 또 장대(長大)하여 혹 8~9척이 되는 자도 있으며 태음인의 체형은 장대하나 혹은 6척이 되는 왜단한 자도 있다.

少陰人體形矮短 而亦多有長大者 或有八 九尺長大者 太陰人體形長大而亦 或有六尺矮短者.

태음인은 항상 겁내는 마음이 있으니 겁내는 마음이 진정되면 사는 것이 편안하여 자력이 축적되어서 정도(道)로 나아갈 것이다. 겁내는 마음이 더욱 많아지면 질곡을 방심하게 되어 정서가 변하게 된다. 만일 겁내는 마음이 무서워하는 마음에 이르게 되면 큰 병이 발작하여 정충이 된다. 怔忡證은 태음인병의 重證이다.

太陰人 恒有怯心 怯心寧靜 則居之安 資之深 而造於道也 怯心益多 則放心桎梏 而物化之也 若怯至於怕心則大病作怔忡也怔忡者太陰人病之重證也

【參考】《孟子-離婁下》: "군자가 도를 깊게 닦는 것은 그것을 스스로 체득하고자 함이다. 스스로 체득하면 사는 것이 안정되고 사는 것이 안정되면 자력이 깊어지고 자력이 깊어지면 자신의 좌우에서 취하여 그 근본으로 삼는다. 그러므로 군자는 스스로 체득하고자 한다. 君子深造之以道, 欲其自得之也。自得之則居之安, 居之安則資之深, 資之深則取之左右逢其原, 故君子欲其自得之也。"

【註解】《孟子-離婁下》: "居之安則资之深" 사는 것이 안정되면 자력이 축적된다.

소양인은 항상 두려운 마음이 있으니 두려운 마음이 진정되면 사는 것이 편안하여 힘이 축적되어 정도로 나아갈 것이다. 두려운 마음이 더욱 많아지면 질곡을 방심하여 정서가 변하게 된다. 만일 두려운 마음이 공포심에 이르게 되면 큰 병이 발작하여 건망증(健忘證)이 된다. 건망증은 소양인병에서 험한 증상이다.

少陽人 恒有懼心 懼心寧靜 則居之安資之深 而造於道也 懼心益多 則放心桎梏 而物化之也 若懼心至於恐心 則大病 作而健忘也 健忘者 少陽人病之險症也

소음인은 항상 불안정한 마음이 있으니 불안정한 마음이 진정되면 비기(脾氣)가 바로 살아날 것이다. 태양인은 항상 급박한 마음이 있으니 급박한 마음이 진정되면 간의 혈(肝血)이 바로 살아날 것이다.

少陰人 恒有不安定心, 不安定心寧靜 則脾氣卽活也. 太陽人 恒有 急迫之心 急迫之心 寧靜則肝血卽活也.

소음인은 인후증(咽喉證)이 있으면 그 병이 대단히 중하지만 완만한 병으로 취급되기에 등한히 내버려 두지 말고 반드시 蔘桂八物湯을 쓰거나 혹은 노루의 간이나 금사주(金蛇酒)를 써야 한다.

少陰人 有咽喉證 其病太重 而爲緩病也 不可等閒任置 當用蔘桂八物湯 或用獐肝金蛇酒

태양인이 8~9일간 대변 불통증이 있으면 그 병은 위태한 증상이 아니다. 우려할만한 것은 아니며 또한 약이 있으니 반드시 미후도 등오가피탕을 써야 한다.

太陽人 有八九日 大便不通證 其病非殆證也 不必疑惑 而亦不可無
藥 當用獼猴桃藤五加皮湯

태양인은 소변이 많으면 건실하여 병이 없는 것이며, 태음인은 땀
이 잘 나면 건실하여 병이 없는 것이며, 소양인은 대변이 잘 통하면
건실하여 병이 없는 것이며, 소음인은 음식이 잘 소화되면 건실하
여 병이 없는 것이다.

太陽人 小便旺多 則完實而無病 太陰人 汗液通暢 則完實而無病
少陽人 大便善通 則完實而無病 少陰人 飮食善化 則完實而無病.

태양인은 열격은 위완(胃脘)의 상초(上焦)가 시원한 것이 바람과 같
고, 태음인은 이질병은 소장의 중초가 막힌 것이 안개 같고, 소양인
은 대변이 통하지 않으면 가슴(胸膈)이 반드시 열화와 같이 뜨겁고,
소음인은 설사가 그치지 않으면 배꼽 밑이 반드시 얼음과 같이 차
다. 그 사람을 명확히 알고 또 그 증상을 명확히 알면 응용하는 약
을 펼히 의심할 수는 없다.

太陽人 噎膈 則胃脘之上焦 散豁如風 太陰人 痢病 則小腸之中焦
窒塞如霧 少陽人 大便不通 則胸膈 必如烈火 少陰人 泄瀉不止 則
臍下 必如氷冷 明知其人 而又明知其證 則應用之藥 必無可疑.

사람의 형태와 용모를 자세히 참작하여 재삼 연구하되 만일 의혹
되는 바가 있다면 병증을 서로 참작하여 똑똑히 보아 의심이 없는
연후에 약을 쓸 것이고 결코 경솔하게 한 첩의 약이라도 잘못 투약
하지 말아야 한다. 중병과 위험증에는 한 첩의 약이라도 필시 사람
을 죽일 수 있다.

人物形容 仔細商量 再三推移 如有迷惑 則參互病證 明見無疑 然
後 可以用藥 最不可輕乎一帖藥誤投 重病險證 一帖藥必殺人

화타(華佗)가 말하기를 양생하는 술법은 매양 조금 피로하게 할 것
이고 공연히 몹시 피로하게는 하지 말아야 한다.

華佗曰 養生之術 每欲小勞 但莫大疲.

한 노인이 말하기를 사람은 하루 두 번만 먹고 4~5번씩 먹지 말아
야 하며 또 이미 먹고 난 뒤에는 더 먹지 말아야 한다. 이렇게만 하
면 반드시 장수하지 않을 수가 없다.

有一老人曰 人可日再食 而不四 五食也 又不可卽食後添食 如此
則必無不壽

내가 보충하여 말하건대 태음인은 밖을 살펴서 항상 겁내는 마음
을 진정시키고, 소양인은 안을 살펴서 두려운 마음을 진정시키고,
태양인은 한 걸음 물러서서 항상 급박한 마음을 진정시키고, 소음
인은 한 걸음 나아가서 항상 불안정한 마음을 진정시켜야 한다. 이
렇게만 한다면 반드시 장수하지 않을 수가 없다.

餘足之曰 太陰人 察於外 而恒寧靜怯心 少陽人 察於內 而恒寧靜
懼心 太陽人退一步 而恒寧靜急迫之心 少陰人 進一步 而恒寧靜不
安定之心 如此則必無不壽.

또 말하건대 태양인은 항상 노심(怒心)과 애심(哀心)을 경계하고, 소
양인은 항상 애심(哀心)과 노심(怒心)을 경계하고, 태음인은 항상 락

심(樂心)과 희심(喜心)을 경계하고, 소음인은 항상 희심(喜心)과 락심(樂心)을 경계해야 한다. 이렇게만 하면 장수하지 않을 수 없다.

又曰 太陽人 恒戒怒心哀心 少陽人 恒戒哀心怒心 太陰人 恒戒樂心喜心 少陰人 恒戒喜心樂心 如此 則必無不壽.

대순(大舜)이 농사를 하고 질그릇을 굽든지 고기를 잡든지 모든 것을 여러 사람에게서 취하여 선행을 하였으며, 공자는 말하기를 세 사람이 동행하면 반드시 나의 스승이 있다고 하였다. 이것으로써 본다면 천하에 중인(衆人)의 재능을 성인이 반드시 널리 배우고 자세히 물어서 다 겸한 것이다. 그러므로 위대하게 된 것이다.
태소음양인의 식견과 재능은 각각 장점이 있고 문필, 사어(射御), 가무, 예를 다해 사양(揖讓)하거나 장기와 바둑, 그리고 작은 기술과 세세한 동작에 이르기까지 모든 재주가 각각이 같지 않으며 다 그 묘한 것이 다르니 실로 중인의 재능이 아주 많은 것은 자연의 조화라고 할 것이다.

大舜 自耕稼陶漁 無非取諸人 以為善 夫子曰 三人行 必有我師 以此觀之 則天下眾人之才能聖人必博學審問而兼之故大而化也
太少陰陽人 識見才局 各有所長 文筆射禦 歌舞揖讓 以至於博弈小技 細瑣動作 凡百做造 面面不同 皆異其妙 儘乎 眾人才能之 浩多於造化中也

《영추(靈樞)》에 태소음양 오행인론이 있는데 대략 외형만 말하고 장의 이치(臟理)는 말하지 않았다. 대개 태소음양인은 일찍 옛적에도 나와 있었으나 정밀하게 다 연구하지 못하였다.

靈樞書中 有太少陰陽人五行(態)人論 而略得外形 未得臟理 蓋太
少陰陽人 早有古昔之見 而未盡精究也.

【註解】영추(靈樞)를 침경(針經)이라고도 하는데 원래 침구(鍼灸) 치료에서 사
람을 오태인으로 나누고 장부의 虛와 實에 근거하여 補瀉를 실시하던 이론
을 이제마 선생이 창조적으로 太少陰陽人 사상론으로 발전시켜 한의학사(韓
醫學史)상에 최초로 사상의학 이론이라는 새로운 학설을 창안하시고 기존의
귀경(歸經)학설을 한 단계 끌어 올린 귀상학설(歸象學說)로 발전시켰다. 이는
조선 醫學史상 전례 없던 발견이다. 오행인론(五行人論)이 아니고 오태인론
(五態人論)이라고 교정하는 것이 마땅하고 본다.

이 글을 계사(癸巳) 7월 13일부터 시작하여 잠시도 쉴새 없이 주야
로 연구하고 써서 그 이듬해 갑오(甲午)년 4월 13일에 이르러서 끝
냈다. 그런데 소음, 소양인론은 대략 상세하게 구비되었으나 태음,
태양인론은 겨우 간략한 정도로서 되었으니 이것은 경험이 많지
못하였고 정력도 이미 소모된 까닭이다.
예기(禮記)에 쓰여 있기를 계발하여도 다 알지 못하면 생각하여 보
라고 하였으니 만일 태음, 태양인을 생각하여서 해득하게 되면 간
략한 것이 또한 무슨 손실이 있겠는가.

此書 自癸巳七月十三日始作 晝思夜度 無頃刻休息 至於翌年 甲午
四月十三日 少陰少陽人論 則略得詳備 太陰太陽人論 則僅成簡約
蓋經驗未遍 而自精力已憊故也.
記曰開而不達則思 若太陰太陽人 思而得之 則亦何損乎簡約哉

【參考】"學記曰君子之教, 喩也。道而弗牽, 強而弗抑, 開而弗達。道而弗牽
則和, 強而弗抑則易, 開而弗達則思。和, 易以思, 可謂善喩矣。"

【註解】"開而不達則思" 계발하여도 다 알지를 못했으면 사색하여 보라는 뜻이다. 이 글은 중국 서한(西漢) 때의 대성(戴聖)이란 사람이 편집한 예기(禮記)에서 나온 글인데 예기는 주로 유가들이 지켜야 할 예의(禮儀)를 논한 책이다. 참고문을 참조.

> 만호가 되는 읍에서 한 사람이 질그릇을 만들면 그릇이 부족할 것이고 백호가 되는 마을에서 한 사람이 의원을 하면 사람을 살리는데 부족할 것이다. 반드시 널리 의학을 보급해서 집마다 의학을 알게 하고 사람마다 병을 알게 한 연후에야 세상을 장수하게 하고 원기를 보전할 수 있을 것이다.

萬室之邑 一人陶 則器不足也 百家之村 一人醫 則活人不足也 必廣明醫學 家家知醫 人人知病 然後可以壽世保元

【參考】《孟子-告子下》: "萬室之國 一人陶則可乎? 曰不可, 器不足用也。"

【註解】 이 구절은 이제마 선생이 孟子의 告子章句下의 글을 본받아 의사가 부족한 현실을 묘사한 글이다. 아래에 참고로 맹자(孟子)의 원문을 적어 둔다.

> 이 책이 비록 지금 사람의 손에서 나왔지만 실로 천고에 드문 책이다. 이 책은 고금의 시비를 감내하고 의약의 주축을 판단하였으니 비록 한 글자만 잘못 써넣어도 바로 저자에게 커다란 누가 미칠 것이다.

(此書, 雖出今人之手, 實是千古醫家稀罕之書。 此書, 任古今之是非, 決醫藥之樞軸, 雖一字誤書, 則為作文者之大累。)

광서(光緒) 갑오(甲午) 4월 13일 함흥 이제마는 한남산중에서 다 썼다.

光緒 甲午四月十三日 咸興李濟馬畢書於漢南山中.

갑오년에 다 쓰고 을미년에 고향에 돌아왔다. 경자년에 이 책을 다시 수정하는데 의원론(原論)으로부터 태음인 제론(諸論)에 이르기까지는 각각 수정하였고 기타 제론을 수정하지 못하였으므로 신구본에 의하여 인쇄 발행한다.

甲午畢書後 乙未下鄕 至於庚子 因本改草 自醫源論至太陰人諸論 各有增刪 而其餘諸論未有增刪 故並依新舊本刊行